内田クレペリン検査法からみた全日本柔道連盟強化選手の精神的側面

ミュンヘンオリンピックからロンドンオリンピックまで

編著　東山　明子

共著　横山　喬之
内村　直也
齋藤　正俊
石川　美久
保井智香子

せせらぎ出版

まえがき

日本UK法・人間理解研究会ではその前身である大阪心理技術研究会主宰者である船越正康大阪教育大学名誉教授のもとで内田クレペリン検査法について学び、研究を重ねている。長年全日本柔道連盟にメンタルサポートで関わって、検査データを収集し保存に努めてきた船越氏がそのデータすべてを研究のために提供してくれることになった。集積されてきた強化選手らの膨大な検査データは、トップアスリートの心理的精神的条件や勝利達成条件の宝庫であり、それをこのまま消失させることは研究者としてあってはならないことだと考えた。我々はパーソナリティの違いを個性ととらえ、様々な人柄について十分に理解し、内田クレペリン検査法のデータの判定を数多く行ってきて熟練している。我々がこの貴重な全柔連強化選手のデータ分析をやらないで誰がやるのかという気持ちで科学研究費助成事業（学術研究助成基金助成金）基盤研究（C）（一般）に応募し、幸いにも採択された。

40年間にわたって集積された検査用紙は紙であるために擦り切れたり破れたりしたものもあり、1枚ずつ紙のままで見ていくのは難しかった。最初に購入したスキャナーに1枚ずつ取り込むための取り扱いは慎重の上に慎重を重ねる作業であった。データ整理のために赤鉛筆で定規を使って引かれる線が擦れて見えにくかったり間違った線を書き直す青線の引き方が適切でなかったりで、作業量を算出するために1行ずつの計算量を数える作業にも多大な時間を要した。それ以前に、あちこちに散逸していた強化選手のデータを見つけ出すのにも時間がかかった。このように、研究そのものに取り掛かるまでのアナログ的な作業の煩雑さは当初の想像以上であったが、チームとして協力してこの研究に当たることができたおかげで、貴重なデータを少しでも生かすことができたのではないか、と若干ではあるが安堵している。

思いがけずコロナ禍になり、人ごみの中で電車を乗り継いで大学研究室に行くこともはばかられたり、研究に関わるメンバーが集まって研究の打ち合わせをすることも困難になり、研究を進めることのできない過酷な環境も経験して、研究期間を2度延長し、ようやく研究に一区切りをつけることができた。

これだけ多くのトップアスリートの心理データを分析した研究は今までになく、これからも同様の研究を行うのは難しいと思われることから、この研究から得られた知見が柔道界だけに限定されるのではなく、広く様々なスポーツ種目の選手育成やメンタルサポートに生かされることを切に願っている。

研究代表者　東山明子

目　次

1．はじめに

1−1. アスリートのメンタルサポート

スポーツには必ず勝敗がある。高い競技力発揮のためには、心技体が充実しているだけではなく、バランスも重要であると言われている。すなわち勝利条件として、身体的条件、練習内容や強度や頻度等のスキル的条件、そして心理的条件の 3 条件が必要なのである。スポーツにおいて最高のパフォーマンスを発揮するためには、心技体すなわち、こころ、スキル、からだ、の 3 領域がすべて最高の状態となり互いに協調し合うことが欠かせない。数十年前までは、鍛えられた丈夫な身体があり、高い技術を備えれば、心はあとからついてくる、といわれていた時代があった。しかし、近年では 3 領域のどれが上位でどれが下位でありという順序はなく、どれもが同等に重要であり、尊重されるべきものであるという考えが浸透してきており、メンタルサポートが選手を支えるひとつとされる時代となった。今やスポーツ現場では選手へのメンタルトレーニングやメンタルサポートが多く行われている。日本スポーツ心理学会認定資格であるスポーツメンタルトレーニング指導士（SMT 指導士）制度は 2000 年にスタートし、メンタルトレーニング・メンタルサポートの高いスキルを身に付けた SMT 指導士がこれまで 150 名以上誕生し、様々な分野でアスリートはもちろん指導者やトレーナーやその他スポーツに関わる人たちの心理的支援を展開してきている。しかし、それらのメンタルトレーニングやメンタルサポートが功を奏する場合もあれば、逆効果となってしまうこともある。今日ではリラクセーションやサイキングアップや目標設定あるいはチームビルディングなどについてトレーニング・サポートセオリーが構築されてきており、比較的経験の浅い SMT 指導士であってもアスリートやチームに貢献することが可能になっている。

とはいえ、サポート対象が集団である場合には特にその構成員の個性に注目することは難しく、メンタルトレーニング理論に基づいてのトレーニングやサポートを実施するだけでは、うまくいく場合もあれば、はみ出したりこぼれ落ちてしまうアスリートも存在し、それがチームのほころびにつながる危険がある。スポーツの種類や種目やポジションなどの違いに注意を払うだけではなく、アスリート一人ひとりの特性に適したトレーニングを行うことと同じように、心理面でも一人ひとりの心理的特性に沿った支援が出来れば、よりきめ細かい対応が可能となり、パフォーマンスの向上にも繋がる。

1−2. スポーツ支援と内田クレペリン検査法

アスリートの特性を把握する手段の一つとして、内田クレペリン検査法が挙げられる。

内田クレペリン検査法（以下、UK 法）は、クレペリン[1]による精神病理学研究の一手法として考案された連続加算作業をもとに、内田勇三郎[2]による精神作業素質検査から職業適性検査への発展を通して心理検査法としての形を整え、小林[3]による教育における性格検査研究へと引き継がれてきた。船越正康は大阪教育大学への赴任を機に、大阪を拠点とした大阪心理技術研究会を主宰し、教育現場だけではなく、スポーツ現場における心理的支援をも含む人間生活全般と心理的特性の関係を UK 法を通じて様々な研究を行うことを目的とした現在の日本 UK 法・人間理解研究会へと名称を変更して、研究会内外の多様な内田クレペリン研究者と繋がりつつさらに研究を進めている。

UK 法のやり方は、一桁の数字の連続加算作業によって、軽い負荷をかけた状態で行動するときの能力特徴とその能力を発揮するしかたの特徴を測定・評価する。連続加算作業を 1 分毎に行を変えて前半 15 分間行い、5 分間の休憩を挟み、さらに後半 15 分間の加算作業を前半と同様に行う[4]。一般の心理検査法に多くみられる「はい・いいえ」あるいは段階選択で回答する質問紙法とは異なり、一桁の数字の連続加算法による検査法であるため、恣意的回答が行われる可能性は極めて低い。一連の検査作業を行う際の全体の作業量や1分毎の回答量の変化の様子（曲線）や誤答のあらわれ方等から、その行動特徴が類型化される。判定は、人柄理解に重点を置く第1系列判定と、選別・序列化に重点を置く第2系列判定の2通りの判定があり、試験の合否判定などは第2系列判定が用いられ需要が多いのであるが、様々な日常の仕事や行動の仕方だけではなく、スポーツにおけるパフォーマンスのあらわれ方の予測やメンタルトレーニング実施のための選手情報把握の手段としては第1系列判定が用いられることが増えてきている。

第1系列判定では、意思緊張、興奮、休憩効果、疲労などの作業中に起こる4因子の現れ方の特徴から人柄を10類型16種類に類型化し、全体作業量から心的エネルギー水準5段階評価、曲線の形や作業量の後期増減率から精神健康度5段階評価、さらに曲線の傾きもとに上昇・平坦・下降の3通りからエネルギー発揮の様相を把握し、これらを統合して心理的特徴をつかむ。判定技術習得には熟練を要するが、UK法から得られる情報量は多く、さまざまな行動特徴や被検者が意識していない潜在的な心理状態が明らかになるため、選手理解や問題発現抑制やトレーニング方法の工夫にも役立つ。

1−3．柔道競技と内田クレペリン検査法

日本の柔道界では、佐藤[5)]や船越[6)]によって比較的早期から活用されてきた。その中でも特に、船越は2012年までの約40年間にわたり、全日本柔道連盟強化委員会科学研究部において選手たちの心理サポートを担当し、その際にUK法を用いて多くの研究報告をしており、各選手の性格特徴や精神的健康水準を把握し、コーチングやコンディショニングに役立てて来た。

船越は他の研究者らとともに、40年間の間に集積した膨大な内田クレペリン検査データを元に、各選手の個性特徴[7,8)]や精神的健康水準[9)]を把握し、コーチング[10,11)]やコンディショニング[12-14)]に役立ててきた。1987年以降はJr.全強化選手を対象に年1回のUK法実施を定期化し、選手の心的エネルギー水準[15)]からの、適性発掘や個性別コーチングのための分析[16-17)]も行われた。

これらのUK法のデータを集積した船越が、これまでにデータを基に明らかにした論文や研究発表の主なものは次の通りである。

・適正論からみた柔道選手の精神的特徴(1962) 共著，勝負の世界，pp.230-236，誠信書房．戦後柔道の復活期は警察と学生柔道から出発した。その中で学生柔道東西対抗戦東軍の UK データ を中心に、当時の柔道選手の人柄特徴を考察した。親分肌の4型と堅実な5型が双璧であった。

・柔道選手の競技適応—国際試合を中心に(1992)競技種目別競技力向上に関する研究 16(4) 共著，JOCスポーツ医科学委員会，62-69．国内で行われる国際戦嘉納杯に28名の強化選手が選抜され、メダリストに8型優位の傾向が認められた。その中からバルセロナ五輪代表男子選手7名が出場し、金2銀1銅2・7位2名の成績を残した。それまでに行われた5～12回のUK結果が提示され、7名中6名が8型であった。精神健康度中上＋中度5名がメダリスト、残り2名は中度と中下度である。少数例ながら特定人柄優位・高精神健康度優位の法則が見てとれる。

・競技柔道における臨床的思考の適用－ＵＫ法による人間理解を中心に(1993)単著，柔道競力向上研究関西柔道競技力研究会1，9-14．柔道研究におけるスポーツ心理学、とくにUK法と運動適応研究を概括した上で柔道選手のMS事例を取り上げた。目標のオリンピック出場を果たして順調な仕上がりを見せながら、試合当日に激変して7位止まりの結果に終わった。意味は不明であったが、数年後に本人の報告あり。

・国際試合に臨む柔道選手のメンタルサポート(1997) 単著，大阪府柔道連盟20，大阪の柔道，7-11．スポーツ心理学の視点から行った柔道支援の一つとしてUK法を取り上げ、過去10年間の3五輪と5世界選

手権代表 26 人・延 61 出場機会の人柄類型別戦績分類表を提示した。その結果 8 型のメダル獲得率(40 機会：82.7%)が他の人柄総計(6 機会：50.0%)よりも高いことが証明された。

・柔道選手の競技適応ーハミルトン世界選手権大会を中心にして(1993) 共著，競技種目別競技力向上に関する研究 17，日本オリンピック委員会スポーツ医科学委員会，114-122. ハミルトン世界選手権と前年のバルセロナ五輪出場の男女 23 選手の戦績と UK 指標の関連から、精神健康度高＋中上度群は中度以下群よりもメダル獲得率*が高かった。UK と POMS およびコーチ評を合わせて、優勝者 3 人の当日までのコンィデションと戦い方は 3 者 3 様、次期大会までの課題が浮かび上がった。

・実践プログラム柔道(1997) 共著，選手とコーチのためのメンタルマネジメントマニュアル，pp. 212-243，大修館書店. 柔道に関する意識分析に加えて、柔道選手の人柄類型と精神健康度特徴をあきらかにして受動における MS の実例を紹介した。

・スポーツ選手のメンタルマネジメントに関する研究Ⅲ-4(1998)単著， 昭和 63 年度日本体育協会スポーツ・医科学研究Ⅱ-2 柔道，10-19. ソウル五輪におけるスポーツカウンセラーと男子全代表に対するメンタルサポート結果の報告である。行動記録の記号化評定とロゴテラピーを想定した選手 2 名への手紙全文および依頼された TSMI の点が提示された。本文には触れられていないが、別途行われた UK 検査結果を下にサポートが行われた。担当カウンセラーとなった選手が優勝、手紙を渡した他の 3 名が 3 位、TSMI 得点は優勝＞3 位＞5 位＞7 位の順になっていた。

・ケガをしやすい心理状態,柔道の傷害予防と対策(1999) 単著，講道館柔道，全日本柔道連盟医科学委員会 63(8)，39-42. 作業適性検査としての UK 法からみた怪我の原因と実態に触れた後、怪我の原因・怪我をしやすい人・練習中のケガ・試合中のケガに触れ、柔道の練習と試合における障害予防と対策を示した。

・個性とスポーツ～選手の性格とコーチング(2000) 杉原隆，工藤孝幾，中込四郎，編著，スポーツ心理学の世界，pp.120-135，福村出版. スポーツにおける個と衆を取り上げ、競技選手の性格特徴を概説した上で、YG と UK 法から見た柔道選手の傾向分析を紹介した。

・UK 法の曲線理論に基づく柔道の勝敗予測(2000)共著，全日本 Jr. 強化選手対フランス・ナショナルチーム戦から，全日本柔道連盟国際試合選手強化委員会科学研究部，柔道科学研究 6，1-12. Ｊr.強化選手 16 名と仏ナショナルチームとの練習試合で、上昇曲線優位の原則に基づく勝敗予測を行った結果、理論通りの成果が示された。

・競技適応の心理～UK 法により勝敗予測指標の検討(2002)共著， 講道館，講道館柔道科学研究紀要 9，69-79. 2001 年全日本選抜体重別選手権 18 日前に実施した UK 検査結果を用い、計 44 戦績との関連を考察した。決勝進出者以外の下降曲線が検証された。

・UK 法から見た競技研究～全日本柔道選抜体重別選手権出場選手のデータの分析から(2003)共著，講道館柔道，全日本柔道連盟医科学委員会 74(1)，90-96. 1997-2001 年の全日本女子柔道選抜選手権出場選手の戦績と UK 指標の関連から、特定人柄(8>3-1d>5≧他)・精神健康度(高+中上>中度以下)が多く、心的エネルギー水準の高さは優勝>2 位>3 位>敗退の順であり、一度も負けなかった優勝者の上昇傾向が顕著であった。

・アテネオリンピックのメンタルサポート～日本柔道代表選手の UK 分析から(2005) 講道館，講道館柔道科学研究紀要 10，143-158.

・勝利達成とチャンピオンスマイル～メンタルサポートの視点から(2006)単著， Amagasaki Club 263，1-16. 柔道のオリンピックサポート中心に、スポーツマンが見せるチャンピオンスマイルの背景心理を UK 理論や精神力論・勝利達成条件研究の成果と合わせて紹介した。リーダー育成の要請にスポーツ心理学の視点から応えたものである。

・ジュニア選手育成のための柔道コーチング (2008)単著， 人間理解に基づくコーチング，柔道選手育成研究会 V，pp.193-211，道和書院. 身体活動が精神機能に与える影響について UK 法によって捉えられた法則性を、Jr.柔道の実践に敷衍して論述した。指導の実際に即した他研究者の論を締めくくる最終章である。

・競技力向上のためのメンタルサポート～柔道のメンタルサポート(2009)単著，臨床スポーツ医学 26(6),655-659．オリンピック1月前の強化合宿に行ったUK結果100名の報告書と代表7名への助言、および過去のオリンピック代表3名9枚の曲線に基づくメンタルサポートの実際を紹介した。個人支援と集団指導へのUK法活用と啓発を試みた。

・北京オリンピック柔道選手のメンタルサポート実践編(2010)単著，スポーツメンタルトレーニング指導士ガイドブック,日本スポーツ心理学会資格認定委員会 1(4)，56-71．北京五輪1月前に実施したUK結果に基づく出場選手のメンタルサポートを紹介した後、個人曲線における曲線傾向と戦績の関連を取り上げた。健康な運動興奮を表す上昇傾向優位の法則が視覚判定においても明確に認められた。

・体験的UK法発展史とスポーツ研究への適用～第1・第2系列判定法と柔道選手のメンタルサポート（2012）単著，内田クレペリン検査研究会，内田クレペリン精神検査研究 1，7-14．精神病理学・職業適性研究を経て性格研究へ発展する過程で体系化された第1系列の判定法が、とくに柔道におけるメンタルサポートに貢献した3研究を紹介し、コーチングに必要な心理的勝利達成条件を明らかにした。

・2010年世界柔道選手権東京大会における参加選手の戦績とUK分析：日本代表について(2012) 共著，柔道科学研究，全日本柔道連盟国際試合選手強化委員会科学研究部 17，1-6．世界選手権東京大会において日本選手のランキングン順位と戦績との関連は認められなかった。高戦績を上げた背景に特定人柄・高精神的健康・高心的エネルギー水準・好コンディショニング優位の勝利達成条件を確認した。

これらの研究は随時個々の選手たちへのメンタルサポートに生かされ、アスリートのメンタルサポートのあり方に多くの示唆を与えてきた。しかし、競技成績と心理的条件の関係の法則性を見出すまでに至ったとはいえなかった。

1－4．内田クレペリン検査法を用いたスポーツ心理学研究

船越らの研究に続いて、UK法を用いたスポーツ選手の適性[11,18-22)]やリーダーシップ[23)]やメンタルサポート[24,26)]あるいはコーチング[26,27)]ついての研究が重ねられてきた。

心理アセスメントは、各選手がそれぞれの有する長所や強みを遺憾なく発揮するために、選手自身が自己の心理的特性を把握すると同時に指導者も選手の長所を伸ばす指導のために選手理解に役立てるものである。けっして選手選抜に使用されてはならないものであるが、トップアスリートの心理アセスメントデータが集積されると、その心理アセスメントを通した勝利達成条件が浮かび上がってくる。柔道種目では全日本柔道連盟が、UK法を40年間にわたって活用しており、日本の柔道トップ選手らの長期間にわたる膨大なデータの蓄積がなされている。そのデータを戦績から分析すると、日本柔道の勝利達成条件が把握できることから、柔道種目だけでなく、競技種目の枠を超えて勝利達成のための指導や支援のあり方を構築することが可能であると考えた。

そこで、スポーツの場において勝つための条件の一つである心理的条件に焦点を絞り、その中でも特にパーソナリティ条件を解明するために、これらのデータを分析することとなった。数ある心理アセスメントの中でも特にUK法は、パーソナリティ類型だけではなく心的エネルギー水準や精神健康度や行動の仕方の特徴など、多くの情報を含有する心理検査である。それらのデータを分析し、高い競技力を有する選手の心理的特徴を見出すことは、柔道競技だけでなくスポーツ界全体にとっても選手サポートにも有用であると思われる。さらに本研究から得られる知見が、トップアスリートだけではなく、学校教育の中での部活も含む一般のスポーツをする人々にとっても、セルフマネジメントに役立つものであることを期待している。

具体的な分析方法として、集積されたUK法のデータから、人柄特徴としての性格特性、精神的健康状態の程度、心的エネルギー水準、曲線傾向等を精神的側面の特徴として整理し、競技成績との関係を明らかにし、成績優秀選手の特徴、年齢段階別の選手の特徴、男子選手と女子選手の特徴の違い、勝利選手とそれ以外の選手の特徴の違いを検討し、経年度にわたる複数のデータのある選手らについては、その変化の様相と競技成績との関係を検討する。それらを基に、スポーツ場面で高いパフォーマンスを発揮し、好成績を残すための精神的側面の特徴の法則性を見出すことを目的として本研究を行った。

1−5. 全柔連強化選手データ分析研究の概要

分析対象は世界的に高レベルにある日本柔道で40年にわたる全日本柔道連盟強化選手2,003名、（男子1,256人、女子747人）のべ5,132枚のデータである。高レベルのデータがこれほど多く保存集積されている競技は他にはない。一方、UK法は心理臨床から職業適性研究を経てさらに教育利用へと発展してきた検査法であり、他の性格検査とは異なり心的エネルギー水準や精神的健康状態等を含む行動の仕方の特徴を反映するものである。最高レベルの競技者らのUK法のデータを分析することによって、信頼性の高い客観的な競技行動予測や指導指針等を明らかにすることができ、競技力向上や目標達成の確率を高めることができる。

これまでのUK法を用いた競技力向上と勝利達成条件に関する先行研究からは、スポーツ種目やポジションによって類似した精神的側面特徴があらわれることが報告されていることから、①競技力水準が高くなるほど、職人肌の個性的な性格特徴が顕著となる、②好成績を残した選手には精神的健康水準が高く、心的エネルギー水準も高い選手が多い、③高いパフォーマンスを発揮した時期には、UK法の曲線傾向が、意欲や勢いや粘りを表す上昇傾向を示す、等の知見の確認を行った。さらに、④競技力水準が上がるにつれて、精神的側面特徴の男女の違いが見られなくなる、④世代区分によって精神的側面特徴が異なり、競技力水準との関係も異なる、⑤体重階級別では重量級と軽量級では競技力が高水準の選手の精神的側面特徴に違いがみられる、等の知見についても再検討した。本研究から得られた知見が、様々な場において多くの人たちがスポーツに関わる今日、柔道競技だけでなくさらに他の様々な競技においても心理的サポートの際に対象者の特性に応じた適切な支援の方法を考えるきっかけとなることを期待したい。

1−6. 科研費の受託により公表した研究成果

科研費を得て行った分析によりこれまで発表してきた研究成果は次のとおりである。研究期限内で合計13本の研究発表を行ってきた。それぞれの概要も示す。

<u>①UK法から見た全日本柔道強化選手の精神的特徴－最高精神健康度及び最高作業量段階に関する分析－</u>

2023年4月　講道館柔道科学研究会紀要19

全柔連強化選手のUKデータの中から、最も精神健康度の高いデータを分析したところ、全体的に高水準の精神健康レベルであることが分かった。女子選手は高度の精神健康度を示す選手が多いのに対して男子選手では低度や中度の精神健康度を示す選手がいることも分かった。多くの強化選手が高い精神健康度を高い心的エネルギーを兼ね備えていることを確認し、高水準の精神健康度を維持することが日本柔道が世界で戦う鍵になると考える。

発表者：横山喬之、齋藤正俊、内村直也、石川美久、保井智香子、船越正康、東山明子

記載ページ 111-118

②UK 法から見た柔道オリンピック代表選手の精神的特徴：戦績別の分析

2021 年 4 月　講道館柔道科学研究会紀要 18

男女オリンピック柔道代表選手の UK データの中から最も精神健康度の高いデータを取り上げて戦績区分毎に分析を行った。その結果、特定個性として個性派Ⅳ群と堅実派Ⅱ群によって構成され、かつ高精神健康度の集団であることが明らかとなった。さらに上昇曲線を示した選手がメダル獲得群に多く、女子は個性派Ⅳ群のメダル獲得が多かった。選手個人の個性を理解して精神健康度を高める指導を継続することがオリンピックで日本柔道が飛躍する道と考える。

発表者：内村直也、横山喬之、齋藤正俊、石川美久、保井智香子、東山明子

記載ページ 109－118

③全柔連強化選手の世界選手権出場者に関する UK 分析－オリンピック出場選手との比較検討－

2021 年 11 月　日本スポーツ心理学会第 48 回大会

全柔連強化選手の中で世界選手権に出場した選手とオリンピックに出場した選手の心理的特徴を UK 法から比較検討した。心的エネルギー水準はオリンピック選手の方が高く、さらにオリンピックでのメダル獲得者には個性派Ⅳ群が多いが、世界選手権では特徴はみられなかった。また曲線傾向では、オリンピックメダル獲得者は上昇曲線が多く、平坦や下降曲線はメダルを逃す選手が多かった。以上から選手の個性を理解して精神健康度を高め、上昇曲線を示すような指導が望まれることが示唆された。

発表者：内村直也、横山喬之、保井智香子、齋藤正俊、船越正康、東山明子

記載ページ 100－101

④全柔連強化選手の世界選手権出場者に関する UK 分析 1)～適性論から見た人柄型と精神健康度について

2021 年 9 月　日本武道学会第 54 回大会研究発表抄録　web 開催

全柔連強化選手の UK 曲線を用いて、世界選手権出場者に限定し、適正論からみた人柄型と精神健康度について明らかにすることを目的とした。対象は世界選手権にのみ出場した選手男子 42 人、女子 35 人の合計 78 人であった。世界選手権代表選手はほぼ 8 型と 3－1d 型で構成されていた。精神健康度は高度と中上度合わせて 83.3％と多く、高い精神健康度状態で大会を迎えるための準備ができていることが選手の条件であることが示された。

発表者：横山喬之、内村直也、保井智香子、齋藤正俊、石川美久、松本裕之、野阪栄一、船越正康、東山明子

⑤全柔連強化選手の世界選手権出場者に関する UK 分析 2)～ 曲線理論から見た作業量段階と曲線傾向について

2021 年 9 月　日本武道学会第 54 回大会研究発表抄録　web 開催

男子がミュンヘン、女子がソウルオリンピック以降のメンタルサポートに援用された全柔連強化選手の UK 曲線を用いて、オリンピック不出場で世界選手権出場選手に限定して曲線理論から見る選手らの作業量段階と曲線傾向について検討した。対象者は男子 42 人、女子 36 人であり、その中で上位者は高心的エネルギーを持ち、上昇傾向の曲線傾向であることが示唆された。

発表者：齋藤正俊、内村直也、保井智香子、石川美久、横山喬之、山本雅亨、船越正康、東山明子

⑥全日本柔道連盟国際試合強化選手のメンタルサポート―男子 40 年・女子 20 年間の心理テスト：UK データの全数分析―

2020 年 9 月 12 日　内田クレペリン精神検査研究 9

ミュンヘンオリンピックからリオオリンピックまでに実施された、全日本柔道強化指定選手 2003 名の UK 検査結果のべ 5,133 枚から、各選手の最高作業量段階の内、最高健康度を示す曲線を抽出し、検討した。その結果、強化選手は 12 の人柄類型全てが認められる中で、3－1d 型と 8 型が大半を占めた。精神健康度水準は高く、特に女子が高かった。作業量段階は一般成人レベルが最も多く、ついで一般成人超レベルであったが、2

名のみ低心的エネルギー水準もいた。曲線傾向は上昇曲線が最も多く、一般成人とは異なる上昇傾向優位が確認された。
発表者：横山喬之、保井智香子、齋藤正俊、松本裕之、船越正康、東山明子
記載ページ：A-16

⑦全柔連強化選手のオリンピック出場者に関するUK分析1」―適正論から見た人柄型と精神健康度について―
2020年9月12日　内田クレペリン精神検査研究9
オリンピック出場選手84名について人柄類型と精神健康度について検討した。出場選手の72.6%がメダルを獲得していた。金メダル30個獲得の中で、8型は23個76.7%の高率を示した。精神健康度は競技成績に関係なく高度と中上度が89.3%を占めた。特定人柄の有意性や高健康度有意性は認められたが、国内戦出場選手ほどの競技成績別特徴は認められなかった。
発表者：内村直也、横山喬之、保井智香子、齋藤正俊、野阪栄一、船越正康、東山明子
記載ページ：A-15

⑧全柔連強化選手のオリンピック出場者に関するUK分析2」―曲線理論から見た作業量段階と曲線傾向について―
2020年9月12日　内田クレペリン精神検査研究9
オリンピック出場選手84名のUK法結果をもとに、作業量段階と曲線傾向について検討した。オリンピック出場選手の作業量は一般成人超段階が最も多く、戦績の「優勝」「2位3位」「5位以下」の間に作業量段階の差はみられなかった。国際的な競技場面のためには高い心的エネルギー水準を備える方が優位であることが明らかとなった。曲線傾向ではメダリストは非メダリストと比較して上昇曲線が2倍以上であり、意欲や勢いや粘りに繋がる上昇曲線優位が示唆されたが、各順位間の有意差は不十分であった。
発表者：齋藤正俊、内村直也、横山喬之、山本雅亨、保井智香子、船越正康、東山明子
記載ページ：A-15

⑨柔道におけるメンタルサポートに関する基礎的研究1―強化選手40年間のUKデータから：最高精神健康度別分析―
2019年11月16日　日本スポーツ心理学会第46回大会研究発表抄録集
全日本柔道連盟では、40年間にわたり柔道強化選手に対してUK法によるメンタルサポートが行われてきた。40年間に蓄積された全2,003名、のべ5,133枚のUK曲線データから、各強化選手について最高精神健康度を示すデータを1枚抽出し、人柄類型と精神健康度別平均曲線出現率および平均曲線の観点から分析した。人柄類型は8型が40%以上を占め、2位が3－1d型で19%であった。類似人柄群では個性派と堅実派が40%以上ずつを占めた。精神健康度は過半数が高度・中上度を占め、特に女子にその傾向が表れていた。精神健康度が高い方がUK法の作業量も多く、低い方は曲線の形に関わらず作業量が低かった。精神健康度が低い中下度に、中学生Jr.強化選手が多かったことも一因と思われた。
発表者名：横山喬之、内村直也、齋藤正俊、石川美久、保井智香子、船越正康、東山明子
記載ページ：78-79

⑩柔道におけるメンタルサポートに関する基礎的研究2―強化選手40年間のUKデータから：最高作業量段階別分析―
2019年11月16日　日本スポーツ心理学会第46回大会研究発表抄録集
「柔道におけるメンタルサポートに関する基礎的研究1」と同じ対象から、各強化選手の最高作業量を示すデータを1枚抽出し、分析した。作業量の高さは心的エネルギーの高さを示す。作業量はⒶ段階が43.8%と最も多く、次いでA段階37.7%であり、一般成人水準以上が8割を超えていた。作業量と精神健康度を合わせて検討すると、女子選手では高適応のⒶ段階が82.2%、A段階が60.3%と高かったが、男子選手では不適応のB段階が85.0%と増幅が認められた。作業量の後期増減率も併せて検討すると、低い心的エネルギー水準で強化選手であるためには、後期増減率の高さが不可欠であることが示唆された。
発表者名：内村直也、横山喬之、齋藤正俊、石川美久、保井智香子、船越正康、東山明子
記載ページ：132-133

⑪柔道におけるメンタルサポートに関する基礎的研究3―強化選手40年間のUKデータから：曲線傾向3分類別分析―

2019年11月16日　日本スポーツ心理学会第46回大会研究発表抄録集

「柔道におけるメンタルサポートに関する基礎的研究1」と同じ対象から、曲線傾向3分類（上昇、平坦、下降）別分析を行った。上昇曲線は43.9%と多く、平坦曲線は31.7%、下降曲線は24.4%であった。その中で精神健康度の高度・中上度の割合は、上昇曲線が過半数、次いで平坦曲線であり、下降曲線は47%で一番低かったことから、上昇傾向の高健康比率が高く、上昇傾向が柔道適応に有意に働くことを示唆した。精神健康度高度・中上度の性別出現率は3分類どの傾向においても女子が高かった。一般社会では着実で協調性のある下降曲線が好評価であるのに対して、上昇曲線の出現率の高さと高健康者が有意を占める姿が柔道強化選手の際立った特徴であることが示された。

発表者名：齋藤正俊、内村直也、横山喬之、石川美久、保井智香子、船越正康、東山明子

記載ページ：140-141

⑫UK判定4指標からみた全日本柔道強化選手の精神的特徴1―男子半世紀の心理データ分析から―

2018年9月4−5日　日本武道学会第51回大会研究発表抄録

1971年から2008年までのオリンピック日本代表柔道選手を中心にジュニアからシニアのUK曲線の中で、特に初回検査時のUK曲線911名分を対象として、年齢4区分（中学生、高校生、大学生、社会人）の人柄類型と類似人柄群の出現率および精神健康度水準の関係を検討した。日本柔道男子選手には、堅実派を中心に個性派が多いが、穏健派と活動派は少ないこと、初回検査時の年齢が高い方が精神健康度低度群が少ないことが示唆された。

発表者名：横山喬之、齋藤正俊、内村直也、石川美久、保井智香子、船越正康、東山明子

記載ページ：98

⑬UK判定4指標からみた全日本柔道強化選手の精神的特徴2―女子選手4半世紀の心理データ分析から―

2018年9月4−5日　日本武道学会第51回大会研究発表抄録

女子柔道が公開競技として初めてオリンピックの舞台に出た1988年から2012年までの全日本柔道女子強化選手760名の初回検査時のUK曲線をもとに、男子と同様の年齢区分と人柄類型と類似人柄群および精神健康度水準の関係を検討した。日本柔道女子選手の場合には個性派が約半数を占めることから、個別指導の重要性が示唆された。またどの年齢区分においても精神健康度水準が高かったことから、個性的であることと精神健康水準の高さが日本女子柔道躍進の一翼を担ったことが推察された。

発表者名：内村直也、齋藤正俊、横山喬之、石川美久、保井智香子、船越正康、東山明子

記載ページ：99

⑭UK判定4指標からみた全日本柔道強化選手の精神的特徴3―男女選手の心理データ分析から―

2018年9月4−5日　日本武道学会第51回大会研究発表抄録

全日本柔道連盟強化選手の男女合計1,671名の初回検査時のUK曲線をもとに、全体のUK曲線の特徴と、年齢4区分での検討を行った。全体分析では個性派の中でも自己内閉型が1位を占め、次いでじっくり型であった。全体では精神健康度高度が約半数を占めたが、堅実派では中・高生の高健康度選手が、大学生や社会人選手よりも少なく、低健康度選手が多かった。早い年齢段階での強化選手選出が精神的重圧となっていることが考えられ、若年の選手育成指導方法を工夫する必要性とメンタルサポートの重要性が示唆された。

発表者名：齋藤正俊、内村直也、横山喬之、石川美久、保井智香子、船越正康、東山明子

記載ページ：100

1−7．本研究の助成について

本研究は、日本学術振興会による科学研究費助成事業（学術研究助成基金助成金）基盤研究（C）（一般）に採択された。概要は次の通りである。

研究課題名：勝利達成にむけた精神的側面の検討―全日本柔道強化選手40年間の心理データから―

課題番号：17K01706

補助事業期間：2017年度から2022年度（コロナ禍により2年延長）

交付決定額：4,550,000円

研究代表者　東山明子：大阪商業大学公共学部教授、スポーツメンタルトレーニング上級指導士、日本スポーツ心理学会名誉会員、日本UK法・人間理解研究会会長、博士（医学）、博士（学術）

研究分担者　石川美久：大阪教育大学教育学部准教授、元全日本柔道連盟B強化指定選手、元日本オリンピック委員会強化スタッフ、元全日本柔道連盟強化委員会情報戦略部員、講道館柔道六段、博士（学術）

内村直也：大阪産業大学スポーツ健康学部准教授、元全日本柔道連盟A強化指定選手、元日本オリンピック委員会強化スタッフ、元全日本柔道連盟強化委員会情報戦略部員、日本UK法・人間理解研究会理事、講道館柔道七段

齋藤正俊：元神戸親和女子大学発達教育学部教授、講道館大阪少年部指導員、講道館柔道八段、日本UK法・人間理解研究会副会長

横山喬之：摂南大学スポーツ振興センター講師、世界柔道形選手権：投の形7回優勝（5連覇）、日本オリンピック委員会強化スタッフ、全日本柔道連盟強化委員会科学研究部員、日本UK法・人間理解研究会理事、講道館柔道六段

保井智香子：立命館大学食マネジメント学部教授、スポーツメンタルトレーニング指導士、日本UK法・人間理解研究会理事、博士（保健学）

【文　献】

1) Kraepelin,E., Der psychologische Versuch in der psychiatrie, psychologische Arbiten, 1, 1-91, 1896
2) 内田勇三郎「新適性検査法－内田・クレペリン精神検査」日刊工業新聞社，pp.1-5，1957
3) 小林晃夫「内田クレペリン精神検査法による人間の理解」東京心理技術研究会，1970
4) 東山明子「スポーツメンタルトレーニング教本　3-2 心理検査」日本スポーツ心理学会，pp.55-60，2016
5) 佐藤宣践「柔道選手における怪我頻発者の性格特徴」『曲線型』2，64-69，東京心理技術研究会，1976
6) 船越正康「柔道選手の競技適応－国際試合を中心に」競技種目別競技力向上に関する研究Ⅱ，16-4，62-69，日本オリンピック委員会スポーツ医・科学委員会，1992
7) 船越正康「国際試合に臨む柔道選手のメンタルサポート」大阪の柔道20，7-11，大阪府柔道連盟，1997
8) 内村直也「全日本強化選手と私立O大学柔道選手のUK法による精神的特徴比較」大阪武道学研究18-1，9-14，2009
9) 船越正康「柔道選手の競技適応－ハミルトン世界選手権大会を中心にして」競技種目別競技力向上に関する研究Ⅱ，114-122，日本オリンピック委員会スポーツ医・科学委員会，1994
10) 船越正康「選手とコーチのためのメンタルマネジメント：実践プログラム柔道　Ⅱ-3」大修館，pp.212-243，1999
11) M.Funakoshi, N.Uchimura, and Another2「Mental Support for the World Judo Championship in Rotterdam-Application of UK Theory to Japanese Women Team」.International Judo Symposium on Sports Medicine and Science. Medical committee of All Japan Judo Federation. 19-20, 2009

12) 船越正康「競技柔道における臨床的思考の適用－ＵＫ法による人間理解を中心に」柔道競技力向上研究 1, 9-14, 関西柔道競技力研究会，1993

13) 斉藤正俊「柔道選手のメンタルサポート」日本武道学会　国士舘大学大会，2006

14) 内村直也，他２名「競技柔道における精神的問題の解決、3.メンタルトレーニング体験と競技力向上～全日本代表を目指す選手の立場から」第 4 回スポーツメンタルトレーニングフォーラム in 関西 シンポジウム，12-15, 2010

15) 船越正康「競技適応の心理～UK 法による勝敗予測指標の検討」講道館科学研究紀要 9，69-79，2005

16) 楢﨑教子「個性別競技適応行動に関する研究－慎重な女子柔道世界チャンピオンの事例」講道館柔道科学研究会紀要 12，183-195，2009

17) 横山喬之「柔道形強化選手における心理的競技能力に関する研究」日本武道学会第 48 回大会号，2015

18) 内村直也，齋藤正俊，他１名「UK 法による大学柔道選手群と非選手群の精神的特徴」日本武道学会大会，2008

19) 内村直也「全日本強化選手と私立 O 大学柔道選手の UK 法による精神的特徴比較」大阪武道学研究 8-1，9-14, 2009

20) M.funakoshi, T.Yokoyama, and Another3「Results of participation players in a World Judo Championships 2010 Tokyo and the analysis by UK method - Regarding the representative of Japan」International Judo Symposium-Medicine and Scientific Aspect, 19-20, 2009

21) 横山喬之「柔道形強化選手における心理的競技能力に関する研究」武道学研究 48 巻別冊（日本武道学会第 48 回大会），2015

22) 東山明子，東亜弓，土屋裕睦，丹羽劭昭「企業スポーツチーム所属選手を対象としたパーソナリティ特徴の検討」日本体育学会第 67 回大会予稿集，121，2016

23) 東山明子「チームリーダー陣のパーソナリティ特性と戦績に関する考察—内田クレペリン精神作業検査と YG 性格検査から」平成 21・22 年度滋賀県体育協会スポーツ科学委員会紀要 27，62-66，2011

24) 東山明子「選手理解のツールとして内田クレペリン検査法の活用」日本メンタルトレーニングフォーラム第 9 回大会，5，2014

25) 滝省治，東山明子「内田クレペリン検査を用いたメンタルカウンセリング～高校野球県大会一勝を目指すチームの事例」日本体育学会第 65 回大会予稿集，134，2014

26) 東山明子「選手理解のツールとしての内田クレペリン検査法の活用」メンタルトレーニングフォーラムジャーナル 9，10-13，2015

27) 保井智香子，滝省治，船越正康「UK 法活用によるコーチングサポート—ラクロス全日本選手権優勝女子チームについて」内田クレペリン精神検査研究 4，45-53，2015

2．内田クレペリン検査法について

2−1. 第1系列と第2系列の判定

内田クレペリン検査（以下、UK）法の判定の仕方は、第1系列と第2系列の二通りの判定法が主流である。UK法は日本で最も多く使用されている心理検査法であるといわれているが、それは就職試験や採用試験あるいは入学試験等で実施される第2系列判定である場合が多い。内田勇三郎によって職業適性検査として発展した第2判定は、定型と非定型が中心にあり、主として、○か×かに分ける、優劣をつける、あるいは序列化するような場合によく使用される。それに比べると第1系列判定の基本的考え方は、十人十色みんなちがってみんなよい、のことばであらわされるように、それぞれの人柄特徴を個性ととらえる。したがって、良い⇔悪い、や、上⇔下、優れている⇔劣っている、等の価値基準は存在しない。すべての個性を輝かせるためにどのように支援するのか、という姿勢で向き合うわけである。小林晃夫によって体系化された性格検査としての第1判定は、東京心理技術研究会から大阪心理技術研究会へと引き継がれ、2019年には日本UK法・人間理解研究会に名前を改称し、現在も柔道だけでなく、多くの競技において様々な競技レベルと様々な年代層を対象にメンタルトレーニングやメンタルサポートの一環として重宝されている。さらに、教育相談や心理カウンセリングなどにも幅広く利用されている。

2−2. 第1系列判定の特徴

第1系列における人間理解は、「人柄類型不変・精神健康度可変」仮説に基づく。DNAなどの現代遺伝子研究のレベルとはまったく異なるが、親子曲線の類似性や個人の曲線特徴の一貫性を通じて、性格は親の資質を受け継ぐ面が検証されてきた。すなわち、母と父どちらか一方の性格が受け継がれること、また、1人の人間の性格はこのUK法では検査時の年齢や心情等に関わらず同一性がみられることである。個々人の中で性格が変わるように見えるのは、UK法の判定がその時々で別の結果に変化するのではなく、その時々の精神的な健康水準の変動によるものであることが確認されている。「人柄類型不変・精神健康度可変」仮説に基づけば、変わらない人柄は変わらないのであるから変わらないものを変えようとすることは無謀であり、労力の無駄でもあることになる。それよりも、ありのままの人柄を認めることが重要であり、自分自身にとっても他者にとっても、個々人の有する人柄をそのまま受け入れ認めることが、よりよい道を開く第一歩になると考える。すなわち、人柄あるいは性格に、善い⇔悪いの区別は存在しない。それぞれの人がありのままの素直な健康な姿で生きることを尊重したい。精神的な健康の度合いが高ければその人の有する人柄特徴の長所が顕在化し、精神的な健康の度合いが低ければ難点が顕在化してきて長所が見えにくくなる。十人十色ではあるが、百人百色ではなく、ましてや千人千色ではない。第1系列判定では、人柄特徴の類似するものを類型化し、10類型16種類に分類している。人柄特徴が分かれば難点が表に出てきている時に、どのように働きかければ長所が顕在化し難点が潜在化するのかも明らかにされてきている。

第1系列判定法では、検査結果を5つの観点からみる。1つ目は曲線の形であり、類型分類から行動特徴すなわちパーソナリティが分かる。2つ目は作業量であり、作業段階から心的エネルギーがあらわれる。3つ目は曲線傾向であり、下降・平坦・上昇の別から取り掛かりや粘りの程度が分かる。4つ目は後期増減量であり、サキの作業量よりアトの作業量がどれだけ増減しているかを計算し、その上回りの程度は精神健康度の判定の中心となる。5つ目は誤答であり、その発現の仕方から、固執傾向や解禁止などの状態がみえる。

2−3. 内田クレペリン検査のやり方と分類

UK 用紙には 3 から 9 までの一桁の数字が均等にランダムな順に 1 行に 115 個並ぶ。その行が縦に 17 列ある。隣り合った数字を加算し、1 の位の数字だけを加算した 2 つの印刷数字の間の下方に HB 黒鉛筆で書き込む。各行の加算作業は 1 分間であり、合図に従って 1 分毎にすぐ下の列に移る。検査の最初に加算作業のやり方の説明と練習を 4 分半ほど行い、これがウォーミングアップの役割を果たす。本番はサキ 15 分、5 分間の休憩を挟んでアト 15 分の加算作業で終了である。サキ・アトそれぞれ 17 行であるが、実際には 1 分間 1 行とすると 2 行余ることになる。この 2 行は、たとえば 1 分間に 1 行全部の計算をやり次の行まで計算が続いた場合や、行飛ばしをしてしまった場合のための予備である。

サキ、アト、それぞれの 1 分毎の加算した最後の数字を赤鉛筆で結び、出来上がった線の繋がりを「曲線」と呼ぶ。曲線の動きから 10 類型 16 種類に分類される。

図 2-1 に 10 類型 16 種類を示す。例えば 3 型はその中で 3 種類に分かれ、8 型は 5 種類に分かれる。3 型の 3 種類はそれぞれ異なる人柄特徴を示す。実は 3 型の 3 種類の現れ方が循環するものがあるのだが、複数回の検査実施を経て判明するものであり、稀であるためここでは 16 種類には数えていない。8 型の 5 種類は曲線の形こそ異なるのであるが、人柄特徴には共通したものがあるため、5 種類の区別がつけにくい場合には、単に 8 型とする。類似人柄類型別にみると、人柄類型の番号が連続せず、バラバラに散らばっているが、これは UK 法が心理検査法として出来上がる初期の頃に、新しく確認された人柄類型を、それに似た曲線の類型の近くに配してきた過程に由来しており、現在の 10 類型の番号の並びが成立したのは 1963 年であったとのことである [1)]。

10 類型 16 種類は次のとおりである。その類型の表す人柄を第 1 系列の第一人者である小林晃夫が名付けた名称とともに記述する [2)]。名称については様々な議論があり、現在は性格特徴把握の参考に使用するのみであり、呼称については類型の数字を用いている。

- 1 型：おだやか型
- 2 型：神経質型（きづかい型）
- 3 型：躁鬱型
  - 3-1 型：ほがらか型
  - 3-1d 型：じっくり型
  - 3-2 型：温和型
  - 3-3 型：循環型
- 4 型：強気敢行型
- 5 型：地道粘り型
- 6 型：あっさり実行型
- 7 型：内的安定型
- 8 型：分裂型
  - 8-1 型：むき熱中型
  - 8-2 型：鈍麻（無関心）型
  - 8-3 型：自閉型
  - 8-4 型：敏感型
  - 8-5 型：停電型
- 9 型：自己顕示型
- 10 型：粘着型

なお、3-3 型は循環型であり、複数回の検査データから判定されるものであるため、16 種類には入っていない。

2−4. 類似人柄 4 群の曲線特徴と人柄特徴

10 類型 16 種類の人柄特徴の類似しているものを集めて 4 群にまとめている。

Ⅰ群　協調派（すなお）: 1 型，2 型，3-2 型，7 型
Ⅱ群　堅実派（まじめ）: 3-1 d 型，5 型，10 型
Ⅲ群　活動派（げんき）: 3-1 型，4 型，6 型
Ⅳ群　個性派（とっぴ）: 8 型，9 型

類似人柄群別に曲線を見ると、似通った人柄特徴であるものはその曲線の形も似通って共通点があることが見て取れる。例えば、Ⅰ群協調派に属する 4 つの型はいずれもサキ・アトともに、初頭と呼ばれる検査開始初期の作業量が多く突出して見え、その後細かな増減を繰り返しながら緩やかに下降する。Ⅱ群堅実派に属する 3 つの型は、Ⅰ群に比べて初頭の突出がなく、ゴツゴツした動きで下降がない。Ⅲ群活動派に属する 3 つの型では、初頭が出る型も出ない型もあるが、いずれも 1 分毎の増減が大きく、特に上方向への飛び上がりが目立つ。Ⅳ群個性派は、8 型の 5 種類と 9 型が属するが、Ⅰ、Ⅱ、Ⅲ群のような共通点を見出すのは難しく、8 型はのっぺりであったり、急上昇であったり、鋭く上下の増減を繰り返したり、あるいは陥没したりといった様々な全く異なる曲線の様相であり、一方 9 型では連続した誤答や意識して作業量を調節した作為曲線と呼ばれる曲線があらわれる場合もあり、Ⅳ群の曲線の形は不定と言わざるを得ない。類似人柄群別の曲線と曲線特徴を図 2-1 に示す。

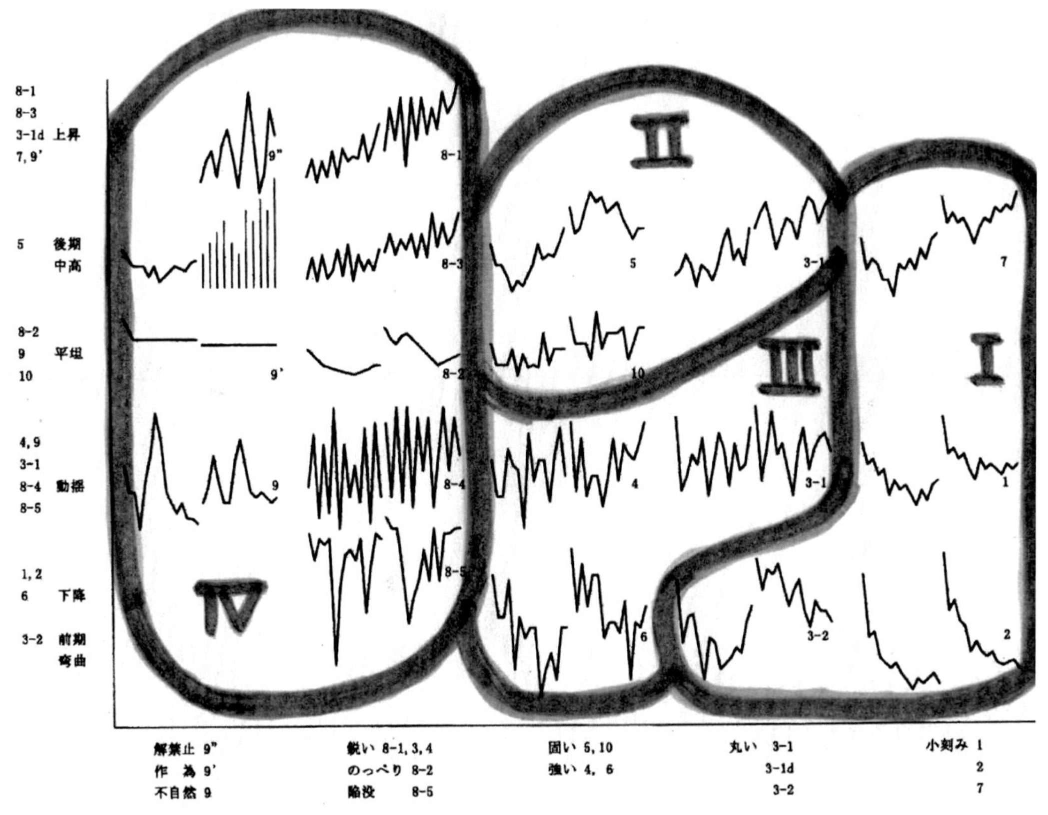

図 2-1　類似人柄群別曲線特徴　（船越正康氏資料提供）

各群の詳しい曲線特徴と人柄特徴は次のとおりである。
① Ⅰ群：協調派（1 型、2 型、3-2 型、7 型）
曲線特徴
基本傾向：下降
動き幅：狭い
動き方：小刻み
初頭部：出る
人柄特徴
すなお、穏やか、情緒安定、適応良く飲み込み早い、こまやかな心の動き、エネルギー持続弱い、極端に偏らない
② Ⅱ群：堅実派（3-1d 型、5 型、10 型）
曲線特徴
基本傾向：下降しない
動き幅：狭いまたは不定
動き方：固い、あるいは角が丸い
初頭部：出ない
人柄特徴
粘り強い、コツコツ努力型、固い、融通効きにくい
③ Ⅲ群：活動派（3-1 型、4 型、6 型）
曲線特徴
基本傾向：緩まない、あるいは大きな下降（6 型）
動き幅：広い
動き方：強い
初頭部：出る（出ない場合もある：4 型）
④ Ⅳ群：個性派（8 型、9 型）
曲線特徴
基本傾向：上昇、あるいは不定
動き幅：さまざま
動き方：鋭い、あるいはのっぺり、あるいは陥没
初頭部：出ない
人柄特徴
スロースターター（とりかかりが遅い）
独自の感性
繊細、鈍感、内向、停電現象などさまざま
9 型は自己顕示的・合理的

2−5．心的エネルギー（作業段階）（図 2-2）

1 分間ごとに計算した個数である作業量が作業段階をあらわす量級線を上回る回数をもとに、作業段階を判定する。作業段階は、Ⓐ段階（サキ 55 個以上、アト 65 個以上）、A 段階（サキ 40 個以上、アト 45 個以上）、B 段階（サキ 25 個以上、アト 30 個以上）、C 段階（サキ 10 個以上、アト 15 個以上）、D 段階（C 段階に満たないもの）の 5 段階評価である。

作業量は加算力の速さであり、「仕事（作業）の処理能力、積極性、活動のテンポ、意欲、臨機応

変な処理能力などの高低と深い関係がある」[3]とされており心的エネルギーの量の多少をあらわす。Ⓐ段階は「既成文化の再構築と想像に必要なエネルギーがある」、A 段階は「既成文化の理解・九州・伝承に必要なエネルギーがある」、B段階はそれらA段階以上の能力に「いくらか不足」、C段階は「かなり不足」、D段階は「はなはだしく不足」と説明できる[4]。

2−6. 曲線傾向（図2-3）

サキとアトの曲線の傾きの組み合わせを曲線傾向と呼ぶ。例えばサキが上昇曲線でアトも上昇曲線であれば、両方を組み合わせても全体として上昇曲線となる。同様に、サキとアトが同じく下降曲線であれば、全体として下降曲線であり、サキもアトも上昇も下降も見られない平坦曲線であれば全体として平坦曲線である。しかし、例えばサキが上昇曲線でアトが下降曲線の場合には、プラスマイナスで全体として平坦曲線と判定し、サキとアトが逆の場合も同様である。サキかアトのどちらかが平坦曲線で、もう一方が上昇曲線であれば、全体としては上昇曲線と判定し、一方が平坦曲線でもう一方が下降曲線であれば、全体として下降曲線と判定する。この、上昇か平坦か下降かはいずれの人柄特徴にも出現し得るものであり、取り付きの良さや粘り強さやラストスパートなどの行動の仕方を表している。

一般的なパーソナリティ分析では、曲線傾向はさほど重要視されるものではないのだが、何かの課題に向き合う際の仕事ぶりが曲線傾向に反映されると考えられており、特にスポーツ場面ではトレーニング方法とも関係するので、重要である。3つの曲線傾向にあらわれる行動特徴と留意点を記す。各曲線の内容は（サキの曲線傾向＋アトの曲線傾向）で示した。

① 上昇曲線（上昇＋上昇，上昇＋平坦，平坦＋上昇）

物事をやり進めるにつれて意欲が増し、勢いが出てくる。最初は気乗りしなくても次第に調子が上がってきて、最後まで消耗せずに走り抜けることができる。しかし、スロースターターで最初が弱いので、大事な場面で最もよいパフォーマンスが発揮できるようになるのに、時間がかかる。

ウォーミングアップはきつめ長めに行い、しっかり身体を温めて本番に臨めばよい。

② 平坦曲線（平坦＋平坦，下降＋上昇，上昇＋下降）

平静で仕事ぶりは安定しており、着実である。物事の理解や仕事の取り掛かりはけっして速いとはいえないが、粘り強く継続することができる。しかし、変化へのすばやい対応が苦手で固執傾向があり、頑固さがある。

「継続は力なり」が適応できるタイプが多く、根気よくコツコツ積み重ねることで成果が出る。スキル習得は最初に正しいやり方を身に付けておけばずっと続くので、最初に間違ったやり方を覚えないように注意する。

トレーニングは粘り強く何度も繰り返すことで身に付くので、人一倍時間がかかるかもしれないが、一旦身に付いたスキルはしっかり定着して積み重なるので、成果が期待できる。

③ 下降曲線（下降＋下降，下降＋平坦，平坦＋下降）

適応力が高く、理解や飲み込みが速い。協調性がある。しかし、意欲や気力や根気が減退しやすい。

物事に取り掛かる際の最初に高いパフォーマンスを発揮することができるので、パフォーマンスが低下してきたら、こまめに休憩を挟み込むと再び回復して高いパフォーマンスが期待できる。学習方法は、分散法が適している。

最初が一番力を発揮できる時なので、スポーツでのウォーミングアップは、軽め短めに行い、本番での力を使い果たさないように注意する。

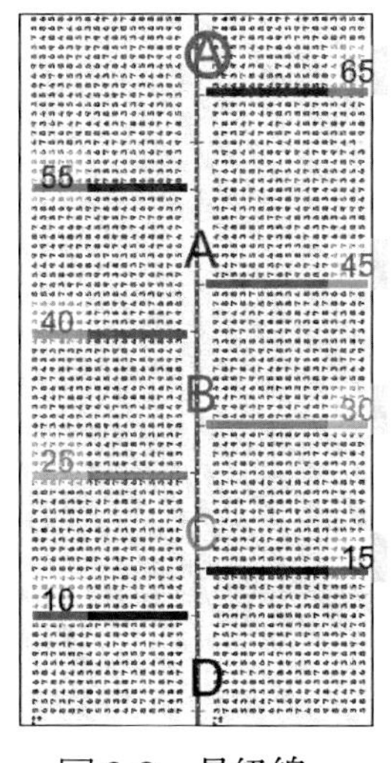

図 2-2　量級線

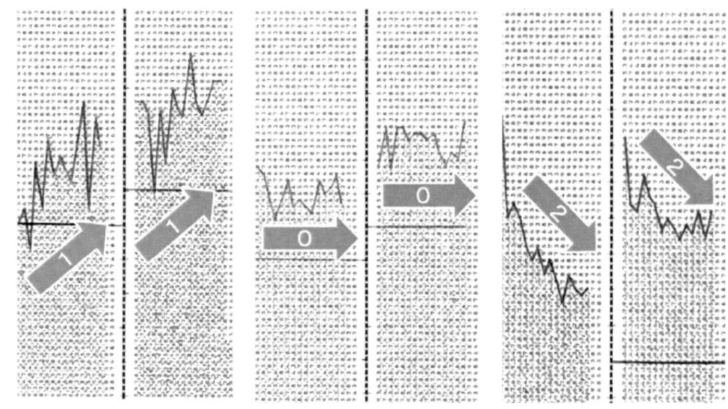

図 2-3　曲線傾向（左から　上昇・平坦・下降）

2－7. 精神健康度

第１系列判定法では、人柄というものは一生涯変わらないが、精神健康度は変わり得ると捉えている。同一人物であっても、調子の良い時と悪い時とでは、人柄が変わったように見えることがあるのだが、人がだれでも、調子の良い時あるいは悪い時に同じような人柄を示すかというと、それこそ十人十色、さまざまである。調子の良い時はにこやかで穏やかな人柄の人物が、調子の悪い時には気力減退して気弱になったりする。また、調子の良い時には、エネルギッシュで活動的な人が、調子の悪い時にはイライラして回りに当たり散らすこともある。その違いは何から生じるのかの疑問への回答が、この精神健康度である。つまり、調子が良い＝精神健康度が高い時には、その人柄の持つ長所が顕在化し、調子が悪い時にはその人柄の持つ短所が顕在化しやすいと考えられる。したがって、どのような人柄であっても、精神健康度が高く保つことができれば、本人も周囲もみんながお互いを認め合い受け入れて平和に穏やかに共存共生することができるのである。

精神健康度判定の基準は、作業量の後期増減率、曲線の形、誤答などから総合的に判定される。基本的な判定は、高度・中上度・中度・中下度・低度の５段階に分類される。精神健康度が高度あるいは中上度であればその人柄の良いところがあらわれて十分なパフォーマンス発揮に繋がりやすいが、中度では短所も顕在化してきて、中下度や低度では長所が隠れてしまう。精神健康度が中度以下の場合には、ストレスができるだけ少ない環境になるように努め、規則正しくバランスのとれた生活ができるようにすることが改善に繋がる。

【文　献】

1）大阪心理技術研究会「内田クレペリン精神検査法による人間理解―UK 法第一系列の個性判定と記述特徴―」1-2，2016
2）小林晃夫「曲線型の話―人間育成の道しるべ―」東京心理技術研究会，38-98，1974
3）土屋書店編集部「内田クレペリン検査完全理解マニュアル」土屋書店，p13，2013
4）日本・精神技術研究所編「内田クレペリン精神検査・基礎テキスト」金子書房，p11，1973

表 2-1　人柄類型の記述特徴一覧 1

精神健康度等 / 人柄類型	精神健康時の人柄特徴							精神健康度別性格特徴			性格上の難点	伸ばしたい点	改めたい点	指導上の要点
	社会性	仕事ぶり			ものの考え方	情意の状態		高度（中上度以上）	中等度	低度（中下度以下）				
		とりつき	仕振り	粘り		感情	意志							
1 穏健型 －穏健－	素直従順、人当たりはもの柔らかく、積極的ではないが誰とでも親しみ協調性もある。	速くも遅くもないが、ものごとに素直に順応し、出渋ったり躊躇したりするようなことはない。	速くはないが、言われたとおりに忠実、まじめ、慎重、確実にやる。	とことんまで粘りぬく力強さには欠ける。	強く自己を主張するようなことがなく、妥協し協調し中庸を得るようにつとめる。	おだやかに素直に思っていることがそのまま表に表現される。	何が何でもやりぬくような力強さには欠ける。大ごとにならないうちに手を引く方である。	素直従順。人当りは柔らかく誰とでも親しみ協調性に富む。人のいうことをよくきいて、忠実に丁寧な仕事をする。	素直なまじめさはあるが、気力不足が現われてきて、やることが消極的になり、頑張り、粘りなどの乏しさが表立ってくる。	気力不足が目立ち、内気、引込思案、小心、無気力、自信喪失などが現われてくる。	気力不足になりやすい。	おだやか、素直なまるい人柄。	気力を充実し、積極性、力強さなどを身につけたい。	情緒的に温かい雰囲気の中で、自信をもってやるように励ます。
2 神経質型 －細心－	もともと素直さと従順さがあり、人と親しむところはあるが、いろいろ細かいことをあれこれと気づかうあまり人交わりは消極的になり交友範囲は狭くなる。	順応性はあるが、あれこれ気を配りすぎて尻込みすることが多いので、とりつきはつい遅れがちになる。	やることは速くはないが、細心、慎重、緻密、確実で手細かである。	とことんまで粘りぬく力強さには欠ける。傷つきこわれやすい方である。	あれこれ気づかって自分を主張することには欠ける。事態をそのまま認め妥協し順応し、もめ事は好まない方である。	心の中では繊細過敏に感じてはいるが、それをそのまま表現することを躊躇するので表情には乏しい。	疲れやすく傷つきやすく、あくまでやり通すような力強さには欠ける。	人に親しむところは持っているが、気づかいが細かいので、その交わりは消極的になる。やることははやくないが、慎重、細心、緻密である。	気づかいの細かさがやや増してきて、消極的であり、疲れやすい。長続きしないといったような徴候が現われてくる。	気づかいの細かさが目立ってきてすぐに傷つき、気がね、気苦労が多い。いらいら、びくびくする。すぐ悲観する。自信喪失、ノイローゼなどの徴候が顕著になってくる。	気づかいが細かすぎる。	緻密、繊細な仕事ぶり。	気づかいの細かすぎる点を修正し、積極性、力強さ、粘り強さなどを養いたい。	実際の力よりも自分を低く評価するような傾向を強く持つので、自信をもってやるように力づける。
3−2 温和型 －温和－	ふっくらとしてまるい感じの温和さがあり、誰とでも親しみ、また協調もする。	明るくて陽気なタイプとおとなしくておっとりしているタイプとでは少し異なるが、いずれも取りつきはそう速い方ではない。	仕事によく順応してそれを消化する柔軟性もあり、忠実でまじめで確実さもある。	とことんまで粘りぬくような気迫には欠ける。	その場に自分をよく順応させ、妥協し強調し中庸を得るようにつとめて、自己主張などは強くしない方である。抽象的に理屈張るようなことはない。	感情は思ったままがそのままもの柔らかくゆったりと表現され、ぬくぬくとした感じである。	とことんまで粘りぬくたくましさには乏しい。苦労しないうちに引き上げる方である。	温和で人当りは柔らかく、誰とでも親しみ、協調性に富む。気分も明るく快活。適応性、柔軟性もあって手際よく仕事はするが、手広く多動的ではなく、与えられたことを確実、丁寧にやる。	おとなしくてゆったりした感じである。云われたことを忠実にきちんとやりはするが、やや気力不足がみえ、すすんでやろうとする意欲が欠けてくる。	気力不足が目立ってきて、しょんぼり、無口、引込思案、無気力、悲観、自信喪失、神経症などの徴候が現われてくる。	温和にすぎて気力不足になる。	温和にしてまるい人柄。	気力を充実し、積極性、たくましさ、粘り強さなどを養いたい。	素直に言うことをよく受け入れ、また、共感共鳴もするので、温かい雰囲気の中で、自信をもってやるように励ます。
7 内的安定型 －内柔－	とくに積極的でもないが、しかし消極的でもなく、誰とでもほどほどに親しみ協調もする。	速くも遅くもなく、適度である。	とくに目立つ仕事ぶりではないが、適応性、柔軟性、確実性、粘り強さなどを適度に持ち合わせていて、それがよく調和して、いつの間にか実りのある成果を生み出している。	とくに粘り強いようには見えないが、何かをなしとげるまではよく粘ってやっている。	現実に迎合せず、理想に走りすぎもせず、中庸妥当な考え方をして無理がない。	感情はほどほどに外に現われていて安定している。	とくに強そうでもないが適度に強く恒常的である。	とりたてて目立つところはないが、社会性、適応性、融通性、確実性、粘り強さなどを適度に持ち合わせていて、それがよく調和しているので、中庸を得た安定さがある。周囲にはさほど目立たないが恒常的に安定して変わりのない能率をあげる。	中庸、安定、適応性はあるが、積極性、主導性などが減り、消極的になってくる。	積極性を欠き、消極、引込み、無口、柔軟性がなくなるといったような徴候が現われてくるが、大きく崩れることはない。	積極性を欠きやすい。	中庸を得て偏りのない姿。	積極性、主導性を増し、すすんでやるようにしたい。	言うことをよく受け入れて自分の中で消化しようとする前向きで素直なところがあるので、理解を求めて、激励する。

表 2-2　人柄類型の記述特徴一覧 2

精神健康度等／人柄類型	精神健康時の人柄特徴							精神健康度別性格特徴			性格上の難点	伸ばしたい点	矯めたい点	指導上の要点
	社会性	仕事ぶり			ものの考え方	情意の状態		高度(中上度以上)	中等度	低度(中下度以下)				
		とりつき	仕振り	粘り		感情	意志							
3-1d じっくり型 ―篤行―	口数少なくすんで人交わりをする方ではないが、人を毛嫌いするようなことはなく、親しみの情は持っている。	最初のとりかかりが重い感じで、とりつきには手間取る。	人に先立ってする方ではなく、じっくりと仕事に取り組んでからおもむろに動き出す感じである。速くはないが等速度で確実性はある。	同じような調子でじっくりと歩み続け、なかなかへこたれない。	現実的、実際的で理論にこだわるようなところはないが、よく腑に落ちてから動き出す方である。また筋道を通してやる方である。	感じていることが開けすけに表には出ないが、じっくりとした感じで角張ったところはない。	あわてずにじっくりと足を運ぶ感じで、よく粘ってやる方である。	口数も少く、ものごとへのはまりこみもゆっくりではあるが、落ち着いて、確実に、粘り強く頑張ってやりとげるところがある。	物事への取り組みがさらにゆっくりになり、動作が緩慢になってくる。口数も一層少なく、控えめ、消極になってくる。	気の重さが目立ってきて、憂うつ気がね、気苦労、ぐずなどになるが、口数が少くもそっとしている状態は、偏くつ、片意地、剛情などの印象も与える。	気が重い(うつ因子が多い)。	落ち着いた粘り強さ。	気分を明るく保つようにすること。	明るい雰囲気の中で気分を明るく引き立て、急がせることなく、ゆっくりとした粘り強さを生かす。
5 地道粘り型 ―堅実―	人に馴れるのに手間がかかり、人交わりは消極的で交友範囲も狭い。ただし一たび仲良くなるとと深く長い付き合いをする。	手間がかかる。	速くはないが等速度で、気まじめに手堅く、確実にこつこつとやる。あれもこれも一度にやるような融通性には欠ける。	地味で目立たないが、やりとげるまでは頑張り抜く粘り強さがある。	抽象的、形式的な理論家ではないが、筋道を通し納得がいかないと動かない。安易な妥協や協調などはしない。	感情は内にこもって表に出ない方なので、表情には乏しい。	食いついたら離れないような執拗な粘り強さがある。	口数少なく人に馴れることも遅くて交友範囲は狭いが、一旦馴れるとその交わりは深くて長い。やることは最初手間取るし、やり始めても速くもないが、こつこつときまじめにやり、きわめて堅実な仕事ぶりであり、また粘り強さも人一倍ある。	きまじめさはあるもだんだん融通性が欠けてくる傾向を示し、その動きがぎこちなくなり、臨機応変の処置がとれなくなってくる。	融通性の乏しさがますます増してきて、無口、気がきかない、頑固、強情、変屈、つむじ曲がり、短気などが現われてくる。	適応に手間取り融通性に欠ける。	きまじめさと粘り強さ。	融通性を増すこと。	急ぐことなく一つずつ仕事を気長く積み重ねていくようにし、ものごとを広く関係づけて考えるようにつとめる。
10 粘着型 ―厳正―	人に馴れるのに手間がかかり、人交わりの範囲は狭い。ただし一たび交わると深く長い。	とりつきは遅い。	やることは遅くはないが、とくに几帳面、きまじめであり、慎重、緻密、確実なことが目立つ。	こつこつと手間暇をかけて粘りぬく。	抽象的・形式的な理論家ではないが、ものごとに筋を通す方で納得がいかないと動かない。思いこむと固執的で信念を持って事に当たる方である。	感情は内にこもって表には出ない方だから表情は固い。	積極的ではないが、こつこつといつまでも粘ってやる強さがある。	人に馴れることに手間取りその交友範囲は狭いが、一度交わると深く長い。几帳面きまじめで、やることは慎重、確実、緻密で粘り強さも優れている。時に積極的にずばずばとやって行動力もある。ただし融通性は不足するため流動的な動きではなく、直線真向的である。	几帳面きまじめ、粘り強いが、融通性の乏しさが現われてきて、動きがだんだんぎごちなくなり、変化についていけなくなるようになる。時に爆発に歯止めがきかなくなり、慎重さや思慮深さが欠けてくる。	融通性がなくなってきて動きが硬化し、まじめすぎ、頑固、強情、へそ曲がりなどの面が現われてくる。時に爆発すると、おおざっぱ、粗野、乱暴、短気などが出てくる。	固執にすぎて融通性に欠け、爆発すると思慮を欠く。	几帳面、きまじめさ。正確さと粘り強さ。積極的な行動力。	融通性を増し、思慮深さや抑制力を養うこと。	一度にたくさんやらずに一つずつていねいに時間をかけて積み重ねていく。また、ものごとを手広く関係づけて考えるようにつとめる。気持ちを貯めこみすぎないようにして、よく考えてから行動するように指導する。

表 2-3　人柄類型の記述特徴一覧 3

精神健康度等／人柄類型	精神健康時の人柄特徴							精神健康度別性格特徴			性格上の難点	伸ばしたい点	改めたい点	指導上の要点
	社会性	仕事ぶり			ものの考え方	情意の状態		高度（中上度以上）	中等度	程度（中下度以下）				
		とりつき	仕振り	粘り		感情	意志							
3-1 朗らか型 -明朗-	陽気で開けっ放しで、誰とでもよく喋りよく笑い屈託がない。付き合いは広いが深くはならない。	思いついたらすぐにすすんで取りかかる。	いろいろなことを次から次へと素早くどしどしと片付けていく方で、間口は広いが底は浅いやり方である。	一つのことを深く掘り下げて突っ込んでいくような粘りはないが、短期間の内に沢山のことを仕上げていくような推進力はある。	現実的、実際的にものごとを割り切って考えてそのままを認める方で、理論的、抽象的に理屈張るようなことがない。	喜怒哀楽の情がそのまま開けっ放しに表に現れる。感情が長くくすぶるようなことがない。	一時的には強烈だが、一つのことに深くは止まらない。あのこと、このことと飛び回る。	明朗快活。誰とでもよく語り広く交わる。ものごとへの適応もはやく、融通性にも富み、積極的に、能率的に、手広く、てきぱきと片づけ、実際的で活動的。	多動多弁、活動的ではあるが、気分が浮動しやすい傾向がやや現われてきて、手がけていることの一つ一つへの打ち込み方が浅くなり、また、全体への見通しやまとまりも悪くなってくる傾向を持つ。	気分が浮動して意志が定まらなくなり、そのために、気まま、得手勝手、注意散漫、あきっぽい、怠けもの、お天気屋、でたらめ、遊び人といったような行動が現われてくる。	意志が不定になりやすい。	多方面に亘っての積極的な社会的活動力。	いろいろ手出しをしてそれが中途半端にならないように、一つ一つを最後まできちんとやりとげるようにすること。	ものごとを我慢してやりとげるように強く臨み、じっとしていられないエネルギーを良いことに向けるようにする。
4 強気敢行型 -大胆-	誰とでも人交わりはするが、強気で人の先頭に立って動くことを好む方である。また人の好き嫌いなどもはっきりしている。	速い。考えたらすぐに実行に取りかかる。	考えたことは剛毅果敢にどしどしとやってのけるような強烈な実行力がある。独断専行的になりやすいところも出てくる。	やり出したら最後までやり抜く強力な粘り強さがある。	現実的、実際的でしきたりや義理人情といったものを大事にするところがある。抽象的形式的ではないが、納得するまではよく理屈を言い筋道を立てようとする。	感情は開けっ放しで強く烈しい。いつまでも長くくすぶることはない。	思ったことはやり通す強い意志力がある。	強気で人の先に立って率いていくような力強さがあり、また、頼まれれば一肌ぬぐといったような親分肌のところもある。思ったことは積極果敢に即座に実行に移し、急速に成しとげる推進力がある。また、粘り強さも抜群である。	積極果敢な実行力はあるが、強気がやや独走ぎみで、強硬、独断専行などが現われてくる。	強気に抑制がきかなくなり、気まま、得手勝手、乱暴、喧嘩、剛情、悪ボス、のような点が現われてくる。	強気にすぎる。	積極果敢になしとげていく強力な実行力。	強気が無軌道にならないようにすること。	よく考えてから実行するような思慮深さを養い、強力なエネルギーを良いことに用いるようにさせる。
6. あっさり実行型 －軽快－	開放的でさばさばしていて、誰とでも付き合うが、付き合いは広く浅く、好き嫌いもある。	思いついたらすぐにとびつく。	即行的に押し出すような速さでさっさとやってのけるが、切りあげが速く粘りを欠きやすい。また慎重さや確実さも欠きやすい傾向を持つ。	速さはあるが、粘り強さは不足する。	抽象的、理論的な思考は好まず、現実的・実際的にさっぱりと割り切り、ものごとにこだわらない。	感情は開けっ放しで、激しく強い。ただしさらっとしていて長くはくすぶらない。	即行的な強さはあるが、とことんまで粘る気力は乏しい。	誰に対しても開放的で、さらりと淡白につきあい、一人一人に対して深くはならない。やることは適応がはやく、スピードもあって、即行力には富むが、割り切り方がはやく、とことんやりぬくような粘り強さには欠けやすい。	よく動き、抑制がややきかなくなってきて、けじめや粘りに欠けるような行動がみえてくる。	抑制（ブレーキ）のきかなさが著しくなり、出しゃばり、おっちょこちょい、でたらめ、投げやり、無鉄砲、暴力、といったような社会的ルール逸脱行動が現われてくる。	ブレーキ不足で歯止めがきかない。、	淡白さと即行力。	自己抑制がきくようにすること	もうこれでよいと思ったところで辛抱してもう一頑張りするようにつとめさせ、即行力をよいことに活用させる。

表 2-4　人柄類型の記述特徴一覧 4

人柄類型＼精神健康度等		精神健康時の人柄特徴							精神健康度別性格特徴			性格上の難点	伸ばしたい点	改めたい点	指導上の要点
		社会性	仕事ぶり			ものの考え方	情意の状態		高度（中上度以上）	中等度	低度（中下度以下）				
			とりつき	仕振り	粘り		感情	意志							
8 自己内閉 （分裂型） －孤高－	8−1 むき熱中型 －昂然－	人交わりをあまり好まず、それよりも自然、書物、天文、技術、動植物、芸術など、他人とあまり関係をもたないものに興味を持つ。人と交わる場合でも選択性が強く、えり好みをする。	一般的には仕事のえり好みをして、取りつきはきわめて遅い方であるが、気の向いたことにはうそのように速くとびつく。	仕事のえり好みが強く、気の向いたことには一途に凝って熱中するが、気が向かないことには関心を示さず手をつけたがらない。間口は狭いが底が深いやり方である。	気が向いたことにはきわめて粘り強いが、気が向かないことには関心を示さない。	理論的、形式的で理屈っぽい。理想的な考え方をし、現実的・実際的なことからは遊離しやすくなる。	心の中ではきわめて敏感に感じてはいるが、それが内にこもって外に出ないので、表情は乏しく冷たいような感じを与える。	気が向いたことにはきわめて強固であるが、向かないことには関心を示さない。	人交わりは多いが、えりこのみをする。人に協調するよりは自己中心的である。仕事もえりこのみし、好きなことなら凝って熱中し、名人肌的な独創性を発揮する。ものの考え方は理論的、形式的、理想的で、現実を遊離しやすい傾向が若干ある。	一方的に偏って熱中し、自己中心的な振る舞いがだんだん強くなってくる。	自己中心的にむきになって熱中し周囲への思慮を欠くことから、気まま、得手勝手、ひとりよがり、風変わり、へ理屈などが現われてくる。	むきになって熱中しすぎる。	敏感なひらめき。独創性。理論の追及。	熱中して無軌道に走らないようにすること。	独創性を尊重するとともに、自分を周囲と関係づけ、全体を冷静に判断してから振舞うよう、十分に説明して納得させる。
	8−2 鈍麻型 －悠然－								冷静沈着、理論的、思索的であり、やることは慎重で確実である。ただし、周囲のことには無関心傾向が強く、人交わりも敢て拒否はしないが自分から参加しようとはしないし、何かやることには自分で好んでやろうとする以外のことには、すすんで手出しをしようとはしない。	無関心な態度が増してきて、与えられたこと以外には手出しをしなくなり、何を考えているのか、何をしようとしているのか周囲からは判然としなくなる。	無関心、無感動の傾向が強くなり、無口、ひとりぼっち、冷たい、気ぬけ、無精、ものぐさといったような傾向が出てくる。	無感動、無関心にすぎる。	冷静な思索活動。	すすんで周囲に参加するような態度を導き出したい。	好き嫌いが強いため、自分から熱中できるような課題をみつけさせて、それに打ち込ませる。
	8−3 自閉型 －端然－								気持ちが外の世界へ向かうよりも自分の内にこもる傾向が強い。人交わりを好まず、人間関係以外の事がらについて思索するような傾向となる。好きなことは名人肌的に凝るが、それほど積極的ではない。	自閉傾向が強まってきて、消極、孤独などの面が表立ってくる。	自閉傾向がさらに強まってきて、無口、孤独、さびしがり、気よわ、心配症、無気力などが現われてくる。	自閉的すぎる。	繊細にして鋭敏な独創性。	社会性を増すようにつとめる。	自分の意思表示がはっきりできる程度には外に向かって気持ちを開きたいが、そのためには十分に話し合うとか、文章で考えさせるとかの方法で、社会性の必要なことをよく納得させる。

（8−2・8−3の精神健康時の人柄特徴欄）
全8型に共通
いずれか一型に固定する人も
いくつかの型を示す人もいる

表 2-5　人柄類型の記述特徴一覧 5

人柄類型	精神健康度等	精神健康時の人柄特徴							精神健康度別性格特徴			性格上の難点	伸ばしたい点	改めたい点	指導上の要点
		社会性	仕事ぶり			ものの考え方	情意の状態		高度（中上度以上）	中等度	低度（中下度以下）				
			とりつき	仕振り	粘り		感情	意志							
8 自己内閉 （分裂型） －孤高－	8-4 敏感型 －超然－	人交わりをあまり好まず、それよりも自然、書物、天文、技術、動植物、芸術など、他人とあまり関係をもたないものに興味を持つ。人と交わる場合でも選択性が強く、えり好みをする。	一般的には仕事のえり好みをして、取りつきはきわめて遅い方であるが、気の向いたことにはうそのように速くとびつく。	仕事のえり好みが強く、気の向いたことには一途に凝って熱中するが、気が向かないことには関心を示さず手をつけたがらない。間口は狭いが底が深いやり方である。	気が向いたことにはきわめて粘り強いが、気が向かないことには関心を示さない。	理論的、形式的で理屈っぽい。理想的な考え方をし、現実的・実際的なことからは遊離しやすくなる。	心の中ではきわめて敏感に感じてはいるが、それが内にこもって外に出ないので、表情は乏しく冷たいような感じを与える。	気が向いたことにはきわめて強固であるが、向かないことには関心を示さない。	繊細敏感の傾向が強く、その鋭敏な感覚をもって独特のひらめきなどをみせる。ただし、鋭敏すぎることは情緒を不安定にさせるもとにもなるため、精神の健康を高度に保持することは難しくなってくる。	感受性は鋭いが、その感受したものの処理がうまくいかなく、混沌としてまとまらない状態が現われてきて、落ち着かなかったり、迷ったり、あわてたりするようなことが起こってくる。	感ずるだけでまとまりを欠く状態が顕著になってきて、いらいらする、落ち着かない、ぼやっとする、こんがらがる、など情緒不安による不統一の行動が起こってくる。	敏感すぎる。	鋭敏なひらめき。	情緒を安定させるようにつとめる。	感じたものを混沌としたままではうっておかないで、これを整理し筋道をつけるように手助けをする。
	8-5 停電型 －飄然－	全8型に共通 いずれか一型に固定する人も いくつかの型を示す人もいる							作業障害（停電現象）が出がちであり精神の健康を高度に保つことは難しくなってくる。自分の興味のあることを一途に深く理詰めに追求していく傾向を持つ。	作業障害（停電現象）がだんだん増してきて、消極、迷い、躊躇などが現われ、行動に一貫したまとまりを欠いてくるようになる。	停電が一層著しくなり、無口、引込み、落ち着かない、うっかり、勘違い、気迷い、ぼんやり、忘れものなどが現われてくる。	停電が起こる。	一途につきつめていく傾向。	停電現象を減らすようにつとめること。	停電現象はそう簡単に消せるものではないが、そういう傾向が自分にあることを自覚すればかなり減ってくる。もし停電を起こしたら、急がせることなく、充電してくるのを待ってやる。
9 自己顕示型 －輝煌－		誰とでも交わるが、人の先に立って目立ちたがるような傾向がある。また人の好き嫌いなどもはっきりしている。	仕事のえり好みをする方なので、とりつきの速いときも遅いときもある。	仕事のえり好みをする方なので、気が向いたことには手際よく要領のよい手早い仕事をするが、気が向かないとやることがムラになりやすい。	強気なので負けまいとすることにはきわめて粘り強いが、そうでないことには手を出したがらない。	現実的・実際的に考えることと、理論的・理想的に考えることとが、そのときによって併存する。	感受性が強く感情はそのまま表に激しく強く鋭く現れ、しかも長くくすぶる。また気分もよく変わる。	やる気をもったことにはきわめて強いが、そうでないとムラになりやすい。	人づき合いは広いが、好き嫌いなどはっきりしているし、また、勝気にして負けず嫌いなので人の先に立って主導的に働こうとする気持ちが強い。ものごとに対する感受性は鋭く、独創的なひらめきをみせたり、あるいは要領よくとりまとめる働きもあるが、やることのえり好みはする方である。	勝気、要領のよさ、気分のムラなどの特徴に歯止めがだんだんきかなくなってきて、自己中心的に気ままに動くような行動が現われてくる。	勝気、要領のよさ、気分のムラなどの傾向が野放しに出現してきて、見栄、きどり、うぬぼれ、ごまかし、嘘、お天気、気まま、得手勝手、冷酷、といったような傾向が現われてくる。	勝気にすぎる。功利的にすぎる。感情の変化が大きすぎる。	感受性の鋭さ。生活環境を華やかにして人の官能を楽しませるような働き。	勝気や功利的にすぎるような点を修正すること。	勝気で負けず嫌いの気持ちを良いことに向けるように指導する。問題行動が複雑に起きやすい傾向があるが、ほめる時には人前で、注意するときにはそっと目立たないようにする。

３．研究報告

全体の人柄類型別人数分布を図 3-1 から図 3-4 に示す。人柄類型は、類型番号とともに初期の名称も記している。表中の数字は人数を示し、その斜め下の小さな数字は％である。

これらの全体のデータ分布から見て取れるのは、人柄類型 8 型が全体の約 4 割を占めており他の類型に比べて圧倒的多数であるが、類似人柄類型群別にまとめると、Ⅱ群堅実派がⅣ群個性派に次ぐ多さであることが分かる。また、Ⅲ群活動派（3-1 型、4 型、6 型）は極めて少数であり、柔道競技が元気さや勢いだけでは対応できないスポーツであることを示している。

最高精神健康度データを抽出した男女別の人柄類型別・精神健康度別の分布を表 3-1 に示した。各選手のデータの中から複数枚のデータがある場合には最も精神健康度の高い 1 枚をその選手のデータとして選出し、1 枚のみのデータである場合にはそのデータを用いた。各選手の複数枚あるデータの中の最も精神健康度が高いものを抽出しているのであるが、それでも中下度や程度の低い精神健康度を示す選手もいるが、Ⅰ群協調派には低度は見られない。

全選手の最高作業量データを抽出し作業量別に分けた人柄類型別・精神健康度別の分布を表 3-2 に示した。最高精神健康度データの抽出と同様に、複数枚のデータがある場合にはその中の最も作業量の多い 1 枚をその選手のデータとして選出し、1 枚のみのデータである場合にはそのデータを用いた。表 3-2-1 から表 3-2-4 には、作業量別の男女別データを示した。作業量が最も多いⒶ段階の場合には、精神健康度が低度である場合がほぼないが、作業量段階が低くなるにつれて精神健康度が低くなる傾向がみられ、作業量段階が低い C 段階では、精神健康度高度や中上度が皆無となることがわかる。

全選手の上昇・平坦・下降の曲線傾向別の人柄類型別・精神健康度別のデータを表 3-3 に示した。

さらに初回受検年齢別の人柄類型別・精神健康度別の分布を表 3-4 に示した。初回検査時のデータでは、332 人のデータ約 700 枚が見つかっていなかった時期であったため、合計人数が 1,671 人であるが、おおよその様相は把握できると思われる。

これらのデータをもとに、主に 4 つの観点から研究を行った。研究報告 3－1（性別・年齢段階区分別初回検査時データの分析）はそれぞれの選手が全柔連強化選手として初めて UK 法を受検した初回検査時データのみを集めた分析である。研究報告 3－2（最高精神健康度及び最高作業量段階に関する分析）は、各選手の数あるデータの中から、精神健康度が一番高い 1 枚を抽出して集めた分析と作業量段階が一番高い 1 枚を抽出して集めた分析である。研究報告 3－3（オリンピック出場選手と世界選手権出場選手との比較検討）は、オリンピック出場選手と世界選手権出場でオリンピック不出場の選手のデータ比較分析である。研究報告 3－4（UK 法曲線傾向分析）は主に曲線傾向を中心に様々な面から分析検討したものである。

表 3-1　全選手の人柄類型・精神健康度別最高精神健康度抽出データ単位：人(%)

人柄類型 \ 精神健康度		男 高	男 中上	男 中	男 中下	男 低	男 計	女 高	女 中上	女 中	女 中下	女 低	女 計	合計 高	合計 中上	合計 中	合計 中下	合計 低	総計
1	おだやか型	8	10	5	4	·	27	3	9	1	3	·	16	11	19	6	7	·	43
		3.6	2.2	1.6	1.7	·	2.1	1.7	2.9	0.8	2.6	·	2.1	2.7	2.5	1.3	2.0	·	2.1
2	気づかい型	3	2	2	·	·	7	·	2	2	·	·	4	3	4	4	·	·	11
		1.4	0.4	0.6	·	·	0.6	·	0.7	1.5	·	·	0.5	0.7	0.5	0.9	·	·	0.5
3-1	朗らか型	·	5	5	5	1	16	1	1	2	·	·	4	1	6	7	5	1	20
		·	1.1	1.6	2.2	3.0	1.3	0.6	0.3	1.5	·	·	0.5	0.2	0.8	1.6	1.4	2.2	1.0
3-1d	じっくり型	22	78	61	67	8	236	16	60	36	32	2	146	38	138	97	99	10	382
		10.0	17.1	19.2	29.1	24.2	18.8	8.8	19.6	27.3	27.6	16.7	19.5	9.5	18.1	21.6	28.6	22.2	19.1
3-2	温和型	16	44	22	9	·	91	17	29	7	3	·	56	33	73	29	12	·	147
		7.3	9.6	6.9	3.9	·	7.2	9.4	9.5	5.3	2.6	0.0	7.5	8.2	9.6	6.5	3.5	·	7.3
4	強気敢行型	·	1	6	5	·	12	1	1	1	1	1	5	1	2	7	6	1	17
		·	0.2	1.9	2.2	·	1.0	0.6	0.3	0.8	0.9	8.3	0.7	0.2	0.3	1.6	1.7	2.2	0.8
5	地道粘り型	17	60	39	21	2	139	18	37	11	10	1	77	35	97	50	31	3	216
		7.7	13.2	12.3	9.1	6.1	11.1	9.9	12.1	8.3	8.6	8.3	10.3	8.7	12.7	11.1	9.0	6.7	10.8
6	あっさり実行型	·	2	3	1	·	6	·	1	2	3	·	6	·	3	5	4	·	12
		·	0.4	0.9	0.4	·	0.5	0.0	0.3	1.5	2.6	0.0	0.8	0.0	0.4	1.1	1.2	·	0.6
7	内的安定型	28	26	9	1	·	64	20	9	1	1	·	31	48	35	10	2	·	95
		12.7	5.7	2.8	0.4	·	5.1	11.0	2.9	0.8	0.9	0.0	4.1	12.0	4.6	2.2	0.6	·	4.7
8	自己内閉型	103	170	105	88	13	479	92	131	53	54	5	335	195	301	158	142	18	814
		46.8	37.3	33.1	38.3	39.4	38.1	50.8	42.8	40.2	46.6	41.7	44.8	48.6	39.5	35.2	41.0	40.0	40.6
9	自己顕示型	1	3	6	4	7	21	·	2	4	3	2	11	1	5	10	7	9	32
		0.5	0.7	1.9	1.7	21.2	1.7	0.0	0.7	3.0	2.6	16.7	1.5	0.2	0.7	2.2	2.0	20.0	1.6
10	粘着型	22	55	54	25	2	158	13	24	12	6	1	56	35	79	66	31	3	214
		10.0	12.1	17.0	10.9	6.1	12.6	7.2	7.8	9.1	5.2	8.3	7.5	8.7	10.4	14.7	9.0	6.7	10.7
計		220	456	317	230	33	1256	181	306	132	116	12	747	401	762	449	346	45	2003
		17.5	36.3	25.2	18.3	2.6	100.0	24.2	41.0	17.7	15.5	1.6	100.0	20.0	38.0	22.4	17.3	2.2	100.0

類似人柄群

類似人柄群 \ 精神健康度		男 高	男 中上	男 中	男 中下	男 低	男 計	女 高	女 中上	女 中	女 中下	女 低	女 計	合計 高	合計 中上	合計 中	合計 中下	合計 低	総計
Ⅰ	穏健派	55	82	38	14	·	189	40	49	11	7	·	107	95	131	49	21	·	296
	(1,2,3-2,7)	25.0	18.0	12.0	6.1	·	15.0	22.1	16.0	8.3	6.0	·	14.3	23.7	17.2	10.9	6.1	·	14.8
Ⅱ	堅実派	61	193	154	113	12	533	47	121	59	48	4	279	108	314	213	161	16	812
	(3-1d,5,10)	27.7	42.3	48.6	49.1	36.4	42.4	26.0	39.5	44.7	41.4	33.3	37.3	26.9	41.2	47.4	46.5	35.6	40.5
Ⅲ	活動派	·	8	14	11	1	34	2	3	5	4	1	15	2	11	19	15	2	49
	(3-1,4,6)	·	1.8	4.4	4.8	3.0	2.7	1.1	1.0	3.8	3.4	8.3	2.0	0.5	1.4	4.2	4.3	4.4	2.4
Ⅳ	個性派	104	173	111	92	20	500	92	133	57	57	7	346	196	306	168	149	27	846
	(8,9)	47.3	37.9	35.0	40.0	60.6	39.8	50.8	43.5	43.2	49.1	58.3	46.3	48.9	40.2	37.4	43.1	60.0	42.2
	計	220	456	317	230	33	1256	181	306	132	116	12	747	401	762	449	346	45	2003
		53.8		25.2	20.9		100.0	65.2		17.7	17.1		100.0	58.1		22.4	19.5		100.0

曲線傾向	男	%	女	%	計：人	%
上昇	482	38.4	262	35.1	744	37.1
平坦	408	32.5	260	34.8	668	33.3
下降	366	29.1	225	30.1	591	29.5
計	1256	62.7	747	37.3	2003	100.0

表 3-2　全選手の人柄類型・精神健康度別最高作業量抽出データ　単位：人(%)

単位：人 %

人柄類型 \ 精神健康度		OA 高	OA 中上	OA 中	OA 中下	OA 低	OA 計	A 高	A 中上	A 中	A 中下	A 低	A 計
1	おだやか型	6	12	4	2	·	24	4	8	1	1	·	14
		2.7	3.6	2.5	6.1	·	3.2	3.1	2.0	0.4	1.1	·	1.6
2	気づかい型	2	4	3	·	·	9	1	·	1	·	·	2
		0.9	1.2	1.9	·	·	1.2	0.8	·	0.4	·	·	0.2
3-1	朗らか型	·	2	1	1	·	4	1	4	5	·	·	10
		·	0.6	0.6	3.0	·	0.5	0.8	1.0	2.0	·	·	1.1
3-1d	じっくり型	13	37	23	5	·	78	16	83	63	17	2	181
		5.9	11.1	14.2	15.2	·	10.3	12.4	20.8	25.5	19.5	14.3	20.6
3-2	温和型	19	34	13	2	·	68	6	45	14	4	1	70
		8.6	10.2	8.0	6.1	·	9.0	4.7	11.3	5.7	4.6	7.1	8.0
4	強気敢行型	·	2	·	1	·	3	1	1	4	3	1	10
		·	0.6	·	3.0	·	0.4	0.8	0.3	1.6	3.4	7.1	1.1
5	地道粘り型	19	33	22	4	·	78	15	51	24	11	1	102
		8.6	9.9	13.6	12.1	·	10.3	11.6	12.8	9.7	12.6	7.1	11.6
6	あっさり実行型	·	3	3	·	·	6	·	·	2	3	·	5
		·	0.9	1.9	·	·	0.8	·	·	0.8	3.4	·	0.6
7	内的安定型	28	22	7	1	·	58	15	12	6	·	·	33
		12.7	6.6	4.3	3.0	·	7.7	11.6	3.0	2.4	·	·	3.8
8	自己内閉型	114	151	58	13	4	340	55	149	87	46	4	341
		51.8	45.2	35.8	39.4	66.7	45.0	42.6	37.3	35.2	52.9	28.6	38.9
9	自己顕示型	·	2	3	1	2	8	·	3	6	1	5	15
		·	0.6	1.9	3.0	33.3	1.1	·	0.8	2.4	1.1	35.7	1.7
10	粘着型	19	32	25	3	·	79	15	44	34	1	·	94
		8.6	9.6	15.4	9.1	·	10.5	11.6	11.0	13.8	1.1	·	10.7
計		220	334	162	33	6	755	129	400	247	87	14	877
		29.1	44.2	21.5	4.4	0.8	100.0	14.7	45.6	28.2	9.9	1.6	100.0

人柄類型 \ 精神健康度		B 高	B 中上	B 中	B 中下	B 低	B 計	C 高	C 中上	C 中	C 中下	C 低	C 計	合計 高	合計 中上	合計 中	合計 中下	合計 低	総計
1	おだやか型	·	·	1	4	·	5	·	·	·	·	·	·	10	20	6	7	·	43
		·	·	1.3	1.8	·	1.5	·	·	·	·	·	·	2.8	2.6	1.2	1.9	·	2.1
2	気づかい型	·	·	·	·	·	·	·	·	·	·	·	·	3	4	4	·	·	11
		·	·	·	·	·	·	·	·	·	·	·	·	0.9	0.5	0.8	·	·	0.5
3-1	朗らか型	·	·	·	5	·	5	·	·	·	·	1	1	1	6	6	6	1	20
		·	·	·	2.3	·	1.5	·	·	·	·	8.3	2.7	0.3	0.8	1.2	1.7	2.0	1.0
3-1d	じっくり型	1	9	23	70	3	106	·	·	1	10	6	17	30	129	110	102	11	382
		50.0	39.1	30.7	32.3	17.6	31.7	·	·	50.0	43.5	50.0	45.9	8.5	17.0	22.6	28.3	22.4	19.1
3-2	温和型	·	·	3	5	·	8	·	·	·	1	·	1	25	79	30	12	1	147
		·	·	4.0	2.3	·	2.4	·	·	·	4.3	0.0	2.7	7.1	10.4	6.2	3.3	2.0	7.3
4	強気敢行型	·	·	1	3	·	4	·	·	·	·	·	·	1	3	5	7	1	17
		·	·	1.3	1.4	·	1.2	·	·	·	·	·	·	0.3	0.4	1.0	1.9	2.0	0.8
5	地道粘り型	·	5	10	14	1	30	·	·	·	5	1	6	34	89	56	34	3	216
		·	21.7	13.3	6.5	5.9	9.0	·	·	·	21.7	8.3	16.2	9.7	11.8	11.5	9.4	6.1	10.8
6	あっさり実行型	·	·	·	1	·	1	·	·	·	·	·	·	·	3	5	4	·	12
		·	·	·	0.5	·	0.3	·	·	·	·	·	·	·	0.4	1.0	1.1	·	0.6
7	内的安定型	·	1	1	2	·	4	·	·	·	·	·	·	43	35	14	3	·	95
		·	4.3	1.3	0.9	·	1.2	·	·	·	·	·	·	12.3	4.6	2.9	0.8	·	4.7
8	自己内閉型	1	8	24	81	9	123	·	·	1	6	3	10	170	308	170	146	20	814
		50.0	34.8	32.0	37.3	52.9	36.8	·	·	50.0	26.1	25.0	27.0	48.4	40.7	35.0	40.6	40.8	40.6
9	自己顕示型	·	·	1	6	2	9	·	·	·	·	·	·	·	5	10	8	9	32
		·	·	1.3	2.8	11.8	2.7	·	·	·	·	·	·	·	0.7	2.1	2.2	18.4	1.6
10	粘着型	·	·	11	26	2	39	·	·	·	1	1	2	34	76	70	31	3	214
		·	·	14.7	12.0	11.8	11.7	·	·	·	4.3	8.3	5.4	2.8	2.6	1.2	1.9	#VALUE!	10.7
計		2	23	75	217	17	334	·	·	2	23	12	37	351	757	488	360	49	2003
		0.6	6.9	22.5	65.0	5.1	100.0	·	·	5.41	62.16	32.43	100.0	17.5	37.8	24.3	18.0	2.4	100.0

類似人柄群

類似人柄群 \ 精神健康度		合計 高	合計 中上	合計 中	合計 中下	合計 低	合計 計	合計 高	合計 中上	合計 中	合計 中下	合計 低	合計 計
Ⅰ	穏健派	55	72	27	5	·	159	26	65	22	5	1	119
	(1,2,3-2,7)	25.0	21.6	16.7	15.2	·	21.1	20.2	16.3	8.9	5.7	7.1	13.6
Ⅱ	堅実派	51	102	70	12	·	235	46	178	121	29	3	377
	(3-1d,5,10)	23.2	30.5	43.2	36.4	·	31.1	35.7	44.5	49.0	33.3	21.4	43.0
Ⅲ	活動派	·	7	4	2	·	13	2	5	11	6	1	25
	(3-1,4,6)	·	2.1	2.5	6.1	·	1.7	1.6	1.3	4.5	6.9	7.1	2.9
Ⅳ	個性派	114	153	61	14	6	348	55	152	93	47	9	356
	(8,9)	51.8	45.8	37.7	42.4	100.0	46.1	42.6	38.0	37.7	54.0	64.3	40.6
	計	220	334	162	33	6	755	129	400	247	87	14	877
		73.4		21.5	5.2		100.0	60.3		28.2	11.5		100.0

類似人柄群 \ 精神健康度		合計 高	合計 中上	合計 中	合計 中下	合計 低	合計 計	合計 高	合計 中上	合計 中	合計 中下	合計 低	合計 計	合計 高	合計 中上	合計 中	合計 中下	合計 低	総計
Ⅰ	穏健派	·	1	5	11	·	17	·	·	·	1	·	1	81	138	54	22	1	296
	(1,2,3-2,7)	·	4.3	6.7	5.1	·	5.1	·	·	·	4.3	·	2.7	23.1	18.2	11.1	6.1	2.0	14.8
Ⅱ	堅実派	1	14	44	110	6	175	·	·	1	16	8	25	98	294	236	167	17	812
	(3-1d,5,10)	50.0	60.9	58.7	50.7	35.3	52.4	·	·	50.0	69.6	66.7	67.6	27.9	38.8	48.6	46.4	34.7	40.5
Ⅲ	活動派	·	·	1	9	·	10	·	·	·	·	1	1	2	12	16	17	2	49
	(3-1,4,6)	·	·	1.3	4.1	·	3.0	·	·	·	·	8.3	2.7	0.6	1.6	3.3	4.7	4.1	2.4
Ⅳ	個性派	1	8	25	87	11	132	·	·	1	6	3	10	170	313	180	154	29	846
	(8,9)	50.0	34.8	33.3	40.1	64.7	39.5	·	·	50.0	26.1	25.0	27.0	48.4	41.3	37.0	42.8	59.2	42.2
	計	2	23	75	217	17	334	·	·	2	23	12	37	351	757	486	360	49	2003
		7.5		22.5	70.1		100.0	·	·	5.4	94.6		100.0	55.3		24.3	20.4		100.0

曲線傾向	全体	%
上昇	724	36.1
平坦	673	33.6
下降	606	30.3
計	2003	100.0

表 3-2-1　最高作業量Ⓐ段階の男女別人柄類型別・精神健康度別データ　単位：人(%)

人柄類型 ＼ 精神健康度		男						女						合計					総
		高	中上	中	中下	低	計	高	中上	中	中下	低	計	高	中上	中	中下	低	計
1	おだやか型	4	8	3	・	・	15	2	4	1	2	・	9	6	12	4	2	・	24
		3.3	3.8	2.4	・	・	3.1	2.0	3.2	2.6	28.6	・	3.3	2.7	3.6	2.5	6.1	・	3.2
2	気づかい型	2	2	1	・	・	5	・	2	2	・	・	4	2	4	3	・	・	9
		1.6	1.0	0.8	・	・	1.0	・	1.6	5.1	・	・	1.5	0.9	1.2	1.9	・	・	1.2
3-1	朗らか型	・	2	1	1	・	4	・	・	・	・	・	・	・	2	1	1	・	4
		・	1.0	0.8	3.8	・	0.8	・	・	・	・	・	・	・	0.6	0.6	3.0	・	0.5
3-1d	じっくり型	5	22	18	3	・	48	8	15	5	2	・	30	13	37	23	5	・	78
		4.1	10.5	14.6	11.5	・	9.9	8.2	12.1	12.8	28.6	・	11.1	5.9	11.1	14.2	15.2	・	10.3
3-2	温和型	8	22	12	1	・	43	11	12	1	1	・	25	19	34	13	2	・	68
		6.6	10.5	9.8	3.8	・	8.9	11.2	9.7	2.6	14.3	・	9.3	8.6	10.2	8.0	6.1	・	9.0
4	強気敢行型	・	1	・	1	・	2	・	1	・	・	・	1	・	2	・	1	・	3
		・	0.5	・	3.8	・	0.4	・	0.8	・	・	・	0.4	・	0.6	・	3.0	・	0.4
5	地道粘り型	9	26	18	4	・	57	10	7	4	・	・	21	19	33	22	4	・	78
		7.4	12.4	14.6	15.4	・	11.8	10.2	5.6	10.3	・	・	7.8	8.6	9.9	13.6	12.1	・	10.3
6	あっさり実行型	・	2	2	・	・	4	・	1	1	・	・	2	・	3	3	・	・	6
		・	1.0	1.6	・	・	0.8	・	0.8	2.6	・	・	0.7	・	0.9	1.9	・	・	0.8
7	内的安定型	17	17	7	1	・	42	11	5	・	・	・	16	28	22	7	1	・	58
		13.9	8.1	5.7	3.8	・	8.7	11.2	4.0	・	・	・	5.9	12.7	6.6	4.3	3.0	・	7.7
8	自己内閉型	65	84	39	12	3	203	49	67	19	1	1	137	114	151	58	13	4	340
		53.3	40.0	31.7	46.2	75.0	41.9	50.0	54.0	48.7	14.3	50.0	50.7	51.8	45.2	35.8	39.4	66.7	45.0
9	自己顕示型	・	2	3	1	1	7	・	・	・	・	1	1	・	2	3	1	2	8
		・	1.0	2.4	3.8	25.0	1.4	・	・	・	・	50.0	0.4	・	0.6	1.9	3.0	33.3	1.1
10	粘着型	12	22	19	2	・	55	7	10	6	1	・	24	19	32	25	3	・	79
		9.8	10.5	15.4	7.7	・	11.3	7.1	8.1	15.4	14.3	・	8.9	8.6	9.6	15.4	9.1	・	10.5
計		122	210	123	26	4	485	98	124	39	7	2	270	220	334	162	33	6	755
		45.2	77.8	45.6	9.6	1.5	100.0	36.3	45.9	14.4	2.6	0.7	100.0	29.1	44.2	21.5	4.4	0.8	100.0

類似人柄群

類似人柄群 ＼ 精神健康度		男						女						合計					総
		・	・	・	・	・	・	・	・	・	・	・	・	・	・	・	・	・	・
		高	中上	中	中下	低	計	高	中上	中	中下	低	計	高	中上	中	中下	低	計
Ⅰ	穏健派	31	49	23	2	・	105	24	23	4	3	・	54	55	72	27	5	・	159
	(1,2,3-2,7)	25.4	23.3	18.7	7.7	・	21.6	24.5	18.5	10.3	42.9	・	20.0	25.0	21.6	16.7	15.2	・	21.1
Ⅱ	堅実派	26	70	55	9	・	160	25	32	15	3	・	75	51	102	70	12	・	235
	(3-1d,5,10)	21.3	33.3	44.7	34.6	・	33.0	25.5	25.8	38.5	42.9	・	27.8	23.2	30.5	43.2	36.4	・	31.1
Ⅲ	活動派	・	5	3	2	・	10	・	2	1	・	・	3	・	7	4	2	・	13
	(3-1,4,6)	・	2.4	2.4	7.7	・	2.1	・	1.6	2.6	・	・	1.1	・	2.1	2.5	6.1	・	1.7
Ⅳ	個性派	65	86	42	13	4	210	49	67	19	1	2	138	114	153	61	14	6	348
	(8,9)	53.3	41.0	34.1	50.0	100.0	43.3	50.0	54.0	48.7	14.3	100.0	51.1	51.8	45.8	37.7	42.4	100.0	46.1
	計	122	210	123	26	4	485	98	124	39	7	2	270	220	334	162	33	6	755
		68.5		25.4	6.2		100.0	82.2		14.4	3.3		100.0	73.4		21.5	5.2		100.0

表 3-2-2　最高作業 A 段階の男女別人柄類型別・精神健康度別データ 単位：人(%)

人柄類型 ＼ 精神健康度		男						女						合計					総
		高	中上	中	中下	低	計	高	中上	中	中下	低	計	高	中上	中	中下	低	計
1	おだやか型	3	3	1	1	・	8	1	5	・	・	・	6	4	8	1	1	・	14
		4.2	1.3	0.5	1.9	・	1.5	1.7	2.9	・	・	・	1.8	3.1	2.0	0.4	1.1	・	1.6
2	気づかい型	1	・	1	・	・	2	・	・	・	・	・	・	1	・	1	・	・	2
		1.4	・	0.5	・	・	0.4	・	・	・	・	・	・	0.8	・	0.4	・	・	0.2
3-1	朗らか型	・	3	3	・	・	6	1	1	2	・	・	4	1	4	5	・	・	10
		・	1.3	1.6	・	・	1.1	1.7	0.6	3.2	・	・	1.2	0.8	1.0	2.0	・	・	1.1
3-1d	じっくり型	12	42	44	11	2	111	4	41	19	6	・	70	16	83	63	17	2	181
		16.9	18.6	23.8	20.4	18.2	20.3	6.9	23.6	30.6	18.2	・	21.2	12.4	20.8	25.5	19.5	14.3	20.6
3-2	温和型	3	25	11	3	1	43	3	20	3	1	・	27	6	45	14	4	1	70
		4.2	11.1	5.9	5.6	9.1	7.9	5.2	11.5	4.8	3.0	・	8.2	4.7	11.3	5.7	4.6	7.1	8.0
4	強気敢行型	・	・	4	2	・	6	1	1	・	1	1	4	1	1	4	3	1	10
		・	・	2.2	3.7	・	1.1	1.7	0.6	・	3.0	33.3	1.2	0.8	0.3	1.6	3.4	7.1	1.1
5	地道粘り型	8	27	21	7	1	64	7	24	3	4	・	38	15	51	24	11	1	102
		11.3	11.9	11.4	13.0	9.1	11.7	12.1	13.8	4.8	12.1	・	11.5	11.6	12.8	9.7	12.6	7.1	11.6
6	あっさり実行型	・	・	1	1	・	2	・	・	1	2	・	3	・	・	2	3	・	5
		・	・	0.5	1.9	・	0.4	・	・	1.6	6.1	・	0.9	・	・	0.8	3.4	・	0.6
7	内的安定型	7	9	4	・	・	20	8	3	2	・	・	13	15	12	6	・	・	33
		9.9	4.0	2.2	・	・	3.7	13.8	1.7	3.2	・	・	3.9	11.0	0.0	2.4	・	・	3.8
8	自己内閉型	28	84	62	28	2	204	27	65	25	18	2	137	55	149	87	46	4	341
		39.4	37.2	33.5	51.9	18.2	37.3	46.6	37.4	40.3	54.5	66.7	41.5	42.6	37.3	35.2	52.9	28.6	38.9
9	自己顕示型	・	2	3	・	5	10	・	1	3	1	・	5	・	3	6	1	5	15
		・	0.9	1.6	・	45.5	1.8	0.0	0.6	4.8	3.0	・	1.5	・	0.8	2.4	1.1	35.7	1.7
10	粘着型	9	31	30	1	・	71	6	13	4	・	・	23	15	44	34	1	・	94
		12.7	13.7	16.2	1.9	・	13.0	10.3	7.5	6.5	・	・	7.0	11.6	11.0	13.8	1.1	・	10.7
計		71	226	185	54	11	547	58	174	62	33	3	330	129	400	247	87	14	877
		13.0	41.3	33.8	9.9	2.0	100.0	17.6	52.7	18.8	10.0	0.9	100.0	14.7	45.6	28.2	9.9	1.6	100.0

似人柄群

似人柄群 ＼ 精神健康度		男						女						合計					総
		高	中上	中	中下	低	計	高	中上	中	中下	低	計	高	中上	中	中下	低	計
Ⅰ	穏健派	14	37	17	4	1	73	12	28	5	1	・	46	26	65	22	5	1	119
	(1,2,3-2,7)	19.7	16.4	9.2	7.4	9.1	13.3	20.7	16.1	8.1	3.0	・	13.9	20.2	16.3	8.9	5.7	7.1	13.6
Ⅱ	堅実派	29	100	95	19	3	246	17	78	26	10	・	131	46	178	121	29	3	377
	(3-1d,5,10)	40.8	44.2	51.4	35.2	27.3	45.0	29.3	44.8	41.9	30.3	・	39.7	35.7	44.5	49.0	33.3	21.4	43.0
Ⅲ	活動派	・	3	8	3	・	14	2	2	3	3	1	11	2	5	11	6	1	25
	(3-1,4,6)	・	1.3	4.3	5.6	・	2.6	3.4	1.1	4.8	9.1	33.3	3.3	1.6	1.3	4.5	6.9	7.1	2.9
Ⅳ	個性派	28	86	65	28	7	214	27	66	28	19	2	142	55	152	93	47	9	356
	(8,9)	39.4	38.1	35.1	51.9	63.6	39.1	46.6	37.9	45.2	57.6	66.7	43.0	42.6	38.0	37.7	54.0	64.3	40.6
	計	71	226	185	54	11	547	58	174	62	33	3	330	129	400	247	87	14	877
		54.3		33.8	11.9		100.0	70.3		18.8	10.9		100.0	60.3		28.2	11.5		100.0

表 3-2-3　最高作業 B 段階の男女別人柄類型別・精神健康度別データ　単位：人(%)

人柄類型	精神健康度	男						女						合計					総計
		高	中上	中	中下	低	計	高	中上	中	中下	低	計	高	中上	中	中下	低	
1	おだやか型	・ ・	・ ・	1 3.0	3 2.1	・ ・	4 2.0	・ ・	・ ・	・ ・	1 1.4	・ ・	1 0.7	・ ・	・ ・	1 1.3	4 1.8	・ ・	5 1.5
2	気づかい型	・ ・	・ ・	・ ・	・ ・	・ ・	・ ・	・ ・	・ ・	・ ・	・ ・	・ ・	・ ・	・ ・	・ ・	・ ・	・ ・	・ ・	・ ・
3-1	朗らか型	・ ・	・ ・	・ ・	5 3.5	・ ・	5 2.5	・ ・	・ ・	・ ・	・ ・	・ ・	・ ・	・ ・	・ ・	・ ・	5 2.3	・ ・	5 1.5
3-1d	じっくり型	・ ・	7 77.8	8 24.2	51 35.4	3 21.4	69 34.5	1 50.0	2 14.3	15 35.7	19 26.0	・ ・	37 27.6	1 50.0	9 39.1	23 30.7	70 32.3	3 17.6	106 31.7
3-2	温和型	・ ・	・ ・	・ ・	4 2.8	・ ・	4 2.0	・ ・	・ ・	3 7.1	1 1.4	・ ・	4 3.0	・ ・	・ ・	3 4.0	5 2.3	・ ・	8 2.4
4	強気敢行型	・ ・	・ ・	1 3.0	3 2.1	・ ・	4 2.0	・ ・	・ ・	・ ・	・ ・	・ ・	・ ・	・ ・	・ ・	1 1.3	3 1.4	・ ・	4 1.2
5	地道粘り型	・ ・	・ ・	4 12.1	9 6.3	1 7.1	14 7.0	・ ・	5 35.7	6 14.3	5 6.8	・ ・	16 11.9	・ ・	5 21.7	10 13.3	14 6.5	1 5.9	30 9.0
6	あっさり実行型	・ ・	・ ・	・ ・	・ ・	・ ・	・ ・	・ ・	・ 0.0	・ 0.0	1 1.4	・ ・	1 0.7	・ ・	・ ・	・ ・	1 0.5	・ ・	1 0.3
7	内的安定型	・ ・	・ ・	1 3.0	1 0.7	・ ・	2 1.0	・ ・	1 7.1	・ 0.0	1 1.4	・ ・	2 1.5	・ ・	1 4.3	1 1.3	2 0.9	・ ・	4 1.2
8	自己内閉型	・ ・	2 22.2	10 30.3	44 30.6	8 57.1	64 32.0	1 50.0	6 42.9	14 33.3	37 50.7	1 33.3	59 44.0	1 50.0	8 34.8	24 32.0	81 37.3	9 52.9	123 36.8
9	自己顕示型	・ ・	・ ・	・ ・	3 2.1	1 7.1	4 2.0	・ ・	・ ・	1 2.4	3 4.1	1 33.3	5 3.7	・ ・	・ ・	1 1.3	6 2.8	2 11.8	9 2.7
10	粘着型	・ ・	・ ・	8 24.2	21 14.6	1 7.1	30 15.0	・ ・	・ ・	3 7.1	5 6.8	1 33.3	9 6.7	・ ・	・ ・	11 14.7	26 12.0	2 11.8	39 11.7
計		・ ・	9 4.5	33 16.5	144 72.0	14 7.0	200 100.0	2 1.5	14 10.4	42 31.3	73 54.5	3 2.2	134 100.0	2 0.6	23 6.9	75 22.5	217 65.0	17 5.1	334 100.0

類似人柄群

類似人柄群	精神健康度	男						女						合計					総計
		高	中上	中	中下	低	計	高	中上	中	中下	低	計	高	中上	中	中下	低	
I	穏健派 (1,2,3-2,7)	・ ・	・ ・	2 6.1	8 5.6	・ ・	10 5.0	・ ・	1 7.1	3 7.1	3 4.1	・ ・	7 5.2	・ ・	1 4.3	5 6.7	11 5.1	・ ・	17 5.1
II	堅実派 (3-1d,5,10)	・ ・	7 77.8	20 60.6	81 56.3	5 35.7	113 56.5	1 50.0	7 50.0	24 57.1	29 39.7	1 33.3	62 46.3	1 50.0	14 60.9	44 58.7	110 50.7	6 35.3	175 52.4
III	活動派 (3-1,4,6)	・ ・	・ ・	1 3.0	8 5.6	・ ・	9 4.5	・ ・	・ ・	・ ・	1 1.4	・ ・	1 0.7	・ ・	・ ・	1 1.3	9 4.1	・ ・	10 3.0
IV	個性派 (8,9)	・ ・	2 22.2	10 30.3	47 32.6	9 64.3	68 34.0	1 50.0	6 42.9	15 35.7	40 54.8	2 66.7	64 47.8	1 50.0	8 34.8	25 33.3	87 40.1	11 64.7	132 39.5
計		・ 4.5	9	33 16.5	144 79.0	14	200 100.0	2 11.9	14	42 31.3	73 56.7	3	134 100.0	2 7.5	23	75 22.5	217 70.1	17	334 100.0

表 3-2-4　最高作業 C 段階の男女別人柄類型別・精神健康度別データ　単位：人(%)

人柄類型	精神健康度	男						女						合計					総計
		高	中上	中	中下	低	計	高	中上	中	中下	低	計	高	中上	中	中下	低	
1	おだやか型	・ ・	・ ・	・ ・	・ ・	・ ・	・ ・	・ ・	・ ・	・ ・	・ ・	・ ・	・ ・	・ ・	・ ・	・ ・	・ ・	・ ・	・ ・
2	気づかい型	・ ・	・ ・	・ ・	・ ・	・ ・	・ ・	・ ・	・ ・	・ ・	・ ・	・ ・	・ ・	・ ・	・ ・	・ ・	・ ・	・ ・	・ ・
3-1	朗らか型	・ ・	・ ・	・ ・	・ ・	1 12.5	1 4.2	・ ・	・ ・	・ ・	・ ・	・ ・	・ ・	・ ・	・ ・	・ ・	・ ・	1 8.3	1 2.7
3-1d	じっくり型	・ ・	・ ・	1 50.0	3 21.4	4 50.0	8 33.3	・ ・	・ ・	・ ・	7 77.8	2 50.0	9 69.2	・ ・	・ ・	1 50.0	10 43.5	6 50.0	17 45.9
3-2	温和型	・ ・	・ ・	・ ・	1 7.1	・ ・	1 4.2	・ ・	・ ・	・ ・	・ ・	・ ・	・ ・	・ ・	・ ・	・ ・	1 4.3	・ 0.0	1 2.7
4	強気敢行型	・ ・	・ ・	・ ・	・ ・	・ ・	・ ・	・ ・	・ ・	・ ・	・ ・	・ ・	・ ・	・ ・	・ ・	・ ・	・ ・	・ ・	・ ・
5	地道粘り型	・ ・	・ ・	・ ・	4 28.6	・ ・	4 16.7	・ ・	・ ・	・ ・	1 11.1	1 25.0	2 15.4	・ ・	・ ・	・ ・	5 21.7	1 8.3	6 16.2
6	あっさり実行型	・ ・	・ ・	・ ・	・ ・	・ ・	・ ・	・ ・	・ ・	・ ・	・ ・	・ ・	・ ・	・ ・	・ ・	・ ・	・ ・	・ ・	・ ・
7	内的安定型	・ ・	・ ・	・ ・	・ ・	・ ・	・ ・	・ ・	・ ・	・ ・	・ ・	・ ・	・ ・	・ ・	・ ・	・ ・	・ ・	・ ・	・ ・
8	自己内閉型	・ ・	・ ・	1 50.0	5 35.7	2 25.0	8 33.3	・ ・	・ ・	・ ・	1 11.1	1 25.0	2 15.4	・ ・	・ ・	1 50.0	6 26.1	3 25.0	10 27.0
9	自己顕示型	・ ・	・ ・	・ ・	・ ・	・ ・	・ ・	・ ・	・ ・	・ ・	・ ・	・ ・	・ ・	・ ・	・ ・	・ ・	・ ・	・ ・	・ ・
10	粘着型	・ ・	・ ・	・ ・	1 7.1	1 12.5	2 8.3	・ ・	・ ・	・ ・	・ ・	・ ・	・ ・	・ ・	・ ・	・ ・	1 4.3	1 8.3	2 5.4
計		・ ・	・ ・	2 8.3	14 58.3	8 33.3	24 100.0	・ ・	・ ・	・ ・	9 69.2	4 30.8	13 100.0	・ ・	・ ・	2 5.41	23 62.16	12 32.43	37 100.0

類似人柄群

類似人柄群	精神健康度	男						女						合計					総計
		高	中上	中	中下	低	計	高	中上	中	中下	低	計	高	中上	中	中下	低	
I	穏健派 (1,2,3-2,7)	・ ・	・ ・	・ ・	1 7.1	・ ・	1 4.2	・ ・	・ ・	・ ・	・ ・	・ ・	・ ・	・ ・	・ ・	・ ・	1 4.3	・ ・	1 2.7
II	堅実派 (3-1d,5,10)	・ ・	・ ・	1 50.0	8 57.1	5 62.5	14 58.3	・ ・	・ ・	・ ・	8 88.9	3 75.0	11 84.6	・ ・	・ ・	1 50.0	16 69.6	8 66.7	25 67.6
III	活動派 (3-1,4,6)	・ ・	・ ・	・ ・	・ ・	1 12.5	1 4.2	・ ・	・ ・	・ ・	・ ・	・ ・	・ ・	・ ・	・ ・	・ ・	・ ・	1 8.3	1 2.7
IV	個性派 (8,9)	・ ・	・ ・	1 50.0	5 35.7	2 25.0	8 33.3	・ ・	・ ・	・ ・	1 11.1	1 25.0	2 15.4	・ ・	・ ・	1 50.0	6 26.1	3 25.0	10 27.0
計		・ ・	・ ・	2 8.3	14 91.7	8	24 100.0	・ ・	・ ・	・ ・	9 123.1	7	13 100.0	・ ・	・ ・	2 5.4	23 94.6	12	37 100.0

表 3-3　曲線傾向別の人柄類型別・精神健康度別データの分布　　（単位：人（%）

人柄類型 ＼ 精神健康度		上昇						平坦						下降						合計					総計
人柄類型		高	中上	中	中下	低	計	高	中上	中	中下	低	計	高	中上	中	中下	低	計	高	中上	中	中下	低	計
1	おだやか型	1	3	2	·	·	6	2	2	2	1	·	7	5	14	5	6	·	30	8	19	9	7	·	43
		0.7	0.9	1.1	·	·	0.7	2.1	1.0	1.2	0.8	·	1.1	8.2	8.3	3.4	6.4	·	6.1	2.7	2.6	1.8	1.7	·	2.1
2	気づかい型	·	·	·	1	·	1	·	·	·	·	·	·	3	3	3	1	·	10	3	3	3	2	·	11
		·	·	·	0.5	·	0.1	·	·	·	·	·	·	4.9	1.8	2.0	1.1	·	2.0	1.0	0.4	0.6	0.5	·	0.6
3-1	朗らか型	1	3	2	2	·	8	·	2	2	1	1	6	·	1	2	3	·	6	1	6	6	6	1	20
		0.7	0.9	1.1	1.0	·	0.9	·	1.0	1.2	0.8	3.8	0.9	·	0.6	1.4	3.2	·	1.2	0.3	0.8	1.2	1.4	1.6	1.3
3-1d	じっくり型	19	79	44	60	5	207	6	35	35	39	6	121	1	15	17	19	2	54	26	129	96	118	13	382
		13.7	23.3	23.2	31.3	26.3	23.5	6.2	16.7	20.6	29.5	23.1	19.1	1.6	8.9	11.5	20.2	11.8	11.0	8.8	18.0	18.9	28.2	21.0	18.8
3-2	温和型	1	3	4	2	·	10	4	15	5	2	1	27	18	53	27	12	·	110	23	71	36	16	1	147
		0.7	0.9	2.1	1.0	·	1.1	4.1	7.1	2.9	1.5	3.8	4.3	29.5	31.4	18.2	12.8	·	22.5	7.7	9.9	7.1	3.8	1.6	7.2
4	強気敢行型	1	2	3	1	1	8	·	·	2	6	·	8	·	·	1	·	·	1	1	2	6	7	1	17
		0.7	0.6	1.6	0.5	5.3	0.9	·	·	1.2	4.5	·	1.3	·	·	0.7	·	·	0.2	0.3	0.3	1.2	1.7	1.6	1.0
5	地道粘り型	13	31	18	11	1	74	14	41	20	20	1	96	4	15	17	9	1	46	31	87	55	40	3	216
		9.4	9.1	9.5	5.7	5.3	8.4	14.4	19.5	11.8	15.2	3.8	15.1	6.6	8.9	11.5	9.6	5.9	9.4	10.4	12.1	10.8	9.6	4.8	11.1
6	あっさり実行型	·	·	·	·	·	·	·	·	·	·	1	1	·	2	5	4	·	11	·	2	5	4	1	12
		·	·	·	·	·	·	·	·	·	·	3.8	0.2	·	1.2	3.4	4.3	·	2.2	·	0.3	1.0	1.0	1.6	0.5
7	内的安定型	20	20	4	2	·	46	19	12	5	2	·	38	3	6	2	·	·	11	42	38	11	4	·	95
		14.4	5.9	2.1	1.0	·	5.2	19.6	5.7	2.9	1.5	·	6.0	4.9	3.6	1.4	·	·	2.2	14.1	5.3	2.2	1.0	·	5.1
8	自己内閉型	74	176	86	96	6	438	38	65	62	40	12	217	24	46	47	32	10	159	136	287	195	168	28	814
		53.2	51.9	45.3	50.0	31.6	49.8	39.2	31.0	36.5	30.3	46.2	34.2	39.3	27.2	31.8	34.0	58.8	32.5	45.8	40.0	38.4	40.2	45.2	38.1
9	自己顕示型	·	1	2	4	5	12	·	1	3	1	3	8	·	1	5	3	3	12	·	3	10	8	11	32
		·	0.3	1.1	2.1	26.3	1.4	·	0.5	1.8	0.8	11.5	1.3	·	0.6	3.4	3.2	17.6	2.5	·	0.4	2.0	1.9	17.7	1.7
10	粘着型	9	21	25	13	1	69	14	37	34	20	1	106	3	13	17	5	1	39	26	71	76	38	3	214
		6.5	6.2	13.2	6.8	5.3	7.8	14.4	17.6	20.0	15.2	3.8	16.7	4.9	7.7	11.5	5.3	5.9	8.0	8.8	9.9	15.0	9.1	4.8	12.6
計		139	339	190	192	19	879	97	210	170	132	26	635	61	169	148	94	17	489	297	718	508	418	62	2003
		15.8	38.6	21.6	21.8	2.2	100.0	15.3	33.1	26.8	20.8	4.1	100.0	12.5	34.6	30.3	19.2	3.5	100.0	17.5	37.8	24.3	18.0	2.4	100.0

類似人柄群

類似人柄群 ＼ 精神健康度		合計						合計						合計						合計					総計
類似人柄群		高	中上	中	中下	低	計	高	中上	中	中下	低	計	高	中上	中	中下	低	計	高	中上	中	中下	低	計
Ⅰ	穏健派	22	26	10	5	·	63	25	29	12	5	1	72	29	76	37	19	·	161	76	131	59	29	1	296
	(1,2,3-2,7)	15.8	7.7	5.3	2.6	0.0	7.2	25.8	13.8	7.1	3.8	3.8	11.3	47.5	45.0	25.0	20.2	·	32.9	25.6	18.2	11.6	6.9	1.6	14.8
Ⅱ	堅実派	41	131	87	84	7	350	34	113	89	79	8	323	8	43	51	33	4	139	83	287	227	196	19	812
	(3-1d,5,10)	29.5	38.6	45.8	43.8	36.8	39.8	35.1	53.8	52.4	59.8	30.8	50.9	13.1	25.4	34.5	35.1	23.5	28.4	27.9	40.0	44.7	46.9	30.6	40.5
Ⅲ	活動派	2	5	5	3	1	16	·	2	4	7	2	15	·	3	8	7	·	18	2	10	17	17	3	49
	(3-1,4,6)	1.4	1.5	2.6	1.6	5.3	1.8	·	1.0	2.4	5.3	7.7	2.4	0.0	1.8	5.4	7.4	0.0	3.7	0.7	1.4	3.3	4.1	4.8	2.4
Ⅳ	個性派	74	177	88	100	11	450	38	66	65	41	15	225	24	47	52	35	13	171	136	290	205	176	39	846
	(8,9)	53.2	52.2	46.3	52.1	57.9	51.2	39.2	31.4	38.2	31.1	57.7	35.4	39.3	27.8	35.1	37.2	76.5	35.0	45.8	40.4	40.4	42.1	62.9	42.2
	計	139	339	190	192	19	879	97	210	170	132	26	635	61	169	148	94	17	489	297	718	508	418	62	2003
		54.4		21.6	24.0		100.0	48.3		26.8	24.9		100.0	47.0		30.3	22.7		100.0	55.3		24.3	20.4		100.0

表 3-4　初回受検年齢別の年齢別別人柄分布　　単位：人（%）

単位：人 %

人柄類型 ＼ 精神健康度		中学						高校						大学						社会人						合計					総計
人柄類型		高	中上	中	中下	低	計	高	中上	中	中下	低	計	高	中上	中	中下	低	計	高	中上	中	中下	低	計	高	中上	中	中下	低	計
1	おだやか型	1	2		2		5	4	6	2	2		14	1	2	2	4		9	1	4	1			6	7	14	5	8		34
		20.0	40.0		40.0		1.1	28.6	42.9	14.3	14.3		2.4	11.1	22.2	22.2	44.4		1.9	16.7	66.7	16.7			4.4	20.6	41.2	14.7	23.5		2.0
2	気づかい型		1				1	2		4			6	1	4				5						·	3	5	4			12
			100.0				0.2	33.3		66.7			1.0	20.0	80.0				1.1						0.0						0.7
3-1	朗らか型	1	2	1	4		8		1	2			3		2	4	1	1	8		1				1	1	6	7	5	1	20
		12.5	25.0	12.5	50.0		1.7		33.3	66.7			0.5		25.0	50.0	12.5	12.5	1.7		100.0				0.7		30.0				1.2
3-1d	じっくり型	3	22	26	42	3	96	6	27	38	49	5	125	4	34	25	17	3	83	3	5	5	5		18	16	88	94	113	11	322
		3.1	22.9	27.1	43.8	3.1	20.6	4.8	21.6	30.4	39.2	4.0	21.0	4.8	41.0	30.1	20.5	3.6	17.4	16.7	27.8	27.8	27.8		13.3	5.0	27.3	29.2	35.1		19.3
3-2	温和型	8	16	7	5		36	9	29	11	4		53	2	14	7	4	1	28	3	3	3	2		11	22	62	28	15	1	128
		22.2	44.4	19.4	13.9		7.7	17.0	54.7	20.8	7.5		8.9	7.1	50.0	25.0	14.3	3.6	5.9	27.3	27.3	27.3	18.2		8.1	17.2	48.4	21.9	11.7		7.7
4	強気敢行型			2	3		5		1	2	2	1	6		1	2			3						·		2	6	5	1	14
				40.0	60.0		1.1		16.7	33.3	33.3	16.7	1.0		33.3	66.7			0.6						0.0						0.8
5	地道粘り型	7	19	8	14		48	6	24	26	13	2	71	10	24	11	12	1	58	4	4	9	4		21	27	71	54	43	3	198
		14.6	39.6	16.7	29.2		10.3	8.5	33.8	36.6	18.3	2.8	11.9	17.2	41.4	19.0	20.7	1.7	12.2	19.0	19.0	42.9	19.0		15.6	13.6	35.9	27.3	21.7		11.8
6	あっさり実行型			2	1		3		4	2	4	1	11						·						·		4	4	5	1	14
				66.7	33.3		0.6		36.4	18.2	36.4	9.1	1.8						0.0						0.0						0.8
7	内的安定型	15	9	2	1		27	9	6	1	2		18	8	11	3			22	3	2	1	1		7	35	28	7	4		74
		55.6	33.3	7.4	3.7		5.8	50.0	33.3	5.6	11.1		3.0	36.4	50.0	13.6			4.6	42.9	28.6	14.3	14.3		5.2	47.3	37.8	9.5	5.4		4.4
8	自己内閉型	34	51	42	50	6	183	37	69	44	57	9	216	19	64	48	43	7	181	4	25	20	4	1	54	94	209	154	154	23	634
		18.6	27.9	23.0	27.3	3.3	39.4	17.1	31.9	20.4	26.4	4.2	36.3	10.5	35.4	26.5	23.8	3.9	38.0	7.4	46.3	37.0	7.4	1.9	40.0	14.8	33.0	24.3	24.3	3.6	37.9
9	自己顕示型		3	3	3	5	14		1	2	4	3	10			3	1	3	7						·		4	8	8	11	31
			21.4	21.4	21.4	35.7	3.0		10.0	20.0	40.0	30.0	1.7			42.9	14.3	42.9	1.5						0.0						1.9
10	粘着型	4	6	16	12	1	39	7	19	20	14	2	62	9	23	28	11	1	72	2	5	10			17	22	53	74	37	4	190
		10.3	15.4	41.0	30.8	2.6	8.4	11.3	30.6	32.3	22.6	3.2	10.4	12.5	31.9	38.9	15.3	1.4	15.1	11.8	29.4	58.8			12.6	11.6	27.9	38.9	19.5		11.4
計		73	131	109	137	15	465	80	187	154	151	23	595	54	179	133	93	17	476	20	49	49	16	1	135	227	546	445	397	56	1671
		15.70	28.17	23.44	29.46	3.23	100.0	13.4	31.4	25.9	25.4	3.9	100.0	11.3	37.6	27.9	19.5	3.6	100.0	0.15	0.36	0.36	0.12	0.01	100.0	13.6	32.7	26.6	23.8	3.4	100.0

類似人柄群

類似人柄群 ＼ 精神健康度		中学						高校						大学						社会人						合計					総計
類似人柄群		高	中上	中	中下	低	計	高	中上	中	中下	低	計	高	中上	中	中下	低	計	高	中上	中	中下	低	計	高	中上	中	中下	低	計
Ⅰ	穏健派	24	28	9	8		69	24	41	18	8		91	12	31	12	8	1	64	7	9	5	3		24	67	109	44	27	1	248
	(1,2,3-2,7)	34.8	40.6	13.0	11.6		14.8	26.4	45.1	19.8	8.8		15.3	18.8	48.4	18.8	12.5	1.6	13.4	29.2	37.5	20.8	12.5		17.8	27.0	158.0	63.8	39.1	1.4	14.8
Ⅱ	堅実派	14	47	50	68	4	183	19	70	84	76	9	258	23	81	64	40	5	213	9	14	24	9		56	65	212	222	193	18	710
	(3-1d,5,10)	7.7	25.7	27.3	37.2	2.2	39.4	7.4	27.1	32.6	29.5	3.5	43.4	10.8	38.0	30.0	18.8	2.3	44.7	16.1	25.0	42.9	16.1		41.5	9.2	115.8	121.3	105.5	9.8	42.5
Ⅲ	活動派	1	2	5	8		16		6	6	6	2	20		3	6	1	1	11		1				1	1	12	17	15	3	48
	(3-1,4,6)	6.3	12.5	31.3	50.0		3.4		30.0	30.0	30.0	10.0	3.4		25.0	50.0	8.3	8.3	2.3		100.0				0.7	2.1	75.0	106.3	93.8	18.8	2.9
Ⅳ	個性派	34	54	45	53	11	197	37	70	46	61	12	226	19	64	51	44	10	188	4	25	20	4	1	54	94	213	162	162	34	665
	(8,9)	17.3	27.4	22.8	26.9	5.6	42.4	16.4	31.0	20.4	27.0	5.3	38.0	10.1	34.0	27.1	23.4	5.3	39.5	7.4	46.3	37.0	7.4	1.9	40.0	14.1	108.1	82.2	82.2	17.3	39.8
	計	73	131	109	137	15	465	80	187	154	151	23	595	54	179	133	93	17	476	20	49	49	16	1	135	227	546	445	397	56	1671
		43.9		23.4	32.7		100.0	44.9		25.9	29.2		100.0	46.6		27.8	[illegible]		100.0	51.1		36.3	12.6		100.0	46.3		26.6	27.1		100.0

3－1．性別・年齢区分別初回検査時データの分析

1）はじめに

本研究ではこれまでに蓄積した男女柔道強化選手の内田クレペリン検査法（以下、UK 法）のデータをもとに初回検査時に限定して分析を行った。初回検査時とは、強化選手に初選出され UK 法を初受検したことと定義し、検査年齢から「中学生」「高校生」「大学生」「社会人」の 4 つに区分した。この年齢区分と性別および全体における精神的特徴について、類似人柄 4 群の出現率および 5 精神健康度水準のクロス分析を行った。また「年齢区分」における UK 平均曲線の男子、女子、全体の精神的特徴を作業 5 因子説に基づく曲線理論から分析した。なお、有意水準は 5%以下とした。

2）結果と考察

（1）男子における精神的特徴

①類似人柄群の出現比率

類似人柄群の出現比率を表 3-5 に示した。

男子の類似人柄群では、得心したことは最後までやり通す真面目な努力家の堅実派（Ⅱ群）が 46.7%の割合で最も多かった。次いで、他人が模倣できない技や予期できないタイミングを完成させて戦う独自性の強い個性派（Ⅳ群）が 35.1%であり、この両群によって全体の 80%以上が占められた。堅実派（Ⅱ群）には、じっくりと物事を進める 3-1d 型、地道にコツコツと努力を続ける 5 型、決められたことを的確に真面目にこなす 10 型が当てはまる。

表 3-5　男子の類似人柄群別分布：単位　人（%）

類似人柄群	中学	高校	大学	社会人	計
穏健派（Ⅰ群）	35 (14.6)	45 (16.1)	42 (14.0)	12 (13.2)	134 (14.7)
堅実派（Ⅱ群）	113 (47.3)	130 (46.4)	139 (46.2)	43 (47.3)	425 (46.7)
活動派（Ⅲ群）	10 (4.2)	13 (4.6)	8 (2.7)	1 (1.1)	32 (3.5)
個性派（Ⅳ群）	81 (33.9)	92 (32.9)	112 (37.2)	35 (38.5)	320 (35.1)
計	239 (100.0)	280 (100.0)	301 (100.0)	91 (100.0)	911 (100.0)

②精神健康度水準からみた特徴

表 3-6 に男子の各年齢区分と健康度高度・中度と低度の分布を示した。

男子において、精神健康度低度群は、中学 42.7%、高校 33.9%、大学 23.6%、社会人 8.8%と各群間に差がみられ、年齢が高いほど低度群が少なかった。初回検査時年齢の高い方が健康度低度群が少ないということは、柔道適性と柔道教育の両面の視点から評価に値すると思われる。

表 3-6　男子の精神健康度別分布（高＋中度・低度）：単位　人（%）

健康度	中学	高校	大学	社会人	計
高＋中	137 (57.3)	185 (66.1)	230 (76.4)	83 (91.2)	635 (69.7)
低	102 (42.7)	95 (33.9)	71 (23.6)	8 (8.8)	276 (30.3)
計	239 (100.0)	280 (100.0)	301 (100.0)	91 (100.0)	911 (100.0)

$\chi^2(2\times4) = 45.437 > 16.266$ (p = .01 df = 3)

(2) 女子における精神的特徴

①類似人柄群の出現比率

女子の類似人柄群と年齢区分の分布を表 3-7 に示した。女子では個性派のⅣ群が 45.4%と最も高い割合を示し、次いでⅡ群が 37.5%を占めた。この結果は、男子と比べると順位が逆転しており、ここに男子と女子の性別による違いが現れている。先にも述べたように、男子は努力を重ねる中で強化選手を勝ち取るものが多く、女子はセンスがあると言われる天才肌の選手が目立つ。

表 3-7　女子の類似人柄群別分布：単位　人（%）

類似人柄群	中学　%	高校　%	大学　%	社会人　%	計　%
穏健派（Ⅰ群）	34 (15.0)	46 (14.6)	22 (12.6)	12 (27.3)	114 (15.0)
堅実派（Ⅱ群）	70 (31.0)	128 (40.6)	74 (42.3)	13 (29.5)	285 (37.5)
活動派（Ⅲ群）	6 (2.7)	7 (2.2)	3 (1.7)	・(0.0)	16 (2.1)
個性派（Ⅳ群）	116 (51.3)	134 (42.5)	76 (43.4)	19 (43.2)	345 (45.4)
計	226 (100.0)	315 (100.0)	175 (100.0)	44 (100.0)	760 (100.0)

②精神健康度水準からみた特徴

女子の年齢区分と健康度高度と中度＋低度の分布を表 3-8 に示した。どの年齢区分においても健康度水準は高く、50%前後を示した。特に自己内閉型（8 型）は独自の感性に磨きをかけて世に出る方なので柔道競技への適性条件を備えており、過半数が高健康を示した結果とともに女子躍進の一翼を担っていると思われる。チャンピオンスマイルを示す選手の精神的健康水準は高いことが証明されており、逆に敗北がストレスとなって健康度を下げる例もみられる。個性のありのままを認めた上で、自ら楽しみつつ他の人が認め喜ぶ姿を維持する、精神的に健康な選手を送り出したいものである。

表 3-8　女子の精神健康度別分布（高度・中度＋低度）：単位　人（%）

健康度	中学	高校	大学	社会人	計
高	112 (49.6)	153 (48.6)	99 (56.6)	20 (45.5)	384 (50.5)
中＋低	114 (50.4)	162 (51.4)	76 (43.4)	24 (54.5)	376 (49.5)
計	226 (100.0)	315 (100.0)	175 (100.0)	44 (100.0)	760 (100.0)

$\chi^2(2\times4) = 8.001 > 7.815$ (p = .05 df = 3)

(3) 全体における精神健康度水準からみた特徴：

全体の精神健康度の分布を表 3-9 に示した。年齢区分別健康度高度群の出現率に差はなく、全体分析では 46.3%を示す高健康集団であった。これは、日本が常に世界でも強豪国として第一線で戦うことができる要因と考えられ、今後もこの水準を保ち続けることが、世界のトップで活躍するために必要不可欠となる。

表 3-9　全体の精神健康度別分布：単位　人（%）

健康度	中学	高校	大学	社会人	計
高	204 (43.9)	267 (44.9)	233 (48.9)	69 (51.1)	773 (46.3)
中	109 (23.4)	154 (25.9)	133 (27.9)	49 36.3)	445 (26.6)
低	152 (32.7)	174 (29.2)	110 (23.1)	17 (12.6)	453 (27.1)
計	465 (100.0)	595 (100.0)	476 (100.0)	135 (100.0)	1671 (100.0)

年齢区分別・男女平均曲線の結果を図 3-1 に示した。男女とも 4 年齢区分に共通して健常者常態平均曲線の経過に近似しており、適応の速さを象徴する 1 行目の突出、柔軟性を示す前期の湾曲、健康度判定における第一指標である後期増減率の高さ、精神疲労を表す後期の下降傾向の少なさ、健康な興奮現象を示す前後期後半の上昇傾向が確認された。女子よりも男子の方に作業量の高い行が多く、全体の平均値を見ても男子の方が女子を上回っていた。特に前期の中盤から終盤にかけて男子が高かったことから、序盤から徐々に適応していき、ペースを増していったことが伺える。これは、物事に対する男子の適応性の速さを示すものである。後期の後半において男子の方が高かったことから、女子より男子の方が粘り強いことも明らかである。これは、試合が延長戦に入ったとしても最後まで勝ち切るための心理的な持久力の強さにつながり、苦しい場面で勝つための重要な要素である。

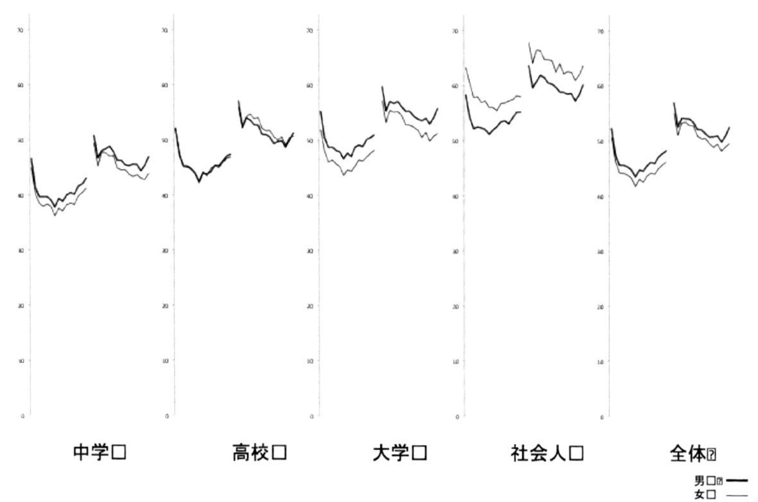

図 3-1　年齢区分別・男女平均曲線

3－2. 最高精神健康度及び最高作業量段階に関する分析

1）はじめに

本研究では選手個々の最高の精神健康度と最高の作業量段階のデータを抽出し、最も良い精神状態における人柄・健康度・作業量の関係を分析する。精神健康度は可変であり、作業量段階もUK法を行う発達段階によって変わってくる。精神状態が、健康・不健康に限らず、試合でパフォーマンスを発揮するためにどのようなサポートを行うかが課題であるが、選手が最高の精神状態であることが試合場面では理想の姿であるため、その状態にある選手のデータを分析する。そして、その中から指導２原則の検証と新たな知見を明らかにすることを目的とした。

これまでのメンタルサポートにおいてUK法を受検した選手の数は2,003名である。長期にわたって強化選手を経験していると受検する回数も多くなり、１人当たり複数回の受検を経験している選手も少なくない。それら全ての総枚数を見ると5,132枚あり、その中から最高精神健康度及び最高作業量段階のデータを抽出する。抽出方法は次の手順で行なう。まず、受検経験１回の選手はそのデータを用いる。複数回の受検経験がある場合は、その中から最高精神健康度、最高作業量段階を選び出しデータとする、という手続きで個々の最も良い精神健康度と作業量段階を各１枚抽出する。

分析は、人柄12類型と類似人柄４群の出現率および３健康度水準、４作業量段階のクロス分析を行った。なお、有意水準は5%以下とする。

2）結果と考察

⑴ 最高精神健康度について－性別における精神健康度別出現比

精神健康度別の分布は、表3-10の通りである。全体を見ると、精神健康度高度群が1,163人（58.1%）、中度群449人（22.4%）、低度群391人（19.5%）であり、高度と低度、中度と低度に差が認められた。つまり、柔道強化選手は高精神状態の集団であることが言える。柔道の強化選手とは、各世代での全国大会の上位に勝ち上がり選抜された柔道のエリート集団である。高精神健康度であることが好成績につながるこれまでの仮説に対して、柔道競技においても、同様の結果を得ることができたと考える。それを裏付けるように、東京2020オリンピックでは、男女合わせて９個の金メダルを獲得した。

今後も４年に１度のオリンピックにおいて、柔道は金メダルを期待され、それに応えていくことが求められる。その期待に答えるためにも、柔道競技の強化選手という集団において、高精神健康状態の選手の割合が多く占められるような集団であり続けることが常勝するために重要であると考える。

また、図3-2の通り、性差においては高度と中度間において交互作用が認められた。つまり、女子の方が男子よりも高度の割合が多く、中度の割合が少ないことがわかる。

⑵ 最高作業量段階について－作業量段階と精神健康度の出現比

作業量のⒶ＋A段階とB＋C段階、精神健康度の高度と中＋低度にそれぞれ分類した集団の関係について分析した。結果は表3-11に示した。その結果、Ⓐ＋A段階の高度と中＋低度に差が認められた。つまり、高作業量段階の選手は、高精神健康度であるということが示唆された。強化選手は、国際大会などに選出されハイレベルな大会での結果が求められる。そのような集団であるが故に、作業量段階においても精神健康度においても高い水準であることが必要とされ、その中でも４年間で活躍している選手がオリンピックや世界選手権、アジア大会に選出されていることが推察される。

表3-10　性別と3精神健康度別出現比

	男子		女子		合計	
	人数	(%)	人数	(%)	人数	(%)
高	676	(53.8)	487	(65.2)	1163	(58.1)
中	317	(25.2)	132	(17.7)	449	(22.4)
低	263	(20.9)	128	(17.1)	391	(19.5)
合計	1256	(100.0)	747	(100.0)	2003	(100.0)

χ^2（2×3）＝25.88 > 13.82（p=.001, df=2）
CR（1163, 449）＝17.78>2.54 **
CR（449, 391）＝2.00>1.96 *

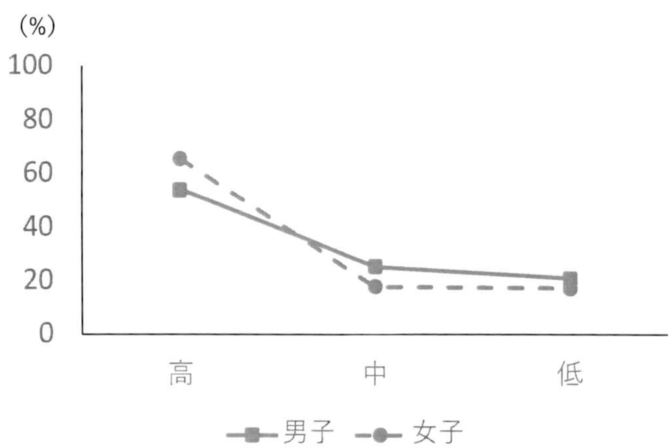

図3-2　性別と精神健康度（高度・中度・低度）

表3-11　作業量段階（Ⓐ+A・B+C）と精神健康度（高・中+低）の出現比

	Ⓐ+A		B+C		合計	
	人数	(%)	人数	(%)	人数	(%)
高	1083	(66.4)	25	(16.7)	1108	(55.3)
中+低	549	(33.6)	346	(93.3)	895	(44.7)
合計	1632	(100.0)	371	(100.0)	2003	(100.0)

χ^2（2×2）＝432.32>10.83（p=.001, df=1）
CR（1083, 549）＝13.22>2.54 **

3−3. オリンピック出場選手と世界選手権出場選手との比較検討

1）はじめに

本研究ではオリンピック出場選手（以下、オリンピック代表）と世界選手権出場選手（以下、世界選手権代表）について、人柄類型、類似人柄、精神健康度、作業量段階、曲線傾向の観点から両群の相違について検討することを目的とした。

2）方法

⑴ 最上位データの抽出

UK 曲線は検査実施時の精神健康度によって曲線経過が変わる。選手本来の姿は精神健康度が高いときに現れる。メンタルサポートは高健康に向けて行われるため、複数回の検査結果の中から最高健康時のデータを抽出して分析対象とした。媒体のUK検査用紙が複数枚ある場合には人柄類型、最高健康度、最高作業量段階、上昇曲線の順に高いデータを採用した。

⑵ 対象者の分類

オリンピック代表と世界選手権代表の抽出として、オリンピック出場かつ世界選手権出場の選手は「オリンピック代表」、オリンピック不出場で世界選手権出場選手を「世界選手権代表」と分類した。「オリンピック代表」は、男子 52 人、女子 34 人、合計 86 人、「世界選手権代表」は、男子 43 人、女子 36 人、合計 79 人であった。

⑶ 分析方法

①オリンピック代表と世界選手権代表の UK 曲線の比較を特定個性（人柄類型・類似人柄）、精神健康水準、心的エネルギー水準、曲線傾向の出現率 2×2 の χ^2-検定と臨界比（CR）を求める。

②オリンピック代表と世界選手権代表それぞれの戦績別比較：人柄 12 類型と類似人柄 4 群出現率及び 5 健康度水準のクロス分析を行なう。出現率の 2×3 あるいは 2×2 の χ^2-検定と臨界比（CR）を求める。表の最下欄に記した χ^2-値と有意水準によって 5%：*と 1%：**で比率の差を確認する。

3）結果および考察

⑴ 全体における精神的特徴

①人柄類型の出現率

全体の人柄類型別分布を表 3-12 に示した。両選手群に出現率の差は認められないことから、男子も女子も含めて見てよい。人柄出現率を見てみると職人気質・名人肌である 8 型とじっくりと物事を進める 3-1d 型が多く、オリンピック代表では 8 型が 49 人（57.0%）、3-1d 型 16 人（18.6%）、合計 65 人（75.6%）、世界選手権代表が 37 人（46.8%）、16 人（20.3%）、合計 53 人（67.1%）で、両代表選手ともこの 2 つの人柄が上位を占める集団であった。

②健康度から見た特徴

オリンピック代表は、健康度高度 31 人（36.1%）、中上度 46 人（53.5%）、合計 77 人（89.5%）であった。世界選手権代表では、高度 23 人（29.1%）、中上度 42 人（53.2%）、合計 65 人（82.3%）であり、両群とも高健康度の集団であることが明らかになった。

③心的エネルギー水準から見た特徴

オリンピック代表と世界選手権代表の作業量段階の出現率を表 3-13 に示した。作業量段階に差が認められ、オリンピック代表は世界選手権代表よりもⒶ段階が多いと言える。最高段階を示すⒶ段階は高能率水準にあり、既成文化の再構築と創造に必要なエネルギーを持つ。A 段階は一般成人水準を示し、既成文化の理解・吸収・伝達に必要な力である。作業量段階は心的エネルギーを表すことから、オリンピックや世界選手権に出場するためには心的エネルギー水準を上げる指導が必要であり、さらにオリンピックに出場するためにはⒶ段階まで上げていく指導が望まれる。

⑵ 戦績別精神特徴

①類似人柄群の出現率

オリンピック代表の類似人柄群の出現率×戦績 3 区分別分布を表 3-14 に、同じく戦績 2 区分を表 3-15 に記した。個性派Ⅳ群が多数を占め、差が認められた。世界選手権代表のⅣ群とその他の群の出現率に差は認められなかった。個性の強いⅣ群の出現率がオリンピック代表に多いことは他人が模倣できない技で相手に勝利する選手が代表になっていると考えられる。

②曲線傾向から見た特徴

オリンピック代表の 2 曲線傾向×戦績 3 区分別の分布を表 3-16 に、2 曲線傾向×戦績 2 区分別の分布を表 3-17 に示した。オリンピック代表の戦績別である両表ともに差が見られたが、世界選手権代表の分布には差は見られなかった。上昇曲線は意欲旺盛で勢いがあり、最後まで粘り抜く傾向がある。オリンピックにおいて上昇傾向はメダルなしが少なく、平坦・下降曲線ではメダルを逃したものが多かった。世界選手権代表の曲線傾向には差は認められなかった。

4）まとめ

今回、オリンピック代表と世界選手権代表の UK 検査データの中から最も精神健康度の高いデータを取り上げて両代表選手を特定個性（人柄類型・類似人柄群）・精神健康度・作業量段階・曲線傾向で分析し、また、オリンピックと世界選手権の戦績区分毎にも分析を行なった。その結果、①特定個性としては 8 型と 3-1d 型によって構成される集団であること、②高精神健康度の集団であることがわかった。③心的エネルギー水準（作業量段階）は世界選手権代表よりもオリンピック代表に最高段階を示すⒶ段階が多いことから、オリンピック代表を目指すにあたり、心的エネルギー水準を上げる指導が必要となるであろう。④戦績別における類似人柄群の出現率はオリンピック代表では個性派Ⅳ群のメダル獲得率が高かったが、世界選手権代表には認められなかった。⑤戦績別における曲線傾向は上昇傾向を示すオリンピック代表にはメダルなしが少ないこと、平坦・下降傾向はメダルを逃すものが多いことから、選手の個性を理解して精神健康度を高め、曲線が上昇傾向となる指導が望まれる。

【文　献】

1） 小林晃夫「スポーツマンの性格」杏林書院，1986

2） 船越正康「適性論からみた柔道選手の特徴とオリンピック適応－特に精神的側面から－」日本体育協会スポーツ医・科学研究報告Ⅱ-12-9，155-159，1988

3） 船越正康「柔道選手の競技適応－国際試合を中心に－」競技種目別競技力向上に関する研究 16,日本オリンピック委員会スポーツ医科学委員会：65-69，1989

4） 内村直也，横山喬之，齋藤正俊，石川美久，保井智香子，東山明子「UK 法絡みた柔道オリンピック代表選手の精神的特徴：戦績別の分析」講道館柔道科学研究会紀要 18，109-117，2021

表3-12　全体の人柄類型別分布：単位　人（%）

	8	3-1d	他	計
オリンピック出場	49 (57.0)	16 (18.6)	21 (24.4)	86 (100)
世界選手権手出場	37 (46.8)	16 (20.3)	26 (32.9)	79 (100)
計	86 (52.1)	32 (19.4)	47 (28.5)	165 (100)

$\chi^2(2\times3) = 1.913 > 1.833$ (p = .40　df = 2)

表3-13　全体の作業量段階別分布：単位　人（%）

	Ⓐ	A	B	計
オリンピック出場	51 (59.3)	32 (37.2)	3 (3.5)	86 (100)
世界選手権手出場	34 (43.0)	36 (45.6)	9 (11.4)	79 (100)
計	85 (51.5)	68 (41.2)	12 (7.2)	165 (100)

$\chi^2(2\times3) = 6.350 > 5.991$ (p = .05* df = 2)

表3-14　オリンピック選手全体の戦績3区分×類似人柄群別分布（1位・2，3位・他）：単位　人（%）

類似人柄群	1位	2.3位	他	計
Ⅳ群（8型）	23 (46.9)	13 (26.5)	13 (26.5)	49 (100.0)
他群	7 (18.9)	18 (48.6)	12 (32.4)	37 (100.0)
計	30 (34.9)	31 (36.0)	25 (29.1)	86 (100.0)

$\chi^2(2\times3) = 7.858 > 5.991$ (p = .05* df = 2)　CR(23:7)= 2.18 > 1.96 (p < .05*)

表3-15　オリンピック選手全体の戦績2区分×類似人柄群別分布（1位・他）：単位　人（%）

類似人柄群	1位	他	計
Ⅳ群（8型）	23 (46.9)	26 (53.1)	49 (100.0)
他群	7 (18.9)	30 (81.1)	37 (100.0)
計	30 (34.9)	56 (65.1)	86 (100.0)

$\chi^2(2\times2) = 7.697 > 6.635$ (p = .01** df = 1)　CR(23:7)= 2.18 > 1.96 (p < .05*)

表3-16　オリンピック選手全体の曲線傾向別分布（1位・2，3位・他）：単位　人（%）

曲線傾向	1位	2.3位	他	計
上昇	16 (34.0)	22 (46.8)	9 (19.1)	47 (100.0)
平坦・下降	14 (35.9)	9 (23.1)	16 (41.0)	39 (100.0)
計	30 (34.9)	31 (36.0)	25 (29.1)	86 (100.0)

$\chi^2(2\times3) = 6.860 > 5.991$ (p = .05* df = 2)

表 3-17　オリンピック選手全体の曲線傾向別分布（メダル群・他）：単位　人（%）

曲線傾向	メダル群	他	計
上昇	38（80.9）	9（19.1）	47（100.0）
平坦・下降	23（59.0）	16（41.0）	39（100.0）
計	61（70.9）	25（29.1）	86（100.0）

$\chi^2(2\times2) = 3.943 > 3.841$ (p = .05* df = 1)

3－4. UK 法曲線傾向分析

1）はじめに

UK 法についての主として曲線傾向から見た 4 研究をしてきた経緯がある。

UK 法におけるスポーツ選手の見方は、①スポーツ種目毎に一線級選手の曲線は特定経過を辿り、特定個性（人柄型）の出現率が高い。そして、②精神健康度の高い選手の競技成績がよい、と言われている。

UK 法による運動興奮（曲線の上昇傾向を指す）は、異常興奮に発展する負の側面と見なす判定法が一般的であった。その後、優秀な競技成績を残すスポーツマンの曲線には明らかに上昇傾向が確認されるようになった。

スポーツ選手の曲線は一般成人では上昇傾向を示す曲線は低評価を受けていたが、興奮現象を伴う上昇曲線が競技遂行にプラスに働くことが明らかになってきた。

まず全選手について、受験回数による曲線変動が関係しない初回検査時の曲線から男女の別なく集計した上で全柔連強化選手の発達経緯における精神的特徴の違いを検討した。優秀なスポーツ競技成績を残す選手は UK 曲線が上昇傾向であることが確認されているが、そのことを受けて、40 年に及ぶ一流柔道選手 2,003 名の傾向分析によって、柔道強化選手の精神的特徴を明らかにすることに取り組んできた。

次にオリンピック出場選手について分析した。人柄×健康度判定から独立してコンディショニングの 1 指標である作業量段階と曲線傾向について全柔連強化選手対象にメダリストと非メダリストの曲線を検討した。

さらに世界選手権出場者に限定して、曲線理論からみる選手らの作業量段階と曲線傾向を明らかにすることに取り組んできた。

特に曲線による人柄類型、作業量段階、曲線傾向に焦点を絞り、検討することを目的とする。

2）方法

(1) 対象者と分析方法

全日本柔道連盟男女強化選手 Jr.を含む男子 1,256 名、女子 747 名、計 2,003 名を対象とし、UK 曲線の対象枚数は、総計 5,113 枚である。

①全強化選手の分析

初回受検時の年齢 4 区分(中学生・高校生・大学生・社会人)に当てはまる中学生 465 名・高校生 595 名・大学生 476 名・社会人 135 名、計 1,671 名を対象とした。

統計処理については、出現率の 2×4 あるいは 2×2 の χ^2-検定と臨界比 CR を求め、有意水準 5% 未満とした。全体の UK 曲線の特徴と、4 年齢区分毎に男子・女子・全体の UK 曲線特徴を作業 5 因子説に基づく曲線理論から分析した。

②オリンピック出場選手の分析

オリンピック出場選手 84 名を対象とする。戦績を 3 分類（優勝、2＋3 位、5 位以下）し、作業段階及び曲線傾向について比較検討した。

統計処理については、2×3、または 3 群間の χ^2-検定後、臨界比 CR 値を求め、有意水準は 5％未満をとりあげた。

③世界選手権出場選手の分析

世界選手権出場選手の中から、オリンピック出場かつ世界選手権出場の選手は除外し、オリンピック不出場で世界選手権出場選手を「世界選手権出場者」として抽出した。その結果、男子 43 人、女子 36 人、合計 79 人を対象とした。

分析は、人柄 12 類型と類似人柄 4 群の出現率及び 5 段階・健康度水準のクロス分析を行った。出現率の 3×2（作業量段階：Ⓐ・A・B×男女、曲線傾向：上昇・平坦・下降×男女）、3×1（作業量段階および曲線傾向×出現数）、2×2 の χ^2-検定（作業量：Ⓐ＋A・その他×男女、曲線傾向：上昇・その他×男女）と臨界比 CR を求め、有意水準を 5％未満とした。

⑵ 対象データ選定方法

期間および曲線の傾向を決定するためには細分類については 9 傾向に分けられるが、上昇・平坦・下降の 3 傾向を取り上げる。複数回受験した場合のデータは、最高作業量段階から最高健康度の順に弁別して 1 人 1 枚の曲線を決定した。

3）結果

⑴ 全体傾向

全体傾向を図 3-3 に示した。男女とも 4 年齢区分ともに共通して健常者常態平均曲線の経過に近似しており、適応の速さを象徴する 1 行目の突出、柔軟性を示す前期の湾曲、健康度判定における第一指標である明らかな休憩効果、精神疲労を表す後期の下降傾向、健康な興奮現象を示す前後期後半の上昇傾向が確認された。中・高校期の曲線は重なり、性差は認められない。男女ともに中学生で一般成人が持つ心的エネルギー(作業量)水準に達し、年齢区分毎に漸増して大学生男子は女子を上回る。しかし社会人では女子の作業量が急増して高能率水準を示した。全体分析（表 3-18）では 4 年齢区分別分布では 8 自己内閉型 37.9％が 1 位を占め、3-ld じっくり型 19.3％が 続く。単一類型ではこの 2 つの類型が柔道適性を代表する。

⑵ 曲線傾向

性別曲線傾向別平均曲線を図 3-4 に示した。また全体の曲線傾向を表 3-19 に示した。全強化選手 2,003 人に対する曲線傾向の出現数/率は、上昇 879 人 43.9％、平坦 635 人 31.7％、下降 489 人 24.4％と上昇、平坦が逆転する。その中で精神健康度の高＋中上度：中度：中下＋低度の 3 分比は、上昇 478/879 人 54.4％、平坦 307/635 人 48.3％、下降 230/489 人 47.0％であり、上昇傾向の高健康比率が高かった。これらは上昇傾向が柔道適応に優位に働くことを表している。高＋中上度の性別出現率はどの傾向においても女子が高く、上昇；57.6：52.5％、平坦；56.2：43.3％、下降；55.4：42.3％であった。

オリンピック出場選手の最高健康度別人柄分布を表 3-20 に示し、戦績別作業量・曲線傾向分布を表 3-21 に示した。また、オリンピック出場選手の戦績と健康度の分類別平均曲線を図 3-5 に示した。オリンピック出場選手の曲線傾向別分布では 84 名中、上昇 56.0％＞平坦 32.1％＞下降

11.9%であった（表 3-20)。特にメダリストと 5 非メダリストにおいては 3 傾向間に差が認められ、メダリストは上昇 62.3%＞平坦 27.9%＞下降 9.8%と顕著な差がみられた。これに対して非メダリストは 39.1%：43.5%：17.4%であった。ここでは意欲・勢い・粘りに繋がる上昇曲線優位を認め得るが、各順位間差は不十分であった。

世界選手権出場選手人柄類型・類似人柄群と健康度および作業量段階・曲線傾向を表 3-22 に示した。世界選手権出場選手の曲線傾向については、男女間に差は見られなかった（χ^2 (3×2) ＝0.815 ＞0.713, p＝0.07, df＝2)。全体でみると、上昇 50.6%（40 人）＞平坦 29.1%（23 人）≒下降 20.3%（16 人）であった（CR（40：23）＝2.14＞1.96, p＝.05、CR（23：16）＝1.96＞0.96)。

4) 考察

これらの結果からいえることは、曲線傾向からみると上昇曲線を持つ選手が全体的にみて、オリンピック、世界選手権、各種国際大会において上位の成績の結果を出す者が多いといえる。

曲線の人柄類型も併せて見ると、上位に食い込む選手は 8 番・自己内閉型、3-1d・じっくり型と続いており、この二つの型に集中しているように思われる。

柔道は、今まで対戦したことがない選手と試合をするとき、勝利するのは自己内閉型が 40% (37.9%) 近い値を示す。適正としては最高値を示す。このことは、全く対戦したことがない相手と対戦した場合でも、相手を体感することで、すぐに切り替え、対応できる性格と考えられることである。それに上昇傾向がプラスされれば、勝利する確率がかなり高くなるということが考えられる。

じっくり型はどうなのかと考えるに、上昇傾向であれば、意欲、そして勢いに結びつき、ねばりもあいまって上位に食い込んでいるのではないだろうか。

スポーツにおける曲線傾向とパフォーマンスの関係では、一般成人の社会人の場合とは見方が変わってくることが考えられる。これまでは、曲線の上昇は、異常興奮に発展する側面として捉えられていたことが一般的であったが、アスリートの競技成績・特に柔道選手について見れば、様々な柔道の国際大会で優秀な成績を残す選手に関していえば曲線傾向には上昇が見られるという結果が浮かび上がってきた。

この結果からスポーツの中でも特に個人競技と言われる種目において、UK 曲線における上昇曲線は、有効に作用されることが示唆された。

表 3-18　UK4 指標から見た全日本柔道強化選手の精神的特徴

人柄類型　　単位：人 ％

人柄類型	精神健康度	中学 高	中学 中上	中学 中	中学 中下	中学 低	中学 計	高校 高	高校 中上	高校 中	高校 中下	高校 低	高校 計
1	おだやか型	1	2		2		5	4	6	2	2		14
		20.0	40.0		40.0		1.1	28.6	42.9	14.3	14.3		2.4
2	気づかい型		1				1	2		4			6
			100.0				0.2	33.3		66.7			1.0
3-1	朗らか型	1	2	1	4		8		1	2			3
		12.5	25.0	12.5	50.0		1.7		33.3	66.7			0.5
3-1d	じっくり型	3	22	26	42	3	96	6	27	38	49	5	125
		3.1	22.9	27.1	43.8	3.1	20.6	4.8	21.8	30.4	39.2	4.0	21.0
3-2	温和型	8	16	7	5		36	9	29	11	4		53
		22.2	44.4	19.4	13.9		7.7	17.0	54.7	20.8	7.5		8.9
4	強気敢行型			2	3		5		1	2	2	1	6
				40.0	60.0		1.1		16.7	33.3	33.3	16.7	1.0
5	地道粘り型	7	19	8	14		48	6	24	26	13	2	71
		14.6	39.6	16.7	29.2		10.3	8.5	33.8	36.6	18.3	2.8	11.9
6	あっさり実行型			2	1		3		4	2	4	1	11
				66.7	33.3		0.6		36.4	18.2	36.4	9.1	1.8
7	内的安定型	15	9	2	1		27	9	6	1	2		18
		55.6	33.3	7.4	3.7		5.8	50.0	33.3	5.6	11.1		3.0
8	自己内閉型	34	51	42	50	6	183	37	69	44	57	9	216
		18.6	27.9	23.0	27.3	3.3	39.4	17.1	31.9	20.4	26.4	4.2	36.3
9	自己顕示型		3	3	3	5	14		1	2	4	3	10
			21.4	21.4	21.4	35.7	3.0		10.0	20.0	40.0	30.0	1.7
10	粘着型	4	6	16	12	1	39	7	19	20	14	2	62
		10.3	15.4	41.0	30.8	2.6	8.4	11.3	30.6	32.3	22.6	3.2	10.4
計		73	131	109	137	15	465	80	187	154	151	23	595
		15.7	28.2	23.4	29.5	3.2	100.0	13.4	31.4	25.9	25.4	3.9	100.0

人柄類型	精神健康度	大学 高	大学 中上	大学 中	大学 中下	大学 低	大学 計	社会人 高	社会人 中上	社会人 中	社会人 中下	社会人 低	社会人 計
1	おだやか型	1	2	2	4		9	1	4	1			6
		11.1	22.2	22.2	44.4		1.9	16.7	66.7	16.7			4.4
2	気づかい型	1	4				5						
		20.0	80.0				1.1						
3-1	朗らか型		2	4	1	1	8		1				1
			25.0	50.0	12.5	12.5	1.7		100.0				0.7
3-1d	じっくり型	4	34	25	17	3	83	3	5	5	5		18
		4.8	41.0	30.1	20.5	3.6	17.4	16.7	27.8	27.8	27.8		13.3
3-2	温和型	2	14	7	4	1	28	3	3	3	2		11
		7.1	50.0	25.0	14.3	3.6	5.9	27.3	27.3	27.3	18.2		8.1
4	強気敢行型		1	2			3						
			33.3	66.7			0.6						
5	地道粘り型	10	24	11	12	1	58	4	4	9	4		21
		17.2	41.4	19.0	20.7	1.7	12.2	19.0	19.0	42.9	19.0		15.6
6	あっさり実行型												
7	内的安定型	8	11	3			22	3	2	1	1		7
		36.4	50.0	13.6			4.6	42.9	28.6	14.3	14.3		5.2
8	自己内閉型	19	64	48	43	7	181	4	25	20	4	1	54
		10.5	35.4	26.5	23.8	3.9	38.0	7.4	46.3	37.0	7.4	1.9	40.0
9	自己顕示型			3	1	3	7						
				42.9	14.3	42.9	1.5						
10	粘着型	9	23	28	11	1	72	2	5	10			17
		12.5	31.9	38.9	15.3	1.4	15.1	11.8	29.4	58.8			12.6
計		54	179	133	93	17	476	20	49	49	16	1	135
		11.3	37.6	27.9	19.5	3.6	100.0	14.8	36.3	36.3	11.9	0.7	100.0

人柄類型	精神健康度	合計 高	合計 中上	合計 中	合計 中下	合計 低	総計
1	おだやか型	7	14	5	8		34
		20.6	41.2	14.7	23.5		2.0
2	気づかい型	3	5	4			12
							0.7
3-1	朗らか型	1	6	7	5	1	20
			30.0				1.2
3-1d	じっくり型	16	88	94	113	11	322
		5.0	27.3	29.2	35.1		19.3
3-2	温和型	22	62	28	15	1	128
		17.2	48.4	21.9	11.7		7.7
4	強気敢行型		2	6	5	1	14
							0.8
5	地道粘り型	27	71	54	43	3	198
		13.6	35.9	27.3	21.7		11.8
6	あっさり実行型		4	4	5	1	14
							0.8
7	内的安定型	35	28	7	4		74
		47.3	37.8	9.5	5.4		4.4
8	自己内閉型	94	209	154	154	23	634
		14.8	33.0	24.3	24.3	3.6	37.9
9	自己顕示型		4	8	8	11	31
							1.9
10	粘着型	22	53	74	37	4	190
		11.6	27.9	38.9	19.5		11.4
計		227	546	445	397	56	1671
		13.6	32.7	26.6	23.8	3.4	100.0

類似人柄群

類似人柄群	精神健康度	中学 高	中学 中上	中学 中	中学 中下	中学 低	中学 計	高校 高	高校 中上	高校 中	高校 中下	高校 低	高校 計
Ⅰ	穏健派	24	28	9	8		69	24	41	18	8		91
	（1,2,3-2,7）	34.8	40.6	13.0	11.6		14.8	26.4	45.1	19.8	8.8		15.3
Ⅱ	堅実派	14	47	50	68	4	183	19	70	84	76	9	258
	（3-1d,5,10）	7.7	25.7	27.3	37.2	2.2	39.4	7.4	27.1	32.6	29.5	3.5	43.4
Ⅲ	活動派	1	2	5	8		16		6	6	6	2	20
	（3-1,4,6）	6.3	12.5	31.3	50.0		3.4		30.0	30.0	30.0	10.0	3.4
Ⅳ	個性派	34	54	45	53	11	197	37	70	46	61	12	226
	（8,9）	17.3	27.4	22.8	26.9	5.6	42.4	16.4	31.0	20.4	27.0	5.3	38.0
	計	73	131	109	137	15	465	80	187	154	151	23	595
		43.7		23.4	32.7		100.0	44.9		25.9	29.2		100.0

類似人柄群	精神健康度	大学 高	大学 中上	大学 中	大学 中下	大学 低	大学 計	社会人 高	社会人 中上	社会人 中	社会人 中下	社会人 低	社会人 計
Ⅰ	穏健派	12	31	12	8	1	64	7	9	5	3		24
	（1,2,3-2,7）	18.8	48.4	18.8	12.5	1.6	13.4	29.2	37.5	20.8	12.5		17.8
Ⅱ	堅実派	23	81	64	40	5	213	9	14	24	9		56
	（3-1d,5,10）	10.8	38.0	30.0	18.8	2.3	44.7	16.1	25.0	42.9	16.1		41.5
Ⅲ	活動派		3	6	1	1	11		1				1
	（3-1,4,6）		25.0	50.0	8.3	8.3	2.3		100.0				0.7
Ⅳ	個性派	19	64	51	44	10	188	4	25	20	4	1	54
	（8,9）	10.1	34.0	27.1	23.4	5.3	39.5	7.4	46.3	37.0	7.4	1.9	40.0
	計	54	179	133	93	17	476	20	49	49	16	1	135
		48.8		27.9	23.1		100.0	51.1		36.3	12.6		100.0

類似人柄群	精神健康度	合計 高	合計 中上	合計 中	合計 中下	合計 低	総計
Ⅰ	穏健派	67	109	44	27	1	248
	（1,2,3-2,7）	27.0	158.0	63.8	39.1	1.4	14.8
Ⅱ	堅実派	65	212	222	193	18	710
	（3-1d,5,10）	9.2	115.8	121.3	105.5	9.8	42.5
Ⅲ	活動派	1	12	17	15	3	48
	（3-1,4,6）	2.1	75.0	106.3	93.8	18.8	2.9
Ⅳ	個性派	94	213	162	162	34	665
	（8,9）	14.1	108.1	82.2	82.2	17.3	39.8
	計	227	546	445	397	56	1671
		48.3		26.6	27.1		100.0

曲線傾向	男	%	女	%	計：人	%
上昇	290	58.8	203	41.2	493	29.5
平坦	303	51.4	286	48.6	589	35.2
下降	318	54.0	271	46.0	589	35.2
計	911	54.5	760	45.5	1671	100.0

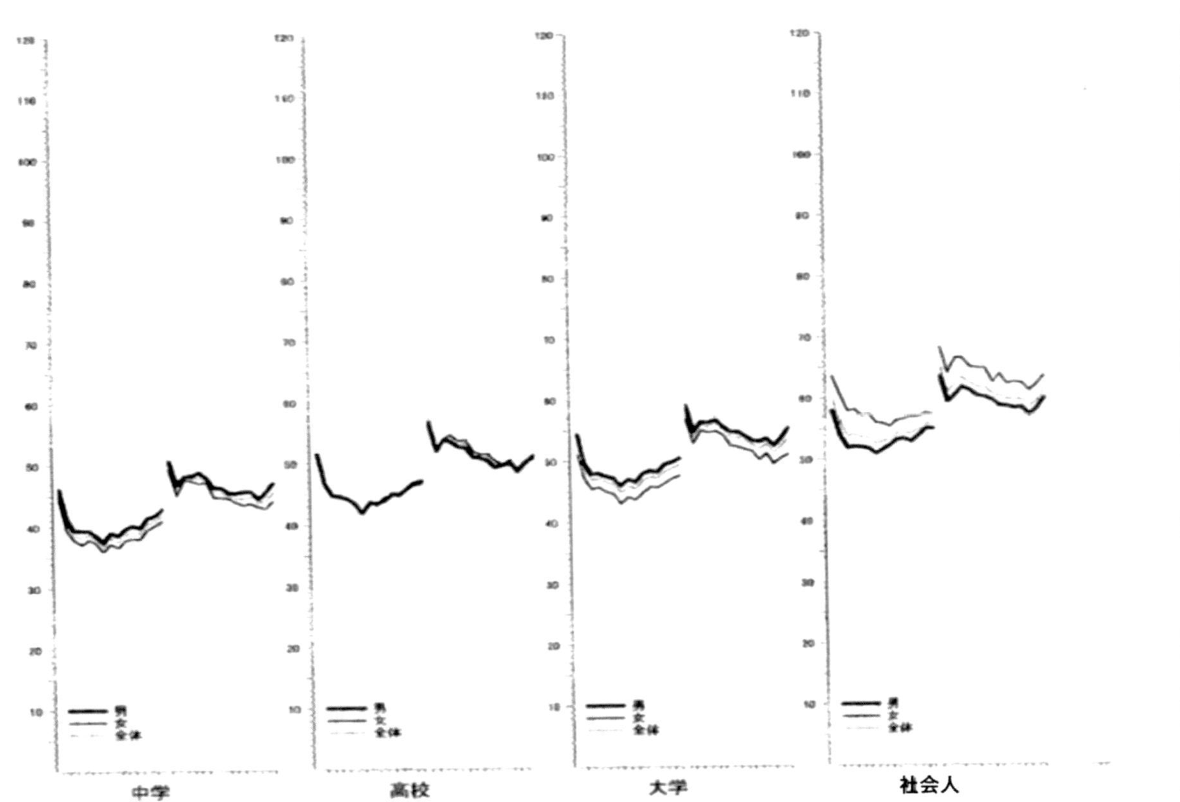

図 3-3　年齢区分別・性別平均曲線

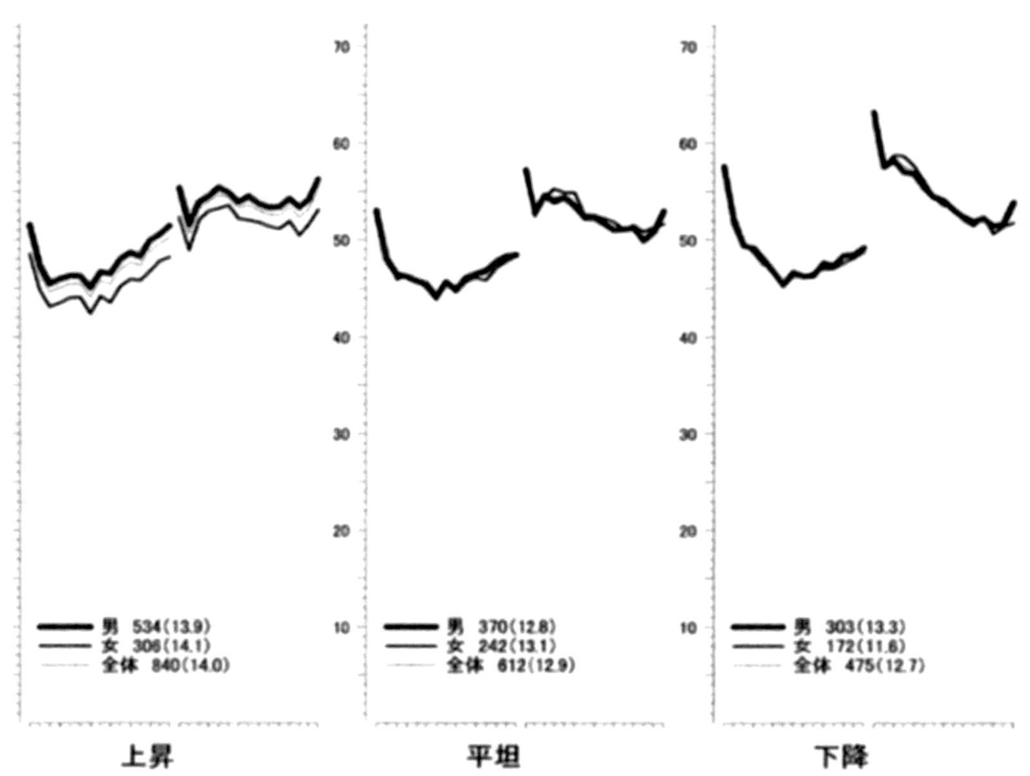

図 3-4　性別曲線傾向別平均曲線

表 3-19　柔道強化選手全体の曲線傾向

単位：人 %

人柄類型	精神健康度	上昇						平坦						下降						合計					総
人柄類型		高	中上	中	中下	低	計	高	中上	中	中下	低	計	高	中上	中	中下	低	計	高	中上	中	中下	低	計
1	おだやか型	1	3	2			6	2	2	2	1		7	5	14	5	6		30	8	19	9	7		43
		0.7	0.9	1.1			0.7	2.1	1.0	1.2	0.8		1.1	8.2	8.3	3.4	6.4		6.1	2.7	2.6	1.8	1.7		2.1
2	気づかい型				1		1							3	3	3	1		10	3	3	3	2		11
					0.5		0.1							4.9	1.8	2.0	1.1		2.0	1.0	0.4	0.6	0.5		0.6
3-1	朗らか型	1	3	2	2		8		2	2	1	1	6		1	2	3		6	1	6	6	6	1	20
		0.7	0.9	1.1	1.0		0.9		1.0	1.2	0.8	3.8	0.9		0.6	1.4	3.2		1.2	0.3	0.8	1.2	1.4	1.6	1.3
3-1d	じっくり型	19	79	44	60	5	207	6	35	35	39	6	121	1	15	17	19	2	54	26	129	96	118	13	382
		13.7	23.3	23.2	31.3	26.3	23.5	6.2	16.7	20.6	29.5	23.1	19.1	1.6	8.9	11.5	20.2	11.8	11.0	8.8	18.0	18.9	28.2	21.0	18.8
3-2	温和型	1	3	4	2		10	4	15	5	2	1	27	18	53	27	12		110	23	71	36	16	1	147
		0.7	0.9	2.1	1.0		1.1	4.1	7.1	2.9	1.5	3.8	4.3	29.5	31.4	18.2	12.8		22.5	7.7	9.9	7.1	3.8	1.6	7.2
4	強気敢行型	1	2	3	1	1	8			2	6		8			1			1	1	2	6	7	1	17
		0.7	0.6	1.6	0.5	5.3	0.9			1.2	4.5		1.3			0.7			0.2	0.3	0.3	1.2	1.7	1.6	1.0
5	地道粘り型	13	31	18	11	1	74	14	41	20	20	1	96	4	15	17	9	1	46	31	87	55	40	3	216
		9.4	9.1	9.5	5.7	5.3	8.4	14.4	19.5	11.8	15.2	3.8	15.1	6.6	8.9	11.5	9.6	5.9	9.4	10.4	12.1	10.8	9.6	4.8	11.1
6	あっさり実行型											1	1		2	5	4		11		2	5	4	1	12
												3.8	0.2		1.2	3.4	4.3		2.2		0.3	1.0	1.0	1.6	0.5
7	内的安定型	20	20	4	2		46	19	12	5	2		38	3	6	2			11	42	38	11	4		95
		14.4	5.9	2.1	1.0		5.2	19.6	5.7	2.9	1.5		6.0	4.9	3.6	1.4			2.2	14.1	5.3	2.2	1.0		5.1
8	自己内閉型	74	176	86	96	6	438	38	65	62	40	12	217	24	46	47	32	10	159	136	287	195	168	28	814
		53.2	51.9	45.3	50.0	31.6	49.8	39.2	31.0	36.5	30.3	46.2	34.2	39.3	27.2	31.8	34.0	58.8	32.5	45.8	40.0	38.4	40.2	45.2	38.1
9	自己顕示型		1	2	4	5	12		1	3	1	3	8		1	5	3	3	12		3	10	8	11	32
			0.3	1.1	2.1	26.3	1.4		0.5	1.8	0.8	11.5	1.3		0.6	3.4	3.2	17.6	2.5		0.4	2.0	1.9	17.7	1.7
10	粘着型	9	21	25	13	1	69	14	37	34	20	1	106	3	13	17	5	1	39	26	71	76	38	3	214
		6.5	6.2	13.2	6.8	5.3	7.8	14.4	17.6	20.0	15.2	3.8	16.7	4.9	7.7	11.5	5.3	5.9	8.0	8.8	9.9	15.0	9.1	4.8	12.6
計		139	339	190	192	19	879	97	210	170	132	26	635	61	169	148	94	17	489	297	718	508	418	62	2003
		15.8	38.6	21.6	21.8	2.2	100.0	15.3	33.1	26.8	20.8	4.1	100.0	12.5	34.6	30.3	19.2	3.5	100.0	17.5	37.8	24.3	18.0	2.4	100.0

類似人柄群	精神健康度	合計						合計						合計						合計					総
類似人柄群		高	中上	中	中下	低	計	高	中上	中	中下	低	計	高	中上	中	中下	低	計	高	中上	中	中下	低	計
Ⅰ	穏健派	22	26	10	5		63	25	29	12	5	1	72	29	76	37	19		161	76	131	59	29	1	296
	(1,2,3-2,7)	15.8	7.7	5.3	2.6		7.2	25.8	13.8	7.1	3.8	3.8	11.3	47.5	45.0	25.0	20.2		32.9	25.6	18.2	11.6	6.9	1.6	14.8
Ⅱ	堅実派	41	131	87	84	7	350	34	113	89	79	8	323	8	43	51	33	4	139	83	287	227	196	19	812
	(3-1d,5,10)	29.5	38.6	45.8	43.8	36.8	39.8	35.1	53.8	52.4	59.8	30.8	50.9	13.1	25.4	34.5	35.1	23.5	28.4	27.9	40.0	44.7	46.9	30.6	40.5
Ⅲ	活動派	2	5	5	3	1	16		2	4	7	2	15		3	8	7		18	2	10	17	17	3	49
	(3-1,4,6)	1.4	1.5	2.6	1.6	5.3	1.8		1.0	2.4	5.3	7.7	2.4		1.8	5.4	7.4		3.7	0.7	1.4	3.3	4.1	4.8	2.4
Ⅳ	個性派	74	177	88	100	11	450	38	66	65	41	15	225	24	47	52	35	13	171	136	290	205	176	39	846
	(8,9)	53.2	52.2	46.3	52.1	57.9	51.2	39.2	31.4	38.2	31.1	57.7	35.4	39.3	27.8	35.1	37.2	76.5	35.0	45.8	40.4	40.4	42.1	62.9	42.2
	計	139	339	190	192	19	879	97	210	170	132	26	635	61	169	148	94	17	489	297	718	508	418	62	2003
		54.4		21.6	24.0		100.0	48.3		26.8	24.9		100.0	47.0		30.3	22.7		100.0	55.3		24.3	20.4		100.0

表 3-20　オリンピック出場選手（戦績 3 分類×健康度 3 分類）　最高健康度別人柄分布　：人 ％

人柄類型

単位: 人 %

人柄類型	精神健康度	1位				2+3位				5位+他				合計			総
人柄類型		高	中上	中+中下	計	高	中上	中+中下	計	高	中上	中+中下	計	高	中上	中+中下	計
1	おだやか型																
2	気づかい型																
3-1	朗らか型																
3-1d	じっくり型	1	1	1	3	3	4	1	8	2	2	1	5	6	7	3	16
		7.7	7.1	33.3	10.0	37.5	19.0	50.0	25.8	22.2	20.0	25.0	21.7	20.0	15.6	33.3	19.0
3-2	温和型		1		1		1		1	1	1		2	1	3		4
			7.1		3.3		4.8		3.2	11.1	10.0		8.7	3.3	6.7		4.8
4	強気敢行型						1		1						1		1
							4.8		3.2						2.2		1.2
5	地道粘り型		2		2	1	1		2		1	1	2	1	4	1	6
			14.3		6.7	12.5	4.8		6.5		10.0	25.0	8.7	3.3	8.9	11.1	7.1
6	あっさり実行型																
7	内的安定型						2		2	1	1		2	1	3		4
							9.5		6.5	11.1	10.0		8.7	3.3	6.7		4.8
8	自己内閉型	11	10	2	23	4	8	1	13	5	5	2	12	20	23	5	48
		84.6	71.4	66.7	76.7	50.0	38.1	50.0	41.9	55.6	50.0	50.0	52.2	66.7	51.1	55.6	57.1
9	自己顕示型																
10	粘着型	1			1		4		4					1	4		5
		7.7			3.3		19.0		12.9					3.3	8.9		6.0
計		13	14	3	30	8	21	2	31	9	10	4	23	30	45	9	84
		43.3	46.7	10.0	100.0	25.8	67.7	6.5	100.0	39.1	43.5	17.4	100.0	35.7	53.6	10.7	100.0

類似人柄群

類似人柄群	精神健康度	1位				2+3位				5位+他				合計			総
類似人柄群		高	中上	中+中下	計	高	中上	中+中下	計	高	中上	中+中下	計	高	中上	中+中下	計
I	穏健派		1		1		3		3	2	2		4	2	6		8
	(1,2,3-2,7)		7.1		3.3		14.3		9.7	22.2	20.0		17.4	6.7	13.3		9.5
II	堅実派	2	3	1	6	4	9	1	14	2	3	2	7	8	15	4	27
	(3-1d,5,10)	15.4	21.4	33.3	20.0	50.0	42.9	50.0	45.2	22.2	30.0	50.0	30.4	26.7	33.3	44.4	32.1
III	活動派						1		1						1		1
	(3-1,4,6)						4.8		3.2						2.2		1.2
IV	個性派	11	10	2	23	4	8	1	13	5	5	2	12	20	23	5	48
	(8,9)	84.6	71.4	66.7	76.7	50.0	38.1	50.0	41.9	55.6	50.0	50.0	52.2	66.7	51.1	55.6	57.1
	計	13	14	3	30	8	21	2	31	9	10	4	23	30	45	9	84
		43.3	46.7	10.0	100.0	25.8	67.7	6.5	100.0	39.1	43.5	17.4	100.0	35.7	53.6	10.7	100.0

単位: 人 %

作業量段階	1位	%	2位+3位	%	5位+他	%	計	%
Ⓐ	18	60	16	51.6	17	73.9	51	60.7
A	11	36.7	14	45.2	5	21.7	30	35.7
B+C	1	3.3	1	3.2	1	4.3	3	3.6
計	30	100.0	31	100.0	23	100.0	84	100.0

単位: 人 %

曲線傾向	1位	%	2+3位	%	5位+他	%	計	%
上昇	16	53.3	22	71.0	9	39.1	47	56.0
平坦	10	33.3	7	22.6	10	43.5	27	32.1
下降	4	13.3	2	6.4	4	17.4	10	11.9
計	30	100.0	31	100.0	23	100.0	84	100.0

表 3-21　オリンピック出場選手　戦績別作業量・曲線傾向分布　：人 ％

単位: 人 %

作業量段階	1位	%	2+3位	%	5位+他	%	計	%
Ⓐ	18	60	16	51.6	17	73.9	51	60.7
A	11	36.7	14	45.2	5	21.7	30	35.7
B+C	1	3.3	1	3.2	1	4.3	3	3.6
計	30	100	31	100	23	100	84	100

1位,2+3位,5位+他×Ⓐ,A,B+C
$\chi 2$=0.460,2.165,3.182<5.991-(2×3)
51:30:3→$\chi 2$=41.357>13.8***
Ⓐ>A>B+C

単位: 人 %

曲線傾向	1位	%	2+3位	%	5位+他	%	計	%
上昇	16	53.3	22	71	9	39.1	47	56.0
平坦	10	33.3	7	22.6	10	43.5	27	32.1
下降	4	13.3	2	6.5	4	17.4	10	11.9
計	30	100	31	100	23	100	84	100

1位,2+3位,5位+他×上昇,平坦,下降
$\chi 2$=2.124,5.611,1.054<5.991-(2×3)
47:27:10→$\chi 2$=24.5>13.8***
47>27>10

単位: 人 %

曲線傾向	メダリスト	%	非メダリスト	%	計	%
上昇	38	62.3	9	39.1	47	56.0
平坦	17	27.9	10	43.5	27	32.1
下降	6	9.8	4	17.4	10	11.9
計	61	100	23	100	84	100

メダリスト：非メダリスト
CR=4.037>2.58***
メダリスト（上昇：平坦：下降）
χ 2 =25.178>13.80***
上昇＞平坦＞下降
非メダリスト（上昇：平坦：下降）
χ 2 =2.696<5.991

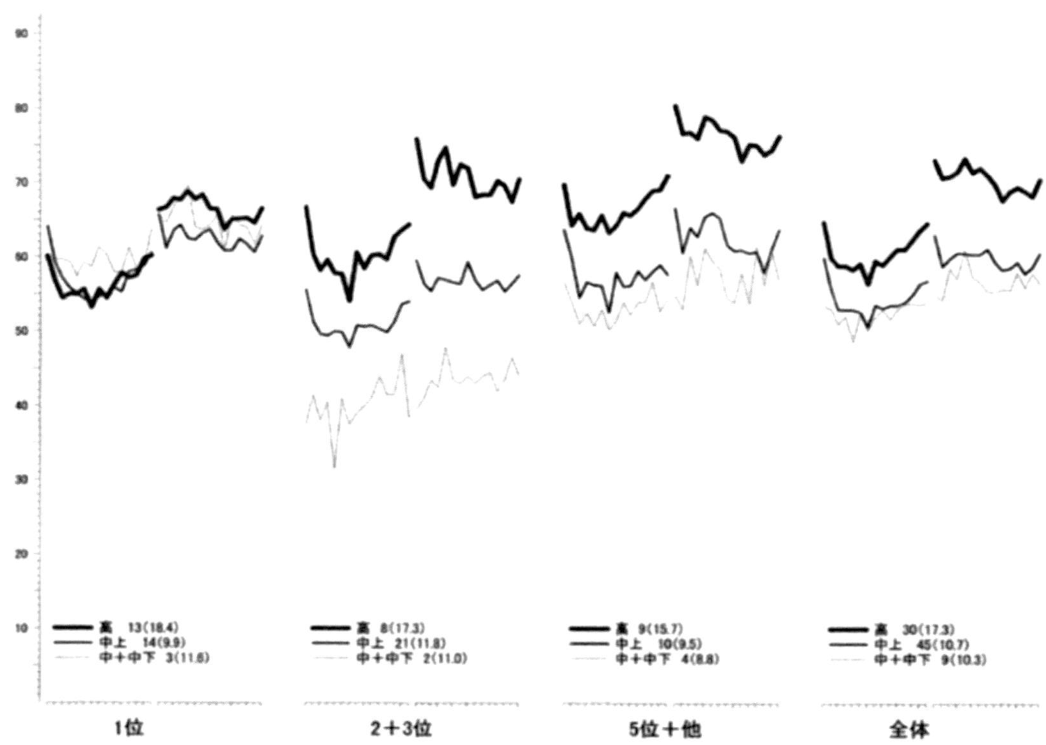

図3-5　オリンピック出場選手　戦績3分類×健康度3分類別平均曲線

表 3-22　世界選手権出場選手の人柄類型・類似人柄群と健康度および作業量段階・曲線傾向

精神健康度 / 人柄類型		男子 高	男子 中上	男子 中	男子 中下	男子 低	男子 計	女子 高	女子 中上	女子 中	女子 中下	女子 低	女子 計	全体 高	全体 中上	全体 中	全体 中下	全体 低	全体 計
1	穏健型	1	2	1			4							1	2	1			4
2	神経質型																		
3-1	朗らか型																		
3-1d	じっくり型		4		2		6	2	6		2		10	2	10		4		16
3-2	温和型		2				2			1			1		2	1			3
3-3	循環型																		
4	強気敢行型																		
5	地道粘り型	1	3		1		5		3				3	1	6		1		8
6	あっさり実行型																		
7	内的安定型		1				1		1				1		2				2
8	分裂型	7	8	2	1		18	11	6	1	1		19	18	14	3	2		37
9	自己顕示型	1	1				2		1				1	1	2				3
10	粘着型		4	1			5			1			1		4	2			6
	計	10	25	4	4		43	13	17	3	3		36	23	42	7	7		79
	%	23.3	58.1	9.3	9.3		100.0	36.1	47.2	8.3	8.3		100.0	29.1	53.2	8.9	8.9		100.0

類似人柄群	高	中上	中	中下	低	計	高	中上	中	中下	低	計	高	中上	中	中下	低	計
Ⅰ 安心・協調・すなお	1	5	1			7		1	1			2	1	6	2			9
Ⅱ 献身・努力・まじめ	1	11	1	3		16	2	9	1	2		14	3	20	2	5		30
Ⅲ 外向・活動・げんき																		
Ⅳ 変身・独行・とっぴ	8	9	2	1		20	11	7	1	1		20	19	16	3	2		40
計	10	25	4	4		43	13	17	3	3		36	23	42	7	7		79
%	81.4		9.3	9.3		100.0	83.3		8.3	8.3		100.0	82.3		8.9	8.9		100.0

作業量段階	Ⓐ	A	B	C	D	計	Ⓐ	A	B	C	D	計	Ⓐ	A	B	C	D	計
計	19	20	3	1		43	15	16	5			36	34	36	8	1		79
%	44.2	46.5	7.0	2.3		100.0	41.7	44.4	13.9			100.0	43.0	45.6	10.1	1.3		100.0

曲線傾向	－	－	上昇	平坦	下降	計	－	－	上昇	平坦	下降	計	－	－	上昇	平坦	下降	計
計			23	12	8	43			17	11	8	36			40	23	16	79
%			53.5	27.9	18.6	100.0			47.2	30.6	22.2	100.0			50.6	29.1	20.3	100.0

男女別作業量段階・曲線傾向

作業量段階		Ⓐ	A	B	C	D	計
男子	人	19	20	3	1		43
	%	44.2	46.5	7.0	2.3		100.0
女子	人	15	16	5			36
	%	41.7	44.4	13.9			100.0
全体	人	34	36	8	1		79
	%	43.0	45.6	10.1	1.3		100.0

曲線傾向		上昇	平坦	下降	計
男子	人	23	12	8	43
	%	53.5	27.9	18.6	100.0
女子	人	17	11	8	36
	%	47.2	30.6	22.2	100.0
全体	人	40	23	16	79
	%	50.6	29.1	20.3	100.0

４．人柄 10 類型 16 種類精神健康度別個人記録

全日本柔道連盟強化選手の類型曲線から、その選手を知る人物によるコメントがある個人例のみを選び、その UK 法データの詳細を紹介する。人柄類型別・精神健康度別人数を表 4-1 に示した。コメントのない個人例は除外しているので、人柄類型や精神健康度に偏りはあるが、柔道トップ選手らの人柄を感じ取る一助になると幸いである。

表 4-1　個人例掲載の人柄類型別・精神健康度別人数（単位：人）

精神健康度 / 人柄類型	高	中上	中(上)	中	中?	中(下)	中下	低	計
1	2	1	1	3					7
2		2							2
3-1		1	1				1		3
3-1d	2	2	2	5	1		4	1	17
3-2		2	2	5		1			10
4									－
5	1	3	2	4	1		5		16
6							1		1
7	2	1	2	1					6
8	3	3		6			2		14
8-1	1	2	1						4
8-2	1	3	1	4	1		4		14
8-3	2	1	2	2			4		11
8-4	1	1	1	5			1	1	10
8-5	1		1	4			6	1	13
9			1		1		1	2	5
10	2	4		4			3		13
計	18	26	17	43	4	1	32	5	146

各個人記録票の中に示した記号は次の通りである。

精神健康度区分別略記号

高度　：Hi….High

中上度：Mh…Middle high

中度　：Mi….Middle

中下度：Ml…Middle low

低度　：Lo….Low

作業量段階区分

Ⓐ：前期 55・後期 65 超

A：前期 40・後期 45 超

B：前期 25・後期 30 超

C：前期 10・後期 15 超

D：前期 10・後期 15 未満

曲線傾向

左数字：前期、右数字：後期（1：上昇・0：平坦・2：下降）

上昇傾向：11・10・01 プラス面：意欲・勢い・辛抱強さ、マイナス面：スロースターター

平坦傾向：00・12・21 プラス面：安定・平静・着実、マイナス面：固執・頑固・爆発

下降傾向：22・20・02 プラス面：高適応・協調、マイナス面：意欲減退・気力と根気不足

個人記録票記載ページ

【人柄10類型16種類】

【類似人柄類型群】

UK検査個人記録表

（記載年月日：2015 年 5月 25日）

	1	2	3	4	5	6	7	8	9	10	11	12	13	14	15	計	平均
前期	69	64	61	64	59	66	58	60	63	54	65	63	65	67	66	944	62.9
後期	79	75	73	74	73	71	73	74	72	75	69	70	70	68	70	1086	72.4

休効＝ 15.0 %

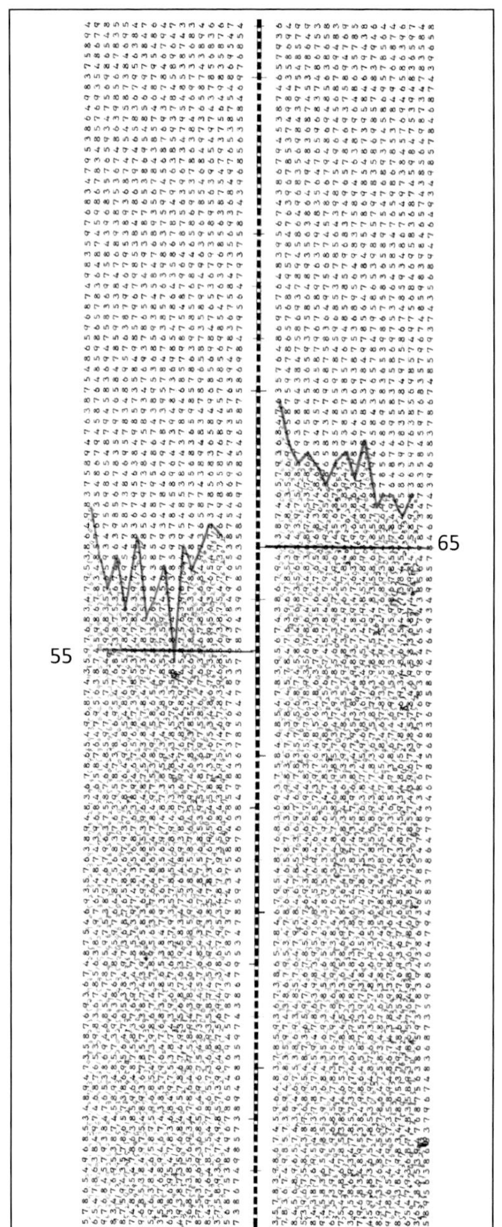

氏名 Ｉ1-1 男 28歳

検査年月日時：2005年 12月 12日 21時 00分

所属

心身状態 風邪気味

特記事項 失神経験有り

184cm 92kg

既往症等

記録（ 強化委員記 ）

柔道強化選手。普段は大きく目を見開き正面を向いている。静かで、気は優しくて力持ちの風情。それが親しい人に声をかけられると、ホッとしたような笑顔になる。先輩の場合は緊張感が伝わってくる。試合では普段ほど気弱さを見せないが、ゆとりがない。優勝もあるが勝ちきれない印象が強い。選抜体重別戦：優勝2回・2位4回・3位1回、決勝での負けが多かったからであろう。国際試合では記録を残せなかった。20～28才：4枚のUK曲線は23才までA段階の後Ⓐ段階、高・中上・中（上）・中度各1枚であった。

判定：人柄記号 1

精神健康度 高 曲線傾向 Ⓐ02

誤答等 なし

行飛他 なし

収集・記録者 氏名（ MF ）

UK 検 査 個 人 記 録 表

(記載年月日: 2015 年 5月 8日)

	1	2	3	4	5	6	7	8	9	10	11	12	13	14	15	計	平均
前期	82	66	68	64	62	64	63	65	67	59	60	66	66	70	68	990	66.0
後期	98	80	76	75	73	81	70	73	66	77	71	71	68	73	69	1121	74.7

休効＝ 13.2 %

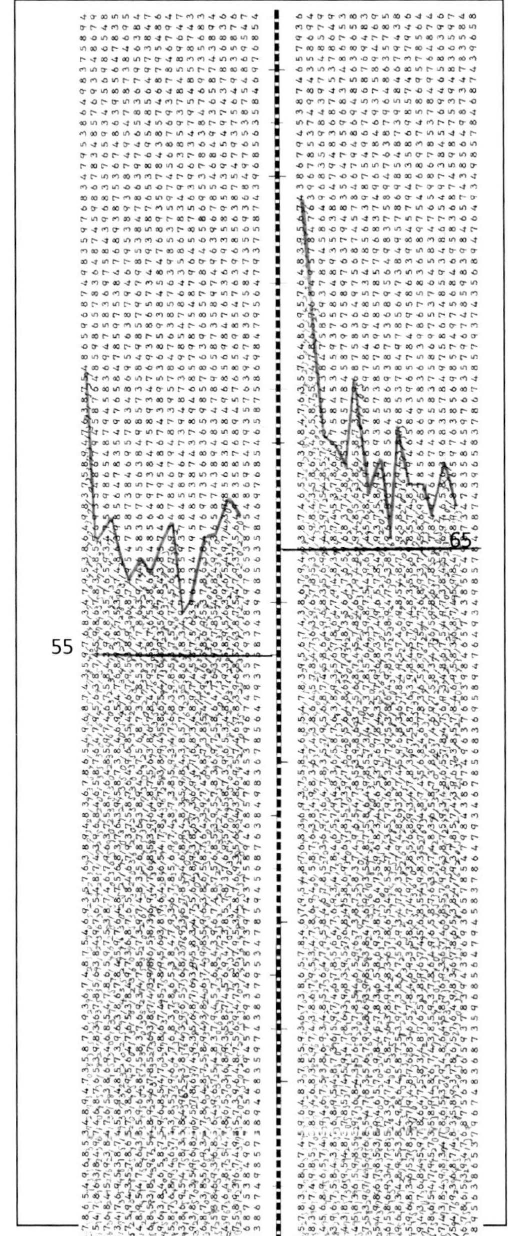

氏名 I 1-2 男 23 歳

検査年月日時: 2005年 12月 12日 20時 30分

所属

心身状態 普通

特記事項 講道館杯 優勝

175cm 73kg

既往症等

記録(強化委員記)

柔道強化選手。所属の中では講道館杯で優勝して超弩級選手の跡とりとして期待されたが、出場階級の中では長身のためか減量に苦しみ、伸びきれなかった。控え目で静か、言われなくとも真摯に稽古する。力はついているのに何故勝てないのだろうとコーチを嘆かせた選手である。

判定:人柄記号 1

精神健康度 高 曲線傾向 Ⓐ02

誤答等 なし

行飛他 なし

収集・記録者 氏名(MF)

UK 検 査 個 人 記 録 表

（記載年月日：2015 年 5月 18日）

	1	2	3	4	5	6	7	8	9	10	11	12	13	14	15	計	平均
前期	70	64	59	58	58	57	61	53	58	56	62	60	61	61	59	897	59.8
後期	75	73	70	71	70	69	65	71	59	69	63	61	66	71	61	1014	67.6

休効＝ 13.0 ％

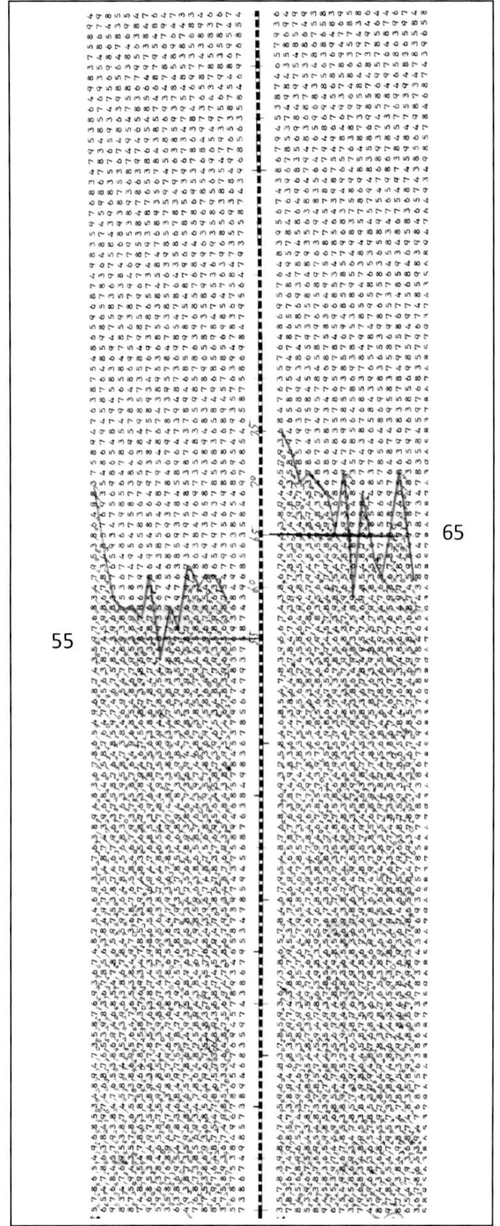

氏名 Ⅰ1-5 男 20歳

検査年月日時： 1989年 8月 21日 20時 00分

所属

心身状態

特記事項 珠算3級

170cm 60kg

既往症等

記録（ 強化委員記 ）

柔道強化選手。国際級の選手が目白押しの階級に大学3年で強化指定を受ける。4年間指定を継続したが上位進出はならず、中学校教諭として後進の指導に転進した。合宿の朝、ランニング時の光景、他選手は防寒服に手袋をはめて集合の中で、独り薄手のシャツで走り出す。コーチの笑いに頭をヒョコヒョコ下げていた。20～23才の曲線4枚は全てⒶ段階、高～中（上）度。

判定：人柄記号 1

精神健康度 中上 曲線傾向 Ⓐ22

誤答等 なし

行飛他 なし

収集・記録者 氏名（ MF）

UK検査個人記録表

（記載年月日: 2014 年 7月 1日）

	1	2	3	4	5	6	7	8	9	10	11	12	13	14	15	計	平均
前期	83	78	78	75	70	77	74	63	67	72	71	67	73	70	68	1086	72.4
後期	83	75	82	76	73	80	77	78	73	75	69	76	71	79	77	1144	76.3

休効＝ 5.3 %

65

55

氏名 I 1-3 女 29 歳

検査年月日時 2011年 5月 5日 21時30分

心身状態

特記事項 166cm 78kg

運動 柔道 講道館杯優勝

既往症等

記録（ サポーター評 ）

柔道強化選手

立派な体躯だがやさしく素直。筋トレで鍛えて力勝負の柔道を心がけているとのこと。しかし成果は中々上がらない。教職につき教える立場になってから力一辺倒を脱して勝ち上がることがあった。「いつ止めてもいいんです、試合に出られるだけで楽しいですから…。」29歳で残してくれた曲線である。

判定：人柄記号 1 YG:AC0

精神健康度 中（上） 曲線傾向 Ⓐ22

誤答等 なし

行飛他 なし

収集・記録者 氏名（ MF ）

UK検査個人記録表 (記載年月日: 2015 年 4月 6日)

	1	2	3	4	5	6	7	8	9	10	11	12	13	14	15	計	平均
前期	96	84	81	86	85	81	86	81	83	81	86	79	84	85	83	1261	84.1
後期	97	91	89	90	94	84	81	87	86	81	79	82	79	81	81	1282	85.5

休効＝ 1.7 %

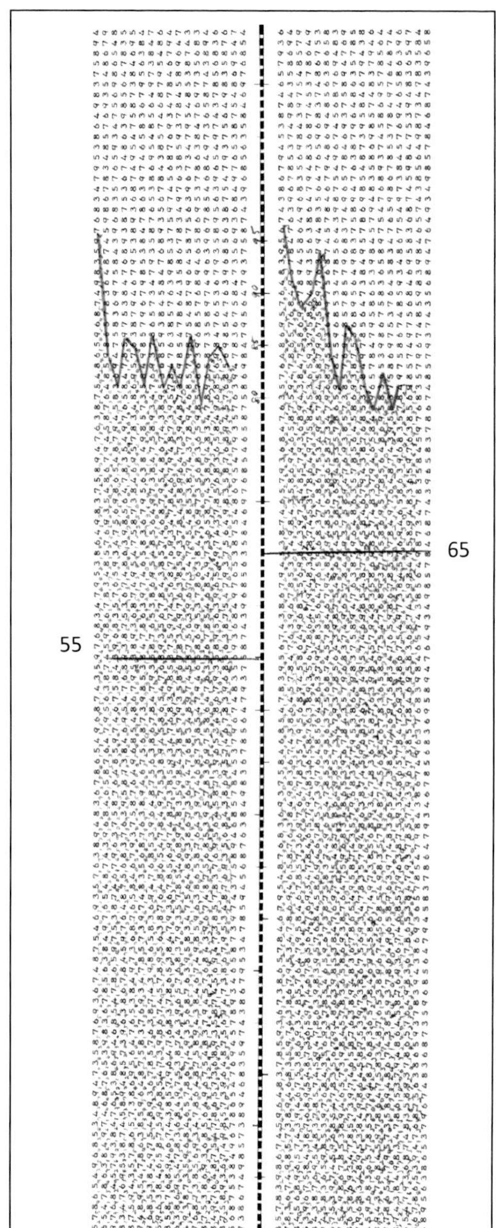

氏名 I 1-6 男 25歳

検査年月日時: 1993年 9月 6日 21時 00分

心身状態 普通

特記事項 オリンピック7位

運動 柔道

173cm 99kg

既往症等

記録(強化委員記)

柔道強化選手。15・16才時は7型、健康度高と中上度。ゼミ担当教官の記述に「まじめ、落ち着いていて気分も安定しいているし、やることも着実で逸脱することはない。」とある。以後18～25才の曲線8枚は、中上1と中下1枚以外全て中度であった。強さよりもうまみのある選手。間合いの取り方がうまく、小技でポイントを上げて勝ち上がる。アジア大会の年に優勝したが、選考委員会でクレームがつく。彼の階級では、アジアでも力負けして勝てないという。結局「メンタルの先生が勝てると言っているから」の一言で代表となる。指導を依頼されて「チャンピオン面をすると相手が警戒する。日本の大会と同じように優しい顔をして試合をしてほしい」・・・本人は困ったような顔をしていたが、準決勝で技有り勝ち以外は全て一本勝ちで優勝した。しかし、直後の国際試合で1回戦負け。講道館で顔を合わせた途端「すみませんでした。ついチャンピオン面してしまって・・・・・」と頭を下げていた。

判定:人柄記号 1 or 7

精神健康度 中 曲線傾向 Ⓐ22

誤答等 なし

行飛他 なし

収集・記録者 氏名(CY)

UK 検 査 個 人 記 録 表

（記載年月日：2020年 4月 15日）

	1	2	3	4	5	6	7	8	9	10	11	12	13	14	15	計	平均
前期	96	93	91	93	90	90	90	86	92	86	93	90	83	91	88	1352	90.1
後期	97	97	97	97	94	93	90	91	89	90	93	90	86	88	91	1383	92.2

休効＝ 2.3 ％

氏名 I 1- 女 23 歳

検査年月日時：2002年 3月 22日 21時

所属

心身状態

特記事項 167cm 67kg

運動

既往症等

記録（ 強化委員 ）

柔道強化選手。講道館杯優勝3、選抜戦優勝2・2位2・3位3回。17歳時初出場の講道館杯で優勝、翌年の選抜戦初優勝の勢いをかってオリンピックに出場したが1回戦負け。再挑戦を続けたが迷い多く、24歳時選抜3位を最後に早々と引退した。「こっちの先生はこう言う。あっちの先生はああ言う」「両方言うこと聞いちゃって困るんです」悲愴な表情で訴える。「頭悪いから、先生書いていただけないでしょうか」
UK曲線は11枚全てⒶ段階。15歳時高校で期待されたが、以後は委縮。過緊張が常態となり、最後の選抜戦3位時の曲線は頭打ち状態になっている。いいコーチの下で躍進したが、素直さがアダになった感がある。

判定：人柄記号 1

精神健康度 中 曲線傾向 Ⓐ22

誤答等 なし

行飛他 なし

収集・記録者 氏名（ CY ）

UK 検 査 個 人 記 録 表

(記載年月日: 2015 年 5月 25日)

	1	2	3	4	5	6	7	8	9	10	11	12	13	14	15	計	平均
前期	61	53	52	50	54	56	53	50	53	50	51	48	47	53	49	780	52.0
後期	57	53	53	57	59	52	60	52	56	56	51	52	50	52	50	810	54.0

休効＝ 3.8 %

40

45

氏名 Ⅰ1-8 男 21 歳

検査年月日時: 1997年 9月 9日 21時 00分

所属

心身状態 良好

特記事項

180cm 80kg

既往症等

記録(強化委員記)

柔道強化選手。大学4年時21才となって講道館杯3位、強化指定を受ける。翌年選抜体重別戦でも3位、23才で強化から外れる。選抜戦ではオリンピック金メダル選手に攻められて後手に廻り、ごまかされる。普段も試合も優しさが目につく。国際試合の経験は訪れなかった。

判定:人柄記号 1 10

精神健康度 中 曲線傾向 A22

誤答等 なし

行飛他 なし

収集・記録者 氏名(MF)

UK 検 査 個 人 記 録 表

（記載年月日：2014年 7月 1日）

	1	2	3	4	5	6	7	8	9	10	11	12	13	14	15	計	平均
前期	59	49	50	48	46	47	47	48	45	37	44	45	48	49	49	711	47.4
後期	73	68	70	69	67	62	59	58	47	57	58	60	57	50	60	915	61.0

休効＝ 28.7 %

40

45

氏名　Ⅱ2-4　女　19歳

検査年月日時：2012年 3月 26日 21時30分

心身状態

特記事項　180.4cm 76kg

運動　柔道 全日本学生2位

既往症等

記録（ サポーター評 ）

柔道強化選手
　一際背が高く、広い道場の何処にいても分かる。しかし本人は集団の陰に隠れようとする。「私なんてダメです」と取り組み態度は消極的である。大学に進んでも自信なく、技をかければ決まる相手と戦っているのに攻め切れない。1ポイントとると守りに入り逆転負けすることがよくある。大学1年で団体戦に抜擢された時、初戦に一本勝ちして自信を持ったが個人戦では相変わらず守りから入り勝ち上がれない。合宿などで親しい人に会うと救われたような顔をして挨拶を交わしている。

判定：人柄記号　2 or 8-2　YG:A″8

精神健康度　中上　曲線傾向　Ⓐ22

誤答等　前期11行目1

行飛他　なし

収集・記録者 氏名（ MF ）

UK検査個人記録表

（記載年月日：2015 年 5月 18日）

	1	2	3	4	5	6	7	8	9	10	11	12	13	14	15	計	平均
前期	79	68	65	68	65	60	59	54	53	51	52	59	57	62	62	914	60.9
後期	85	70	69	68	60	64	59	66	64	64	61	61	63	66	66	986	65.7

休効＝ 7.9 ％

55

65

氏名 Ⅱ2-10 男 19歳

検査年月日時：1988年 12月 20日 21時 00分

所属

心身状態 普通

特記事項 新人体重別3位

178cm 78kg

既往症等

記録（ 強化委員記 ）

柔道強化選手。柔道無名大学から1度だけ強化指定を受ける。とがった顔、控え目。初々しく柔道マンタイプには見えない。実績なく半年後に指定から外れた。

判定：人柄記号 2

精神健康度 中上 曲線傾向 Ⓐ22

誤答等 なし

行飛他 なし

収集・記録者 氏名（ MF ）

UK 検 査 個 人 記 録 表

（記載年月日：2015 年 5月 8日）

	1	2	3	4	5	6	7	8	9	10	11	12	13	14	15	計	平均
前期	72	66	59	62	60	59	58	56	62	62	59	67	64	60	68	934	62.3
後期	78	69	71	71	77	62	71	69	63	70	70	58	61	71	75	1036	69.1

休効＝ 10.9 %

65

55

氏名 Ⅲ1-2 男 23 歳

検査年月日時: 1979年 7月 8日 11時 00分

所属 国立大学大学院

心身状態 良好

特記事項

運動 柔道

既往症等

記録（ 強化委員記 ）

柔道強化選手。記録に残る戦績は残してないが、ロ八丁手八丁、柔道愛に燃えて熱弁をふるい、四囲を捲きこんで地方の大学柔道に新風を吹き込む。一足跳びに国際柔道に踏み込んだ処までは良かったが、大風呂敷を広げすぎた嫌いあり。熟年後は顔を見なくなった。

判定：人柄記号 3－1

精神健康度 中(上) 曲線傾向 Ⓐ10

誤答等 なし

行飛他 なし

収集・記録者 氏名（ MF ）

UK検査個人記録表　（記載年月日：2015 年 6月 25日）

	1	2	3	4	5	6	7	8	9	10	11	12	13	14	15	計	平均
前期	72	65	53	58	49	52	47	60	55	52	57	49	52	64	45	830	55.3
後期	64	68	63	74	66	55	62	62	57	60	60	68	56	64	57	936	62.4

休効＝　12.8 %

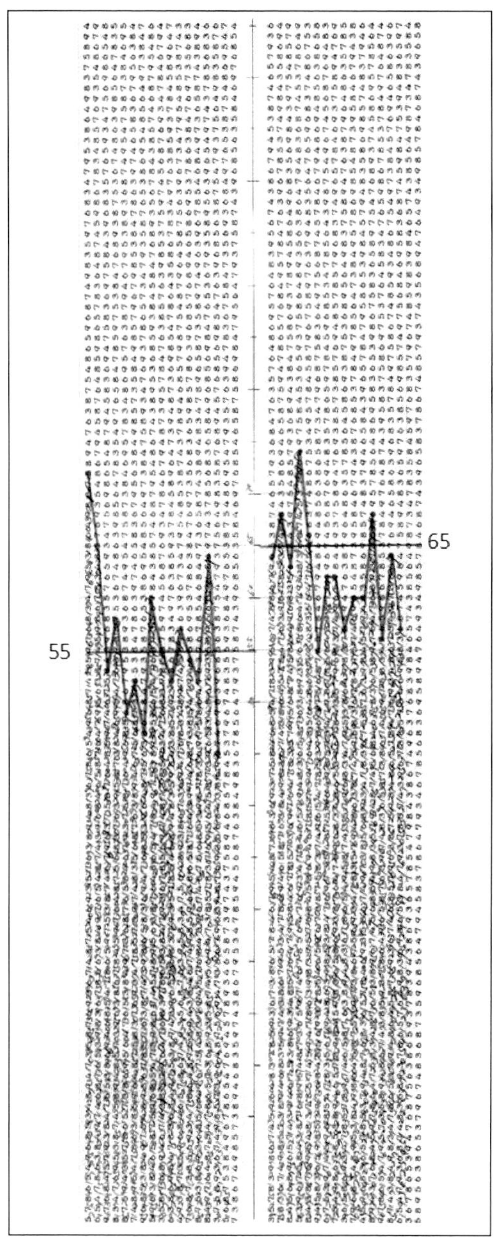

氏名　Ⅲ1-3　男　23 歳

検査年月日時：　1979年 7月 9日 11時 00分

所属　私立大学

心身状態　合宿2日目

特記事項

運動　柔道

がっちり型

既往症等

記録（ 強化委員記 ）

柔道強化選手。1度だけ講道館杯優勝の記録あり。本図はその後の曲線。中上1・中（上）1・中度1枚が残されているが、デプレッション寄りの中度曲線に「粘っこい、確実性あり、とりかかりが遅い」と記録されている。本図は勢いあり、元気に動ける時であろう。引退後は国内大会の委員として献身。楽しそうに忙しげに動き廻るときと仏頂面で動作が緩慢なときがある。

判定：人柄記号　3－1（d）

精神健康度　中上　曲線傾向　Ⓐ02

誤答等　なし

行飛他　なし

収集・記録者 氏名（ MS/MF ）

UK 検 査 個 人 記 録 表

（記載年月日：2015 年 5月 18日）

	1	2	3	4	5	6	7	8	9	10	11	12	13	14	15	計	平均
前期	33	35	39	30	29	37	35	39	32	46	35	33	39	35	39	536	35.7
後期	43	44	43	36	43	33	45	36	28	39	36	32	37	32	42	569	37.9

休効＝ 6.2 ％

30

25

氏名 Ⅲ1-10 歳

検査年月日時： 年 月 日 時 分

所属 私立大学 1年

心身状態 良い

特記事項

運動 柔道

177cm 95kg

既往症等

記録（ 強化委員記 ）

柔道強化選手。Jr.時代から攻撃柔道に徹し、全身を使って動き廻る。壺にはまると一発でもっていく。しかし安定性に欠け、力を出す前に負けることも目立った。12年間の強化選手期間に選抜体重別戦で21才：2位、25才：3位、28才：2位を記録したが、勝ち切れなかった。19才までに残された曲線3枚はいずれもB段階、中下度、成人してからは受検せず。豪放磊落な態度は徐々に影をひそめ、落ち着きのある大人になった印象がある。

判定：人柄記号 3－1（d）

精神健康度 中下 曲線傾向 B10

誤答等 なし

行飛他 なし

収集・記録者 氏名（ MF ）

UK 検 査 個 人 記 録 表

（記載年月日：2015 年 6月 25日）

	1	2	3	4	5	6	7	8	9	10	11	12	13	14	15	計	平均
前期	85	78	69	69	71	75	72	72	75	66	76	78	85	80	75	1126	75.1
後期	96	90	90	82	95	85	80	87	85	88	96	80	89	87	84	1314	87.6

休効＝ 16.7 ％

65

55

氏名 Ⅱ1-1 男 20 歳

検査年月日時： 1974年 3月 2日 11時 00分

所属

心身状態 良好

特記事項 珠算1級

運動 柔道

がっちり型

既往症等

記録（ 強化委員記 ）

柔道強化選手。UK曲線は20才時の1枚のみ。学生時代は団体戦要員。稽古熱心だが不器用。体は大きい、しかし鈍い。24才時、講道館杯3位を記録したが、以後表舞台には顔を出さなくなった。

判定：人柄記号 3－1d

精神健康度 高 曲線傾向 Ⓐ10

誤答等 なし

行飛他 なし

収集・記録者 氏名（ mf ）

UK 検 査 個 人 記 録 表

(記載年月日: 2015 年 4月 6日)

	1	2	3	4	5	6	7	8	9	10	11	12	13	14	15	計	平均
前期	53	37	38	39	46	38	42	43	39	41	44	45	40	48	48	641	42.7
後期	52	47	53	58	55	57	50	49	54	47	52	47	55	48	52	776	51.7

休効＝ 21.1 %

40

45

氏名 Ⅱ1-2 男 18歳

検査年月日時: 1985年 12月 20日 19時 30分

所属 高校生

心身状態 風邪気味

特記事項

運動 柔道

がっちり型

既往症等

記録(強化委員記)

柔道強化選手。胴長、短足の典型的体型を利して前へ出る。普段の乱取りでも相手を選ばず試合稽古に引き込み、全日本準優勝の選手を翻弄する。練習も試合も気合い十分な選手だが、普段はもっそり。笑うと目がなくなる愛嬌のある顔になる。講道館杯は2位3回、3位1回、悲願の優勝は叶わなかった。UK曲線は高度3、中上3、中1、中下1枚、精神健康度の高い選手であった。

判定:人柄記号 3－1d

精神健康度 高 曲線傾向 A11

誤答等 なし

行飛他 なし

収集・記録者 氏名(MF)

UK検査個人記録表

（記載年月日：2015 年 5月 25日）

	1	2	3	4	5	6	7	8	9	10	11	12	13	14	15	計	平均
前期	52	40	43	49	51	50	49	51	44	51	48	49	50	54	51	732	48.8
後期	58	49	55	48	62	54	49	57	54	54	53	52	56	52	53	806	53.7

休効＝ 10.1 ％

40　45

氏名　Ⅱ1-3　男　23歳

検査年月日時：1989年 8月 21日 20時 00分

所属

心身状態　疲れている

特記事項

運動　柔道

172cm　110kg

既往症等

記録（ 強化委員記 ）

柔道強化選手。団体戦・地区大会の決勝、オーダーの発表を見て観客がざわめく。元名選手の誉れ高い伝統校の監督が1年生を副将に抜擢した。新興大学の布陣はオーソドックスに最強選手を副将においていた。三将戦が終わって2対2ながら、一本勝2つの相手チームが有利な状況になった。名を呼ばれて試合場に上がった新入生は入れ込みもせずキョトンとした顔。始まってすぐ有効をとられ、指導から注意、技有りまでとられて残り1分で待て。服装を整えている間、監督は端坐瞑目して動かない。彼は大汗をかいているが相変わらずキョトンと表情一つ変えず。掲示板を見ることもない。再開した直後、抑え込みを宣せられたとき、相手監督は正座から胡座に変えて勝った顔になった。その途端、くるりと回転して上四方固め。その時だけ充血した目を見開いて必死の形相を見せた。彼の勝利の後、キャプテンが悠々と引き分けて伝統は守られた。その後の彼は学生選手権で1度優勝。選抜体重別戦3位が1度あるが、強化選手3年間で柔道から離れた。母校の斡旋で海外生活を続けている。

判定：人柄記号　3－1d

精神健康度　中上　曲線傾向　A10

誤答等　前期11行目1

行飛他　なし

収集・記録者 氏名（ MF ）

UK 検 査 個 人 記 録 表

(記載年月日: 2015 年 6月 25日)

	1	2	3	4	5	6	7	8	9	10	11	12	13	14	15	計	平均
前期	55	48	43	45	42	40	38	44	46	38	45	42	46	47	41	660	44.0
後期	55	52	45	48	52	54	44	48	53	47	48	51	50	48	49	744	49.6

休効＝ 12.7 ％

40

45

氏名 Ⅱ1-4 男 24 歳

検査年月日時: 1988年 12月 20日 21時 00分

所属

心身状態 良好

特記事項

運動 柔道

180cm 86kg

既往症等

記録(強化委員記)

柔道強化選手。鍛え上げた身体で姿勢を正し、誰に対しても笑顔で接する。顔は笑っているが格上の人に対しては緊張してかしこまる。17才から11年間に中上度2・中(上)1・中2・中下6枚の曲線を残したが、20才までB段階と晩手。戦績は20才から5年間に講道館杯3位から1位へ、選抜体重別戦も3位・2位・優勝、世界選手権では3位を記録した。優勝以外は相手にされない柔道界にあっては、自信となり得ないのか。社会人になってからもオドオドした感じが抜け切らない。中年過ぎて心理治療を受けている話とともに消息が途絶えてしまった。

判定:人柄記号 3－1d

精神健康度 中上 曲線傾向 A00

誤答等 なし

行飛他 なし

収集・記録者 氏名(HM)

UK 検 査 個 人 記 録 表

(記載年月日: 2015 年 5月 18日)

	1	2	3	4	5	6	7	8	9	10	11	12	13	14	15	計	平均
前期	44	44	39	39	42	45	41	42	43	45	46	44	40	44	48	646	43.1
後期	48	51	51	45	47	53	53	41	46	55	51	41	49	53	47	731	48.7

休効＝ 13.2 %

55

氏名 Ⅱ1-5 男 21 歳

検査年月日時: 1991年 7月 1日 20時 00分

所属

心身状態 ねむい

特記事項

運動 柔道

既往症等

記録(強化委員 記)

柔道強化選手。選抜体重別戦9年連続メダリスト、3位5回、2位3回、6年目に1度だけ優勝。1度出場した世界選手権は今一歩でメダルに届かなかった。代表時の合宿で個室を与えられると眠れず、相室の方が気楽という。変なことを考えて頭の後ろ、首筋が痛くなる。帰ったらよく眠れたとのこと。試合前一気に減量。10日も試合体重を維持するなんてできませんよ、しんどくて・・・・とぼやく。減量を克服した相手が彼を破って世界に羽ばたいた。10年後顔も体もパンパンに太りながら指導者として地を固めている。

判定:人柄記号 3－1d

精神健康度 中(上) 曲線傾向 A1O

誤答等 後期11行目1

行飛他 なし

収集・記録者 氏名(HM)

UK 検 査 個 人 記 録 表

（記載年月日：2015 年 5月 8日）

	1	2	3	4	5	6	7	8	9	10	11	12	13	14	15	計	平均
前期	70	67	61	53	60	67	62	55	57	63	62	54	60	66	65	922	61.5
後期	64	63	67	65	68	67	62	61	75	72	65	70	70	67	65	1001	66.7

休効＝ 8.6 %

55

氏名 Ⅱ1-6 男 27 歳

検査年月日時： 1990年 9月 5日 20時 00分

所属

心身状態 良好

特記事項

運動 柔道

161cm 65kg

既往症等

記録（ 強化委員記 ）

柔道強化選手。大卒3年後、2年続けて選抜体重別戦3位、2度ともオリンピックメダリストとなった2人の選手に負ける。これ以上はできない限界まで稽古をする。真面目だが堅苦しさはなく、練習が終わると人なつこい。引退後は教育研究に専念、博士号を取得して教授となる。現役時代から体重が30kg増えても「止まりませんわー」と屈託がない。

判定：人柄記号 3－1d

精神健康度 中（上） 曲線傾向 Ⓐ11

誤答等 なし

行飛他 なし

収集・記録者 氏名（ HM ）

UK検査個人記録表

（記載年月日： 2020年 11月 10日）

	1	2	3	4	5	6	7	8	9	10	11	12	13	14	15	計	平均
前期	65	64	62	68	65	56	59	63	69	60	61	61	65	60	68	946	63.1
後期	75	60	64	62	73	68	57	63	66	68	66	67	63	59	63	974	64.9

休効＝ 3.0 ％

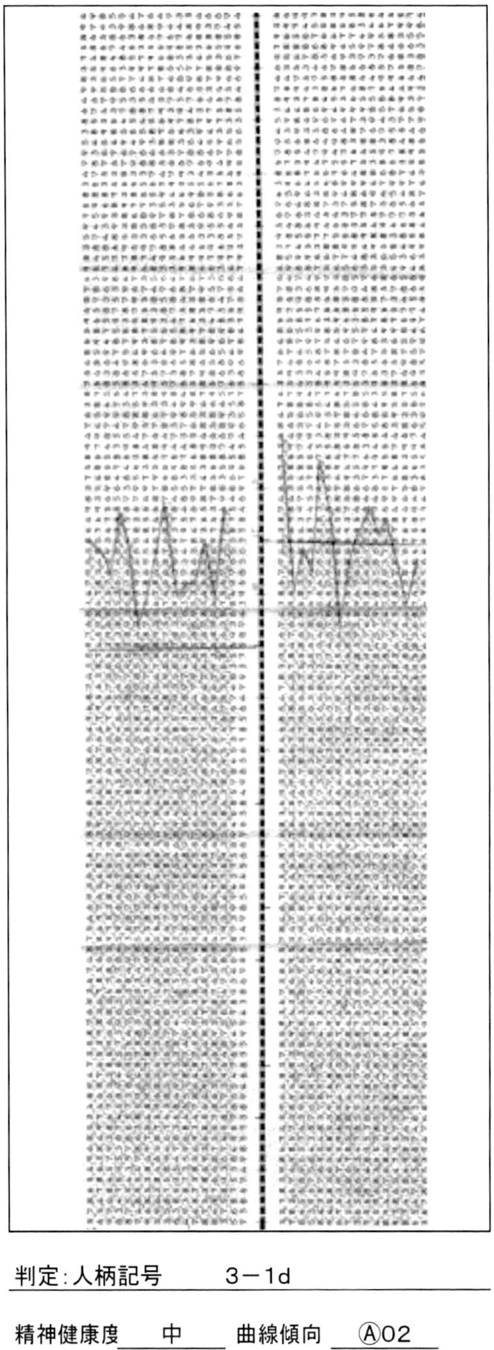

氏名 Ⅱ1-7 男 25歳

検査年月日時： 1986年 12月 29日

所属

心身状態

特記事項

運動 柔道

既往症等

記録（ 強化委員記 ）

17歳から26歳まで7枚の曲線は中5・中下2枚、17歳時B段階以外はⒶ段階、伸び伸びとした曲線が5枚と多い割に、後期の下降が6枚あり。健康度の高・中上が1枚もない。しかし、戦績は講道館杯優勝3回と3位1回、選抜戦も優勝3回と2位・3位各1回。ただし立派な体躯の持主ながら全日本選手権上位には一度も顔を出していない。国際試合では世界選手権連覇の後、オリンピックとその翌年の世界選手権は2回戦敗退であった。強化合宿で詰めた稽古姿を見せたことがない。天才といわれるくらい練習よりも試合で強く、期待されたが落ちるのが早かった。いつもゆったりと構え悠々としている。オリンピック出場時、翌日が自分の出番であるが、一切稽古をしない。横になって「快食・快眠・快便」「いうことありません」「明日は任せといて下さい」とリラックスしていた。同じ3－1dの選手が、試合の最も厳しい場面を想定して大汗を流す光景を目にしながら「普段やらんことをやってどうする気ですかね」と鼻で笑っていた。翌日は2回戦といっても本人の初戦。先手をとられ逃げまどう中で敗戦。強い姿を見ることが出来なかった。考えの甘さが目についた選手である。小林師の判定評に「やれと言われればやるが、積極的に自分から進んでやらない。傍観的で気が向いたこと以外はあまりやりたがらない。気力乏しく覇気なし」の記述あり。天才扱いは一つの動機付けであろうが、どんなものであろうか。

収集・記録者 氏名（ HM ）

判定：人柄記号 3－1d

精神健康度 中 曲線傾向 Ⓐ02

誤答等 なし

行飛他 なし

UK検査個人記録表

(記載年月日: 2015 年 6月 25日)

	1	2	3	4	5	6	7	8	9	10	11	12	13	14	15	計	平均
前期	58	60	52	52	50	51	53	50	50	44	48	49	47	60	51	775	51.7
後期	52	47	52	55	55	44	48	56	57	55	50	57	58	56	56	798	53.2

休効＝ 3.0 %

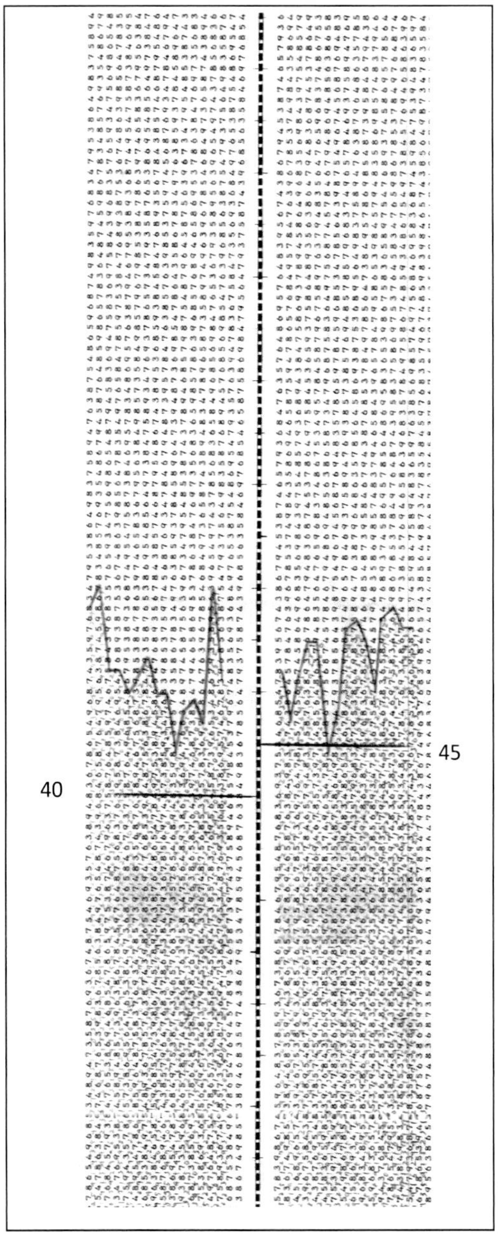

40

45

判定:人柄記号 3－1d

精神健康度 中 曲線傾向 A21

誤答等 なし

行飛他 なし

氏名 Ⅱ1-8 男 26 歳

検査年月日時: 2008年 1月 5日 20時 30分

所属

心身状態 普通

特記事項

運動 柔道

170cm 125kg

既往症等

記録(強化委員記)

柔道強化選手。17才から15年間、2回を除いて毎年戦績を残した。講道館杯優勝1・2位1・3位2回、選抜体重別戦優勝2・2位2・3位4回、全日本選手権2位2・3位1回の中で世界選手権優勝2・2位1回ながらオリンピックの出場権はとれなかった。彼の前に立ちはだかった4人の全日本選手権者がオリンピックでも覇者となった。UK曲線は22才から6年間に7枚、中上1・中(上)1・中2・中？1・中下2である。A段階に始まり、23才後半以降はⒶ段階であった。スロースターターであるが、乗ってくると自在の動きと意表をつく大技が飛び出す。コーチの指示で決勝の戦法を変えた2度目の世界選手権では負け、全てを任せた最後の世界選手権では金メダルに輝き、日本柔道の窮状を救った。ブスッとしている時は乗らない時、はち切れそうな笑顔で皆を友達にしてしまうのが彼らしい時。

収集・記録者 氏名(HM)

UK 検 査 個 人 記 録 表

(記載年月日: 2015 年 5月 18日)

	1	2	3	4	5	6	7	8	9	10	11	12	13	14	15	計	平均
前期	56	41	45	43	42	42	35	43	45	45	46	37	41	49	48	658	43.9
後期	53	45	56	44	43	49	50	47	49	44	37	44	49	46	45	701	46.7

休効＝ 6.5 %

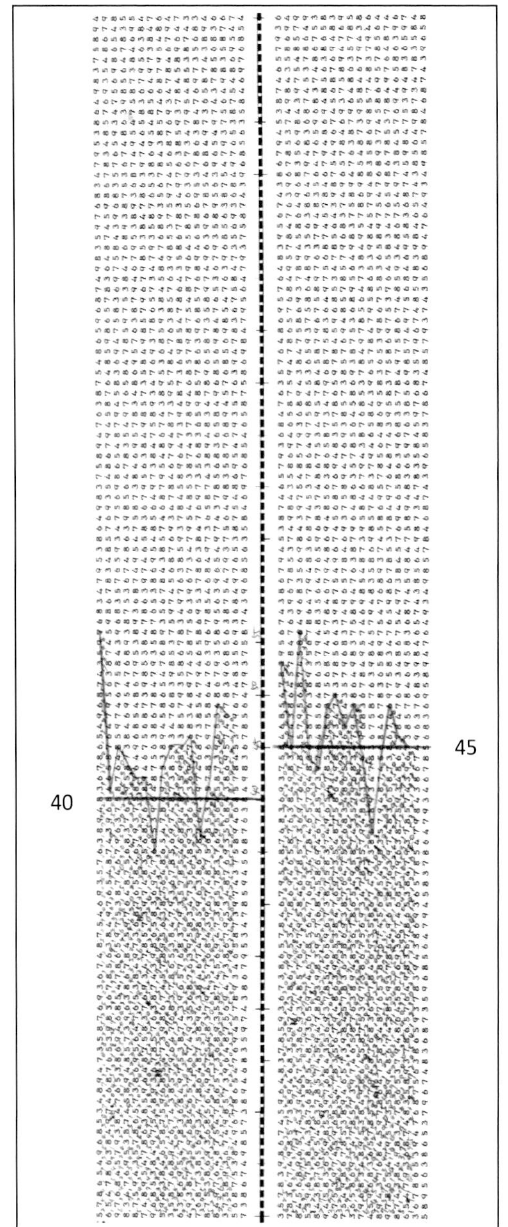

氏名 Ⅱ1-10 男 18 歳

検査年月日時: 1984年 12月 22日 19時 00分

所属 私立大学 1年

心身状態 良好

特記事項

運動 柔道

ふとり型

既往症等

記録(記)

柔道強化選手。巨漢。立っているだけで相手の技がきかない。それが地方の大会で国立大学生に動き廻られて敗北、大会盛り上げの立役者になった。大卒後、地方公務員になり、医者の指示で減量に成功、「動けますよ」と笑っていた。「でかいうちは憂鬱で人と口をきくのもいやだった」とか。

判定:人柄記号 3－1d

精神健康度 中 曲線傾向 A02

誤答等 なし

行飛他 なし

収集・記録者 氏名(MF)

UK 検 査 個 人 記 録 表

（記載年月日： 2015 年 5月 25日）

	1	2	3	4	5	6	7	8	9	10	11	12	13	14	15	計	平均
前期	52	45	42	45	48	44	40	48	39	50	47	41	47	48	48	684	45.6
後期	52	47	49	52	52	45	41	46	47	46	45	47	41	47	54	711	47.4

休効＝ 3.9 %

40

55

氏名 Ⅱ1-11 男 15 歳

検査年月日時： 1989年 12月 21日 14時 30分

所属 公立中学校

心身状態 疲れている

特記事項

運動 柔道

172cm 95kg

既往症等

記録（ 強化委員記 ）

柔道強化選手。身長は足りないが鍛えこんだ赤銅色の体、力を出し切って激しく動き廻る姿はJr.のときから目を引いた。全中とIHを優勝したがSr.では国際級のそうそうたる連中の壁があり、23才時、講道館杯2位、選抜体重別戦3位、オーストリア国際で優勝をしたのみであった。UK曲線は14～17才A段階、以後は25才までⒶ段階に定着。中上1・中（上）1・中4・中下1であった。活躍した年、一仕事を終えたように健康度が急落。気持ちを取り直して回復したが、試合も日常も大人しくなってしまった。

判定：人柄記号 3－1d

精神健康度 中 曲線傾向 A00

誤答等 なし

行飛他 なし

収集・記録者 氏名（ MF ）

UK検査個人記録表　(記載年月日: 2015 年 5月 25日)

	1	2	3	4	5	6	7	8	9	10	11	12	13	14	15	計	平均
前期	52	45	42	45	48	44	40	48	39	50	47	41	47	48	48	684	45.6
後期	52	47	49	52	52	45	41	46	47	46	45	47	41	47	54	711	47.4

休効＝ 3.9 %

40　55

氏名 H.H 男 15 歳

検査年月日時: 1989年 12月 21日 14時 30分

所属 中学校

心身状態 疲れている

特記事項

運動 柔道強化選手

172cm 95kg

既往症等

記録(強化委員記)

柔道強化選手。身長は足りないが鍛えこんだ赤銅色の体、力を出し切って激しく動き廻る姿はJr.のときから目を引いた。全中とIHを優勝したがSr.では国際級のそうそうたる連中の壁があり、23才時、講道館杯2位、選抜体重別戦3位、オーストリア国際で優勝をしたのみであった。UK曲線は14〜17才A段階、以後は25才までⒶ段階に定着。中上1・中(上)1・中4・中下1であった。活躍した年、一仕事を終えたように健康度が急落。気持ちを取り直して回復したが、試合も日常も大人しくなってしまった。

判定:人柄記号 3－1d

精神健康度 中　曲線傾向 A00

誤答等 なし

行飛他 なし

収集・記録者 氏名(船越正康)

UK検査個人記録表

（記載年月日：2015 年 5月 25日）

	1	2	3	4	5	6	7	8	9	10	11	12	13	14	15	計	平均
前期	70	67	55	63	61	50	52	57	50	44	53	58	58	49	49	836	55.7
後期	58	54	57	53	58	59	55	52	60	62	58	55	55	58	62	856	57.1

休効＝ 2.4 ％

40

45

氏名 Ⅱ1-9 男 24 歳

検査年月日時： 年 月 日 時 分

所属

心身状態 良好

特記事項

運動 柔道

171cm 85kg

既往症等

記録（ 強化委員記 ）

柔道強化選手。Jr.フランス国際と正力杯国際に優勝。Jr.では期待されたが、Sr.では講道館杯3位2回と選抜体重別戦2位1回に終わった。練習はよくやるが、何処の誰だか分からぬ選手に同じように続けて投げられ首を傾げる。気分の明暗が柔道に現れ、気が滅入ると消極的になるクセがあった。UK曲線は中（上）度2回・中3・中下1回であり、大きく崩れないが、加齢とともに考え込む姿が多くなった。実生活は真面目、何をやっても全力投球で、ゆとりに欠けるきらいがあった。

判定：人柄記号 3－1d

精神健康度 中？ 曲線傾向 Ⓐ20

誤答等 なし

行飛他 なし

収集・記録者 氏名（ HM ）

UK検査個人記録表

（記載年月日：2015 年 6月 25日）

	1	2	3	4	5	6	7	8	9	10	11	12	13	14	15	計	平均
前期	31	26	25	26	30	25	26	30	26	24	30	30	28	30	34	421	28.1
後期	33	34	37	35	37	39	35	37	28	35	33	28	31	38	32	512	34.1

休効＝ 21.6 %

25

30

判定：人柄記号 3－1d

精神健康度 中下 曲線傾向 B10

誤答等 なし

行飛他 なし

氏名 Ⅱ1-12 男 23歳

検査年月日時： 1999年 9月 6日 21時 00分

所属 企業

心身状態 普通

特記事項

運動 柔道

182cm 130kg

既往症等

記録（ 強化委員記 ）

柔道強化選手。全中大会3位で強化指定を受く。15～23才まで3枚のUK曲線は18才までC段階、大卒後の曲線にして漸くB段階止まり、全て中下度である。しかし戦績は優勝こそないものの20才の講道館杯3位を皮切りに、6年間にわたって選抜体重別戦2位4回、全日本選手権2位2回の好成績を残した。大きな身体で監督の前に正座、一言一言に頷き闘いに向かう。最初の全日本選手権準優勝の後、所属の監督が自立を促したら翌年は1回戦負け。元の指導スタイルに戻して好成績につなげた。近しい人には人なつこい笑顔で体ごと挨拶にいく。企業で活躍した後、競技実績を買われて中堅大学の監督から教員となる。指導には自信がないと嘆いているうちにチームは団体戦で二部落ち。目の色を変えて捲土重来を期すも浮上せず、後進に道を譲った。

収集・記録者 氏名（ HM ）

UK検査個人記録表

(記載年月日: 2015 年 6月 25日)

	1	2	3	4	5	6	7	8	9	10	11	12	13	14	15	計	平均
前期	50	45	43	35	42	42	39	41	42	44	44	39	46	45	44	641	42.7
後期	48	48	46	46	44	47	45	50	52	50	48	48	48	51	49	720	48.0

休効＝ 12.3 ％

40

45

氏名 Ⅱ1-13 男 18歳

検査年月日時: 1993年 月 日 時 分

所属

心身状態

特記事項

運動 柔道

179cm 95kg

既往症等

記録(強化委員記)

柔道強化選手。17～19才までJr.強化選手時代に3枚のUK曲線を残す。全てA段階、高度2・中下度1枚である。予選から勝ち抜いた21才時講道館杯3位と25才時全日本選手権3位が各1回ある。固太り、にが虫を噛み潰したような顔でとっつきにくいが、仲間内では信頼が厚い。真面目で母校の教官・コーチとして優秀選手を育てている。

判定:人柄記号 3－1d

精神健康度 中下 曲線傾向 A11

誤答等 あり

行飛他 なし

収集・記録者 氏名(MF)

UK 検 査 個 人 記 録 表

（記載年月日：2015 年 6月 25日）

	1	2	3	4	5	6	7	8	9	10	11	12	13	14	15	計	平均
前期	37	35	39	37	39	26	30	36	31	27	40	29	36	35	38	515	34.3
後期	42	37	35	42	40	39	28	35	35	24	35	33	30	36	45	536	35.7

休効＝ 4.1 ％

25

30

氏名 Ⅱ1-14 男 25 歳

検査年月日時： 1990年 12月 18日 22時 00分

所属 国立大学大学院

心身状態

特記事項

運動 柔道

174cm 120kg

既往症等

記録（ 強化委員記 ）

柔道強化選手。地区予選を勝ち抜いて出場した全日本選手権で3位。それによって強化指定選手となる。UK曲線はその年の2回と翌年の3回。2回目のみA段階で1・3回目はB段階である。本人はゆったりとしていて屈託がない。「一人で考え込むと悲観的になりやすい」と云う。大学に奉職してすぐの活躍だったが、以後は記録なし。本図は3－1dというよりも3－1あるいは4曲線に見える。

判定：人柄記号 3－1d

精神健康度 中下 曲線傾向 B00

誤答等 前期11行目1

行飛他 なし

収集・記録者 氏名（ MF ）

UK検査個人記録表

(記載年月日: 2015 年 6月 25日)

	1	2	3	4	5	6	7	8	9	10	11	12	13	14	15	計	平均
前期	56	50	48	50	47	48	41	44	46	44	45	45	44	48	50	706	47.1
後期	56	52	54	52	53	49	48	51	49	47	44	48	49	50	45	747	49.8

休効＝ 5.8 %

40

45

判定:人柄記号 3－1d

精神健康度 中下 曲線傾向 A22

誤答等 あり

行飛他 なし

氏名 Ⅱ1-15 男 26 歳

検査年月日時: 1987年 12月 28日 20時 00分

所属

心身状態 普通

特記事項 五輪金

運動

180cm 140kg

既往症等

記録(強化委員記)

柔道強化選手。数少ないグランドスラマーの一人、全日本選手権・世界選手権・オリンピック(連覇)の3冠を制した。9回のUK結果は高度1・中4・中下4の9枚中19才まではB段階、以後A段階に定着した。本図は大怪我の回復に長期間を要し、復活の見通しが立たない焦りと気力が萎えかかっている時のものである。固執傾向の誤答多発と下降傾向が明らかである。子供の頃からオリンピックの表彰台に上がり、メインポールに日の丸を揚げる夢を見て現役の最晩年に実現した好漢。日本柔道の救世主と称えられた。愛すべき笑顔はチャンピョンスマイルを象徴する。

収集・記録者 氏名(MF)

UK 検 査 個 人 記 録 表

(記載年月日: 2015 年 5月 25日)

	1	2	3	4	5	6	7	8	9	10	11	12	13	14	15	計	平均
前期	36	29	28	24	30	33	28	30	30	32	33	28	36	30	30	457	30.5
後期	36	34	35	28	28	34	29	34	25	31	29	35	32	28	35	473	31.5

休効＝ 3.5 %

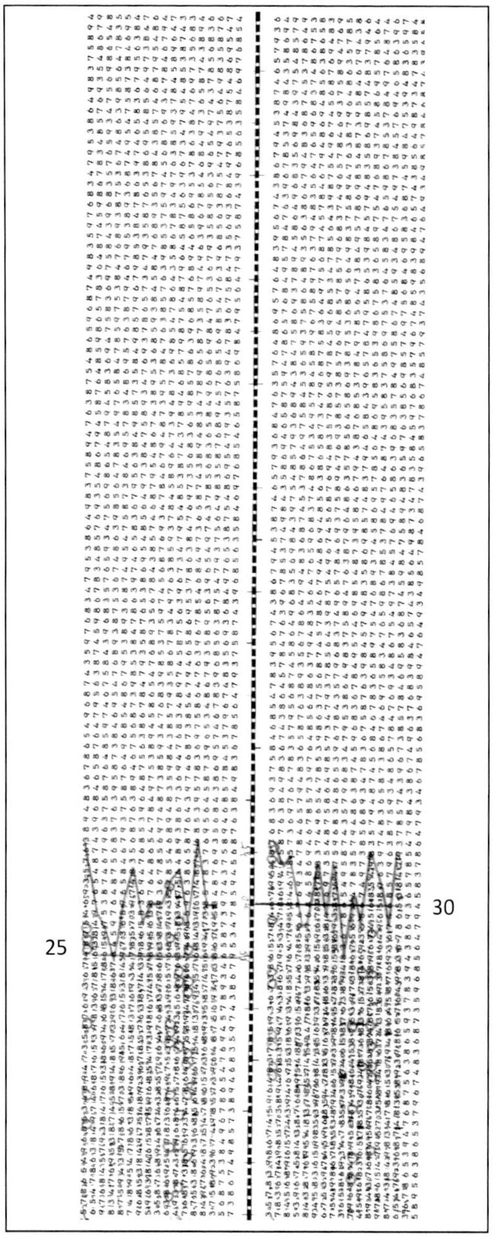

25

30

判定:人柄記号 3－1d

精神健康度 低 曲線傾向 B10

誤答等 多数あり

行飛他 なし

氏名 Ⅱ1-16 男 21 歳

検査年月日時: 1990年 12月 18日 22時 00分

所属 私立大学 4年

心身状態 普通

特記事項

運動

174cm 78kg

既往症等 胃潰瘍

記録(強化委員記)

柔道強化選手。17～23才まで7枚のUK曲線を残す。17才と19才の2曲線はC段階、他はB段階。全て固執傾向の誤答が多発し、解禁止曲線も1枚ある。しかし、7枚の曲線は3－1d曲線である。全日本Jr.2位以外、Sr.では戦績記録が一つもない。強化に残った理由は投げ込み要員として一流選手から指名されていたからではないか、ヘッドコーチ裁量と見てもよい。本人はいたって真面目である。算数は苦手。クレペリン検査をやっていると途中から頭が痛くなると泣きそうな顔で訴えていた。しかし一流選手の引退まで懸命に受けをこなし、引退後は自家営業に励んでいる。

収集・記録者 氏名(MF)

UK 検 査 個 人 記 録 表

(記載年月日: 2015 年 4月 6日)

	1	2	3	4	5	6	7	8	9	10	11	12	13	14	15	計	平均
前期	56	53	43	41	40	44	46	42	37	44	43	43	45	47	46	670	44.7
後期	73	55	54	51	59	53	51	48	49	52	50	53	52	43	43	786	52.4

休効＝ 17.3 ％

40

45

氏名 I 3-3 男 20 歳

検査年月日時: 1990年 12月 18日 10時 00分

心身状態

特記事項

185cm 118kg

既往症等

記録(強化委員記)

柔道強化選手。全日本学生選手権で準優勝して、国内での国際試合に出場し3位。4年時に予選を勝ち抜いて全日本選手権で2位となる。有望選手と期待されているのに、所属の監督は苦虫を噛みつぶす。「資格試験の勉強があるとか言って、とことん稽古しない。柔道は止めた後の人生が長いとか何とか・・・・。どうせものになりませんよ。」

本人は屈託なく、にこにこ話しかけてくる。「柔道は優勝しないとダメですからね。運がよかったから此処まできたけど、いいんですよ。」その後は顔を合わせることがなかった。

判定:人柄記号 3－2

精神健康度 中上 曲線傾向 A02

誤答等 なし

行飛他 なし

収集・記録者 氏名(MF)

UK 検 査 個 人 記 録 表

（記載年月日： 2015 年 5月 25日）

	1	2	3	4	5	6	7	8	9	10	11	12	13	14	15	計	平均
前期	61	45	46	39	43	37	41	42	39	52	44	48	45	53	50	685	45.7
後期	62	53	52	57	60	56	50	54	52	53	53	50	59	55	52	818	54.5

休効＝ 19.4 %

40

45

氏名 I 3-4 男 20 歳

検査年月日時： 1979年 8月 24日 11時 00分

所属

心身状態

特記事項

既往症等

記録（ 強化委員記 ）

柔道強化選手。20才で強化入り。企業入りした後、24才で全日本選手権3位、1年おいて2位となる。選抜体重別戦2・3位各1回、いずれも世界チャンピョンになった選手に敗れた。人がよい、気弱さを見せまいとして強がるようなところあり。かえって息切れしていた。

判定：人柄記号 3－2

精神健康度 中上 曲線傾向 A00

誤答等 なし

行飛他 なし

収集・記録者 氏名（ mf ）

UK 検 査 個 人 記 録 表

(記載年月日: 2015 年 6月 25日)

	1	2	3	4	5	6	7	8	9	10	11	12	13	14	15	計	平均
前期	53	46	41	43	43	43	34	35	45	45	46	42	43	49	42	650	43.3
後期	62	54	49	46	50	43	45	45	52	43	41	50	48	39	44	711	47.4

休効＝ 9.4 %

40

45

氏名 I 3-6 男 20 歳

検査年月日時: 1988年 12月 20日 21時 00分

所属

心身状態 良好

特記事項

176cm 86kg

既往症等

記録(強化委員記)

柔道強化選手。20才時講道館杯3位の年に全日本選手権3位、翌年選抜体重別戦2位。若くして注目されたが、戦績はこの2年間以外にない。UK曲線は20才と21才前半がA段階、後半と23才時はⒶ段階で中(上)度3・中度1枚。会話は歯切れよく、質問には即答する。しかし23才時すでに「自分で自分がよく分からなくなってきた」「誰しも全日本の合宿で力をつけるつもりはないだろうし、本当の練習は所属へ帰ってからのこと」「ここではいい経験をしたと思うが、ケガが多くて今一つパッとしなかった」と行き詰まっていた。

判定:人柄記号 3－2

精神健康度 中(上) 曲線傾向 A02

誤答等 なし

行飛他 なし

収集・記録者 氏名(MF)

UK 検 査 個 人 記 録 表

（記載年月日: 2015 年 6月 25日）

	1	2	3	4	5	6	7	8	9	10	11	12	13	14	15	計	平均
前期	51	50	42	41	41	36	40	38	44	33	40	40	41	36	48	621	41.4
後期	58	48	49	52	46	50	45	38	44	43	39	42	46	49	46	695	46.3

休効＝ 11.9 %

40

45

氏名 I 3-7 男 24 歳

検査年月日時: 1988年 12月 20日 21時 00分

所属

心身状態

特記事項

185cm 120kg

既往症等

記録（ 強化委員記 ）

柔道強化選手。17～26才迄10年間に残された8枚の曲線は下降と上昇を繰り返す3－4循環型である。19才まで3枚はB段階、以後の5枚はA段階。健康度は中上度1・中（上）2・中2・中下3、加齢とともに高健康へ移行する。本図には24才時3－2温和型を示した。21才講道館杯優勝、翌年3位。2年置いて選抜体重別戦3位、この間にアジア大会で優勝した。19才時3－1dの記述に「まじめにやってはいるが出足遅く、調子が出るのに時間がかかる。動き出せば粘ってやる」とある。その通りに行動し、先輩に可愛がられるが、所属外の人との交流は控え目。人のよさが目につく。積極性には乏しかった。

判定:人柄記号 3－2 or 3－4

精神健康度 中（上） 曲線傾向 A22

誤答等 前期11行目1

行飛他 なし

収集・記録者 氏名（ mf ）

UK 検 査 個 人 記 録 表

（記載年月日： 2015 年 5月 18日）

	1	2	3	4	5	6	7	8	9	10	11	12	13	14	15	計	平均
前期	70	59	54	54	56	58	59	54	54	49	53	55	51	60	54	840	56.0
後期	78	70	76	76	64	66	54	68	66	65	59	59	61	57	66	985	65.7

休効＝ 17.3 ％

55

氏名 I 3-5 男 18 歳

検査年月日時： 1981年 12月 14日 20時 00分

所属

心身状態 普通

特記事項

60kg以下級

既往症等

記録（ 強化委員記 ）

柔道強化選手。新興大学からの数少ない強化選手の一人。コーチからは「覇気なし」「負けてたまるかの面魂が足りない」といわれる。真面目で素直、大学4年次には強化から外れ、記録はない。

判定：人柄記号 3－2

精神健康度 中 曲線傾向 Ⓐ22

誤答等 なし

行飛他 なし

収集・記録者 氏名（ mf ）

UK検査個人記録表

（記載年月日：2015 年 4月 6日）

	1	2	3	4	5	6	7	8	9	10	11	12	13	14	15	計	平均
前期	95	81	83	74	77	80	79	78	72	81	76	78	79	82	80	1195	79.7
後期	108	88	88	91	90	88	89	81	82	75	78	78	79	77	76	1268	84.5

休効＝ 6.1 %

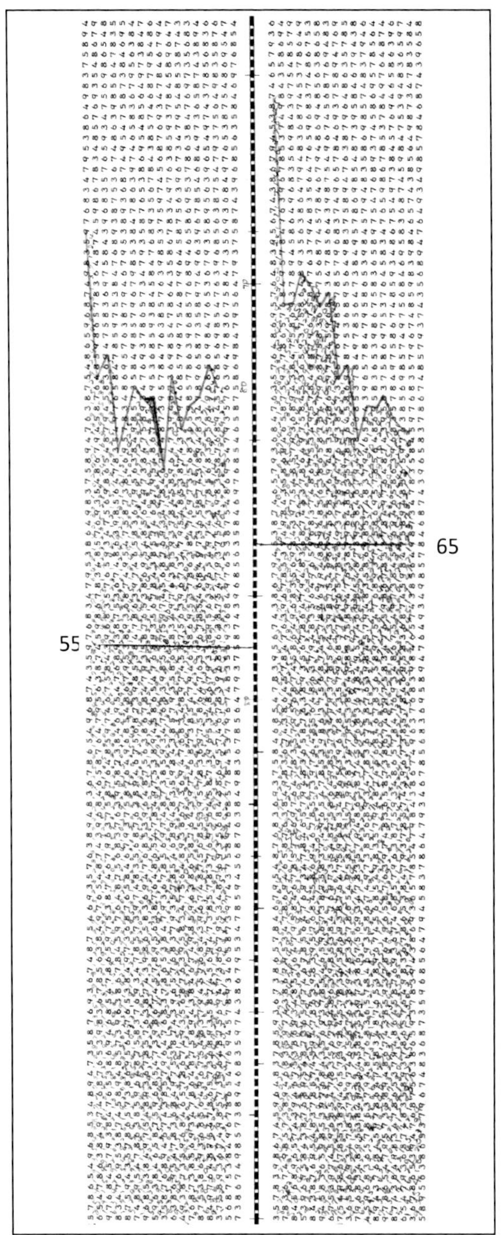

氏名 I 3-8 男 21 歳

検査年月日時：1990年 12月 18日 21時 00分

心身状態 良好

特記事項 珠算2級

178cm 98kg

既往症等

記録（ 強化委員記 ）

柔道強化選手。いい選手がいると期待され、そこそこの戦績を残すが勝ちきれない。国際学生3位が最高であった。個人戦よりも団体戦の方が力を出す。チームに溶け込んで声を掛け合い、盛り上がる。伝統校ではレギュラーをとるのも大変。人はいいが控え目な印象がついて廻った。UK曲線は1枚のみ。

判定：人柄記号 3－2

精神健康度 中 曲線傾向 Ⓐ22

誤答等 なし

行飛他 なし

収集・記録者 氏名（ mf ）

UK 検 査 個 人 記 録 表

（記載年月日：2016 年 6月 8日）

	1	2	3	4	5	6	7	8	9	10	11	12	13	14	15	計	平均
前期	57	57	50	56	51	56	52	45	51	52	51	52	48	57	50	785	52.3
後期	69	62	64	56	61	63	55	61	60	59	52	59	49	48	57	875	58.3

休効＝ 11.5 ％

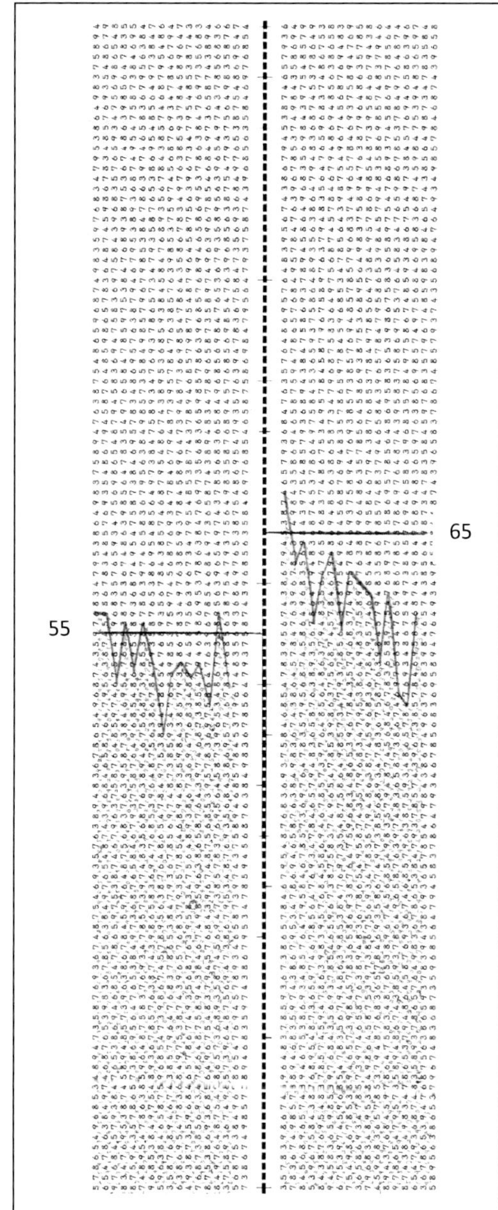

氏名 I 3-9 女 25 歳

検査年月日時: 2009年 4月 30日 20時 00分

所属

心身状態 普通

特記事項 2007年世界選手権2位

運動

167cm 77kg

既往症等

記録（ 強化委員記 ）

柔道強化選手。アジア選手権ほか国内大会では優勝経験が複数回あるが、連続出場した世界選手権は2度とも銀。最終試合のオリンピックでは初戦に敗退した。9年間の現役中13枚の曲線を残し、引退前12回目の曲線である。2年間B段階でスタート。オリンピック年にⒶ段階に達したほかはA段階8枚に終始。曲線傾向は下降9・平坦3・上昇1。とくに後期の下降がついて回り、いい試合をしながら勝ち切れなかった。健康度は中上4・中5・中下4枚。過緊張による平坦傾向のほか下降中にピリピリ動揺する例が重要大会に多い。

歌舞伎の錦絵にある凛々しい顔立ちは闘士風。しかし積極性は不足する。堂々と前に出ることができず、奥襟を叩かれると技の出ない時期が長かった。漸く脱皮したものの、先行されるとペースを崩し、期待されながら最後まで勝ち切ることができなかった。一見怖そうな雰囲気を漂わせるものの、いたって気の優しい照れ屋である。

判定：人柄記号 3－2

精神健康度 中 曲線傾向 Ⓐ02

誤答等 前期1

行飛他 なし

収集・記録者 氏名（ MF ）

UK検査個人記録表

(記載年月日: 2015 年 5月 18日)

	1	2	3	4	5	6	7	8	9	10	11	12	13	14	15	計	平均
前期	95	78	70	67	67	75	72	70	66	66	70	75	71	76	78	1096	73.1
後期	91	85	81	85	79	81	81	80	72	79	75	73	73	73	74	1182	78.8

休効＝ 7.8 %

55

65

氏名 I 3-10 男 27 歳

検査年月日時: 1982年 8月 10日 20時 00分

所属

心身状態 疲れている

特記事項

がっちり型

既往症等

記録(強化委員記)

柔道強化選手。23才の強化指定後、27才まで3枚のUK曲線がある。全てⒶ段階、はじめの2枚は曲線の動き幅は狭く上昇傾向が認められるが、後期は3枚とも下降が明らかである。小林師の評に「覇気乏し」、口述記録に「気持ちを明るく、自信をもたせるとよい」「とりかかりが遅い」とある。戦績は23才時に選抜体重別戦2位が1度記録されている。27才時の本曲線は過緊張が消え、のんびりとした温和型曲線である。

判定:人柄記号 3－2

精神健康度 中 曲線傾向 Ⓐ02

誤答等 なし

行飛他 なし

収集・記録者 氏名(mf)

UK 検 査 個 人 記 録 表

（記載年月日： 2015 年 5月 18日）

	1	2	3	4	5	6	7	8	9	10	11	12	13	14	15	計	平均
前期	66	59	54	49	51	51	54	50	47	51	55	52	49	55	51	794	52.9
後期	66	60	62	60	59	56	52	56	56	58	51	59	52	52	58	857	57.1

休効＝ 7.9 ％

40

45

氏名 Ｉ3-11 男 22 歳

検査年月日時： 1992年 12月 19日 20時 00分

所属

心身状態 普通

特記事項 全日本選手権ベスト16

177cm 128kg

既往症等

記録（ 強化委員記 ）

柔道強化選手。大学4年に1度だけ強化指定を受けるが、全日本選手権ベスト16が最高成績。地方の強豪校で団体要員として活躍した。立派な体格をしているが、静かで押し出しの強さはない。公務員となり中堅職になっても、やさしい上司の評がある。

判定：人柄記号 3－2

精神健康度 中 曲線傾向 A02

誤答等 なし

行飛他 なし

収集・記録者 氏名（ MF ）

UK検査個人記録表

（記載年月日：2016 年 6月 8日）

	1	2	3	4	5	6	7	8	9	10	11	12	13	14	15	計	平均
前期	43	38	33	36	29	31	27	29	29	33	32	32	25	30	34	481	32.1
後期	36	30	30	32	33	41	32	33	36	31	28	34	30	25	39	490	32.7

休効＝ 1.9 %

25

30

氏名　I 3-12　女　16 歳

検査年月日時：2010年 9月 23日 20時 30分

所属

心身状態 普通

特記事項 平成21年講道館杯3位

運動

159cm 55. 5kg

既往症等

記録（ 強化委員記 ）

強化選手。中学生で講道館杯3位となり、以後3年間に優勝2回・3位1回。しかし選抜体重別戦では1度もメダルに届かず。やってみなければ分からない試合をする。愛嬌がよいけれども喜怒哀楽が素直に顔に出る。中々引退しない先輩4人の壁が厚いとはいえ、選抜戦で上位に行けなければ世界の芽はない。進学後の団体戦では貢献したが個人戦では沈んでしまった。

判定：人柄記号 3－2

精神健康度 中（下） 曲線傾向 B20

誤答等 なし

行飛他 なし

収集・記録 （ MF ）

UK 検 査 個 人 記 録 表

（記載年月日：2015 年 5月 18日）

	1	2	3	4	5	6	7	8	9	10	11	12	13	14	15	計	平均
前期	49	51	52	47	51	51	53	53	53	49	57	52	52	56	58	784	52.3
後期	68	60	70	74	68	72	71	63	67	63	62	64	60	66	66	994	66.3

休効＝ 26.8 ％

55

65

氏名 Ⅱ2-1 男 27歳

検査年月日時： 1979年 7月 9日 11時 00分

所属 私立大学教員

心身状態 合宿2日目 精神的疲労

特記事項

運動 柔道

既往症等

記録（ 記 ）

柔道強化選手。26才時講道館杯2位となり、1度だけ強化指定をうける。現代的古武士の風格と才覚あり。母校での信頼は絶大。教授になるとともに柔道界の要職を堅実に務める。柔道国際化の一線に立ち、教育・普及とともに形演技の実践と指導に大役を果たしている。

判定：人柄記号 5

精神健康度 高 曲線傾向 Ⓐ10

誤答等 なし

行飛他 なし

収集・記録者 氏名（ TY ）

UK 検 査 個 人 記 録 表

(記載年月日: 2020年 11月 10日)

	1	2	3	4	5	6	7	8	9	10	11	12	13	14	15	計	平均
前期	67	63	62	58	62	63	62	66	62	63	58	58	60	68	68	940	62.7
後期	76	70	70	76	73	71	76	69	70	65	63	66	65	63	69	1042	69.5

休効＝ 10.9 %

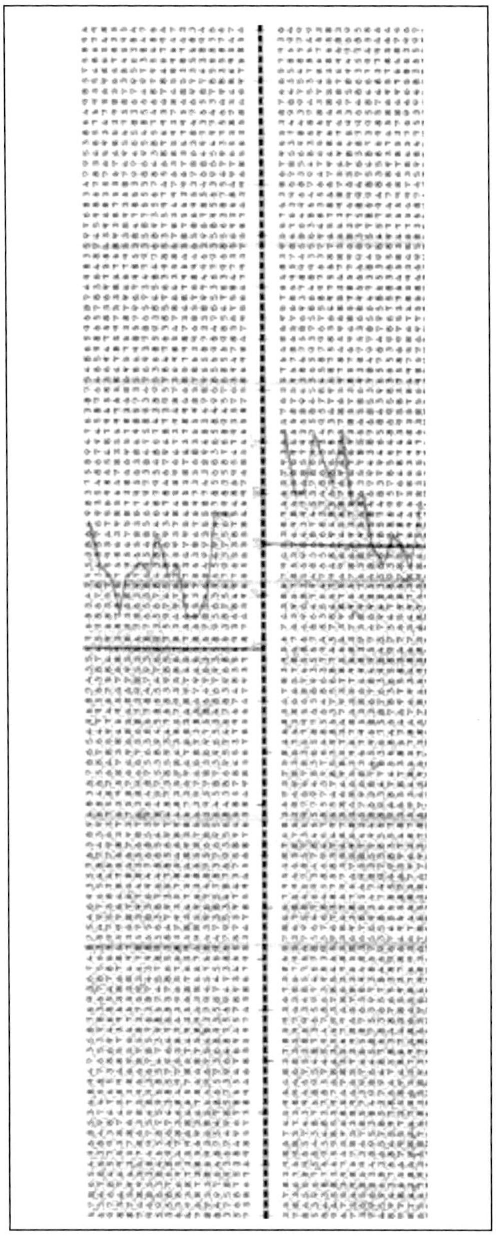

氏名 Ⅱ2-2 男 19歳

検査年月日時: 1990年 9月 5日 20時 00分

所属 私立大学

心身状態 寝不足

特記事項

運動 柔道

182cm 86kg

既往症等 左足首1回

記録(MF記)

柔道強化選手 15歳から17歳A段階、18歳から28歳Ⓐ段階、13枚の曲線あり。中上3・中(上)5・中3と崩れることはなかった。講道館杯優勝4・2位2・3位1回、選抜戦優勝3・2位4回。中量級ながら全日本選手権3位2度他、世界選手権優勝とオリンピック7位を記録した。むだ口をきかず、人の話をじーっと聞いて、入れ込むことなく黙々と行う。相手を威圧する強さは見せず、やるべきことをしっかりやって伸びた選手。引退まで酒の飲み方を知る機会がなかったらしく、コーチになって最初の公開親睦会でつがれるままにぐい飲みして我を失った。翌日、恐縮・猛反省して以後、慎重に飲み、乱れる姿を見せたことがない。まじめを絵に画いたような選手。

判定:人柄記号 5

精神健康度 中上 曲線傾向 Ⓐ12

誤答等 なし

行飛他 なし

収集・記録者 氏名(MF)

UK 検 査 個 人 記 録 表

（記載年月日：2015 年 5月 8日）

	1	2	3	4	5	6	7	8	9	10	11	12	13	14	15	計	平均
前期	72	68	68	60	63	65	62	70	66	64	75	68	71	73	73	1018	67.9
後期	80	85	79	78	74	77	82	80	73	70	73	77	66	74	81	1149	76.6

休効＝　12.9 ％

65

55

氏名　Ⅱ2-3　男　20 歳

検査年月日時：　1989年 12月 18日 19時 30分

所属　私立大学

心身状態　少し疲れている

特記事項

運動　柔道

177cm　86kg

既往症等

記録（ 強化委員記 ）

柔道強化選手。講道館杯3位の記録以外はない。自由な気風の私学から強化選手になった。見かけがいかつく、合宿ではJr.高校生が一人も「お願いします」と言ってこず、コーチから冷やかされる。困った顔して、自分から頭を下げてお願いしていた。

判定：人柄記号　5

精神健康度　中上　曲線傾向　Ⓐ12

誤答等　なし

行飛他　なし

収集・記録者 氏名（ MF ）

UK検査個人記録表　（記載年月日: 2015 年 6月 25日）

	1	2	3	4	5	6	7	8	9	10	11	12	13	14	15	計	平均
前期	65	62	59	54	62	63	55	56	59	66	63	62	62	57	65	910	60.7
後期	69	65	74	73	78	79	69	71	67	65	62	72	60	59	64	1027	68.5

休効＝　12.9 %

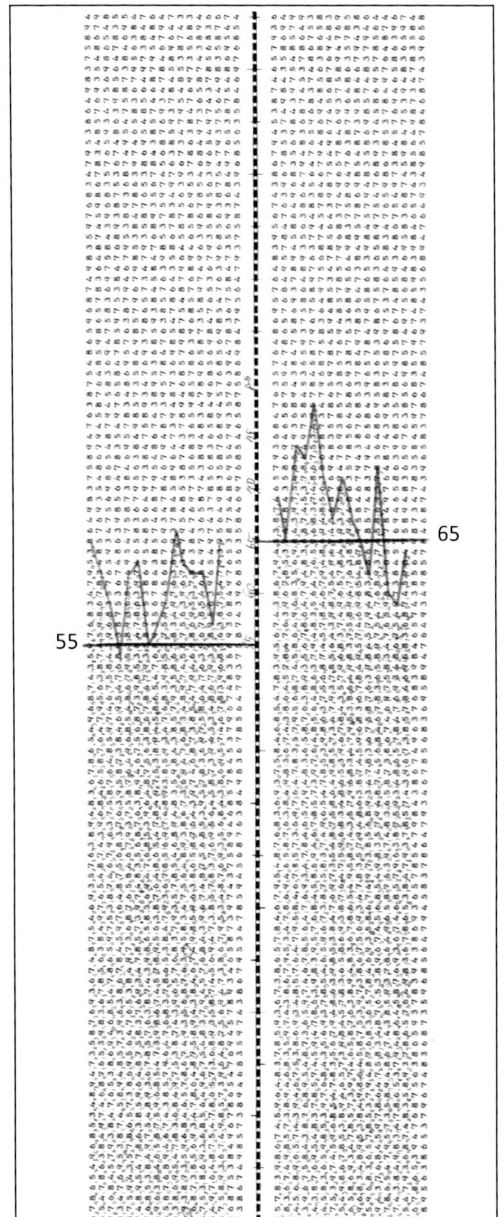

氏名　Ⅱ2-4　男　24 歳

検査年月日時:　1989年 8月 7日 21時 00分

所属　国家公務員

心身状態　正常

特記事項

運動　柔道

174cm　82kg

既往症等

記録（ 強化委員記 ）

柔道強化選手。23～28才まで12枚の曲線を残す。全てⒶ段階、中上度5・中(上)4・中3と高い方で安定している。戦績は20才時講道館杯3位に始まって、同優勝1回等、30才まで1年を除いて上位入賞が続く。選抜体重別戦では優勝2回・2位3回・3位2回ほか、海外でも韓国国際優勝、世界選手権2位を記録した。世界選手権で優勝を逃した後、人前でコーチに罵倒されるも油汗を流しながら頷く。帰国後、初心に戻ってやり直し、後輩の仕事である掃除・洗濯をはじめ、自主トレを率先して始めた。まじめな硬骨漢、筋トレで筋肉マン並みの体躯を作って試合に臨む。仲間内では砕けて羽目を外すこともあるが、目上の人には誰に対しても背筋を伸ばし大きな声で対話する、時々つっかえたり、どもったりしながら・・・。

判定:人柄記号　5 or 3－1d

精神健康度　中上　曲線傾向　Ⓐ12

誤答等　なし

行飛他　なし

収集・記録者　氏名（ MF ）

UK 検 査 個 人 記 録 表

(記載年月日: 2015 年 6月 25日)

	1	2	3	4	5	6	7	8	9	10	11	12	13	14	15	計	平均
前期	60	57	55	62	62	56	54	50	59	58	55	58	56	56	51	849	56.6
後期	64	63	61	65	69	63	66	63	65	60	71	59	59	55	62	945	63.0

休効＝ 11.3 %

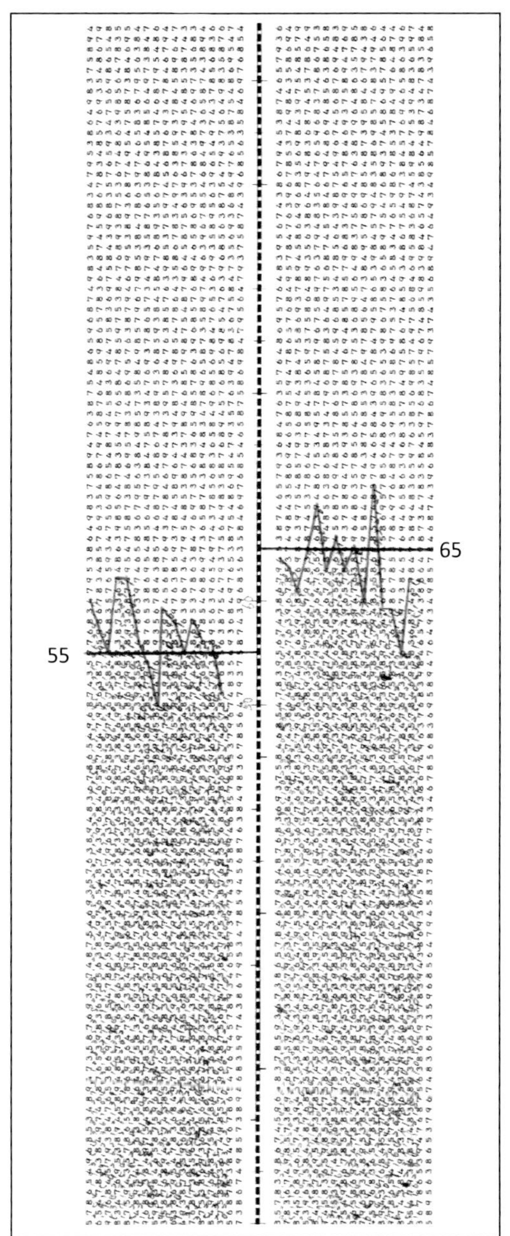

氏名 Ⅱ2-5 男 24 歳

検査年月日時: 1991年 8月 19日 11時 00分

所属 会社員

心身状態 ふつう

特記事項

運動 柔道

183cm 86kg

既往症等

記録(強化委員記)

柔道強化選手。選抜体重別戦2位と3位、講道館杯3位を各1回記録。UK曲線は18～24才間、中上2・中(上)3・中3枚と高い方である。若いのに年中仏頂面、地顔ですと云って目を向く。やる気満々で目一杯の稽古をする。ソ連の選手に組み勝った上で肩車で放られた。情けなくて会社に西欧行きを申し出たら認められた。コンディションを整え、外人対策を実地で勉強してくる由。日本の中だけで柔道をしていた時代に、最も早く単独出国した選手。それなりに成果は上がったが、国内では勝ち切れなかった。

判定:人柄記号 5

精神健康度 中(上) 曲線傾向 Ⓐ22

誤答等 なし

行飛他 なし

収集・記録者 氏名(MF)

UK 検 査 個 人 記 録 表

（記載年月日：2015 年 5月 18日）

	1	2	3	4	5	6	7	8	9	10	11	12	13	14	15	計	平均
前期	68	67	64	69	64	65	63	67	66	67	69	73	71	71	74	1018	67.9
後期	78	84	82	77	77	73	73	70	70	74	73	70	69	70	69	1109	73.9

休効＝ 8.9 %

55

65

氏名 Ⅱ2-6 男 28 歳

検査年月日時： 2006年 12月 17日 20時 00分

所属 株式会社

心身状態

特記事項

運動 柔道

既往症等

記録（ 強化委員記 ）

柔道強化選手。遅咲きの選手。実業団で戦績を積み、26才で強化指定を受ける。その翌年、選抜体重別戦で3位入賞が最高成績。柔道選手には珍しく背筋を伸ばし、礼儀正しい。期間は短かったが、若い選手に混って黙々と練習に励む姿は存在感があった。

判定：人柄記号 5

精神健康度 中（上） 曲線傾向 Ⓐ12

誤答等 なし

行飛他 なし

収集・記録者 氏名（ MF ）

UK検査個人記録表

（記載年月日：2015 年 5月 18日）

	1	2	3	4	5	6	7	8	9	10	11	12	13	14	15	計	平均
前期	65	69	61	67	64	68	59	69	70	67	70	68	66	68	62	993	66.2
後期	73	66	74	74	75	73	73	74	68	74	62	67	63	69	75	1060	70.7

休効＝ 6.7 ％

55

65

氏名 Ⅱ2-8 男 17歳

検査年月日時： 1988年 12月 20日 21時 00分

所属 私立高校 2年

心身状態

特記事項

運動 柔道

167cm 65kg

既往症等

記録（ 記 ）

柔道強化選手。16才で強化指定を受け、18才で外れる。卒業後に企業就職2度、予選から勝ち上がって講道館杯3位、翌々年2位となるが、選抜体重別戦での記録は残せなかった。引退後新興大学に職を得て、教育柔道の指導に専念。根からの真面目人間であり、勝利主義柔道の弊害に文句を言いながら警鐘を鳴らしている。

判定：人柄記号 5 or 10

精神健康度 中 曲線傾向 Ⓐ00

誤答等 後期11行目1

行飛他 なし

収集・記録者 氏名（ MS ）

UK検査個人記録表

(記載年月日: 2020年 4月 20日)

	1	2	3	4	5	6	7	8	9	10	11	12	13	14	15	計	平均
前期	59	63	54	57	57	54	51	55	61	51	54	54	58	61	62	851	56.7
後期	61	58	69	66	69	65	60	58	57	55	60	60	53	51	59	901	60.1

休効＝ 5.9 %

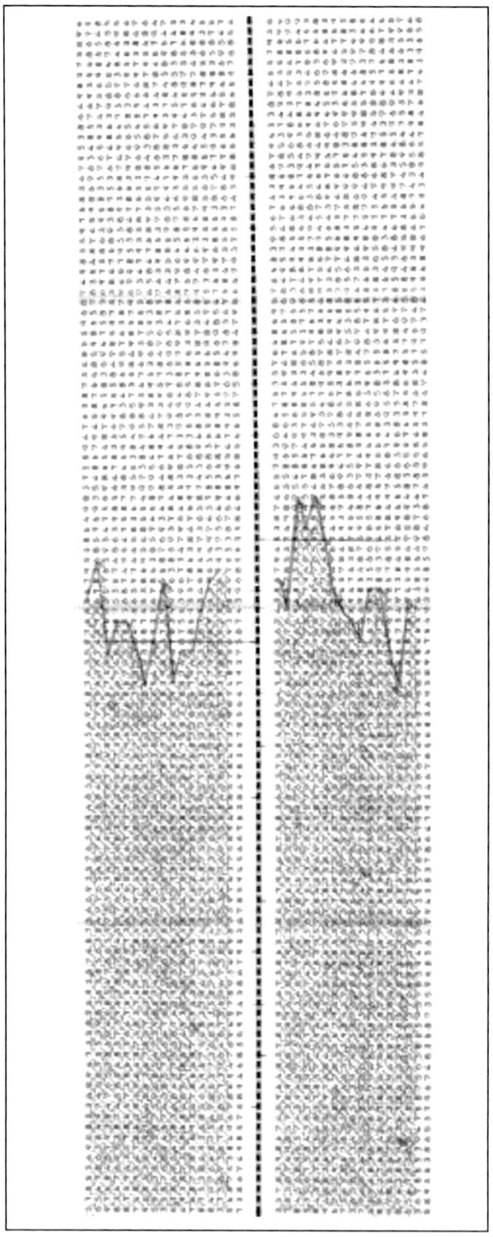

氏名 Ⅱ2-9 女 19歳

検査年月日時: 2001年 3月 21日 20時

所属 国立大学

心身状態 普通

特記事項 166cm 60kg

運動

既往症等

記録(強化委員 記)

17〜19歳時、中上1・中2枚の曲線を残す。
顔は真直ぐ前を向き姿勢が正しいけれども発言なく行動は控え目。所属の先輩・後輩を含めて国際級の選手が居並ぶ中に埋没してしまった。講道館杯と選抜戦に記録なく、唯一高校時に世界Jr.で優勝したのみである。

判定:人柄記号 5

精神健康度 中 曲線傾向 Ⓐ02

誤答等 なし

行飛他 なし

収集・記録者 氏名(mf)

UK 検 査 個 人 記 録 表

（記載年月日：2020年　4月　17日）

	1	2	3	4	5	6	7	8	9	10	11	12	13	14	15	計	平均
前期	76	72	67	68	63	64	57	63	58	63	65	64	60	63	59	962	64.1
後期	71	70	68	69	74	71	70	67	67	63	64	59	61	67	64	1005	67.0

休効＝　4.5 ％

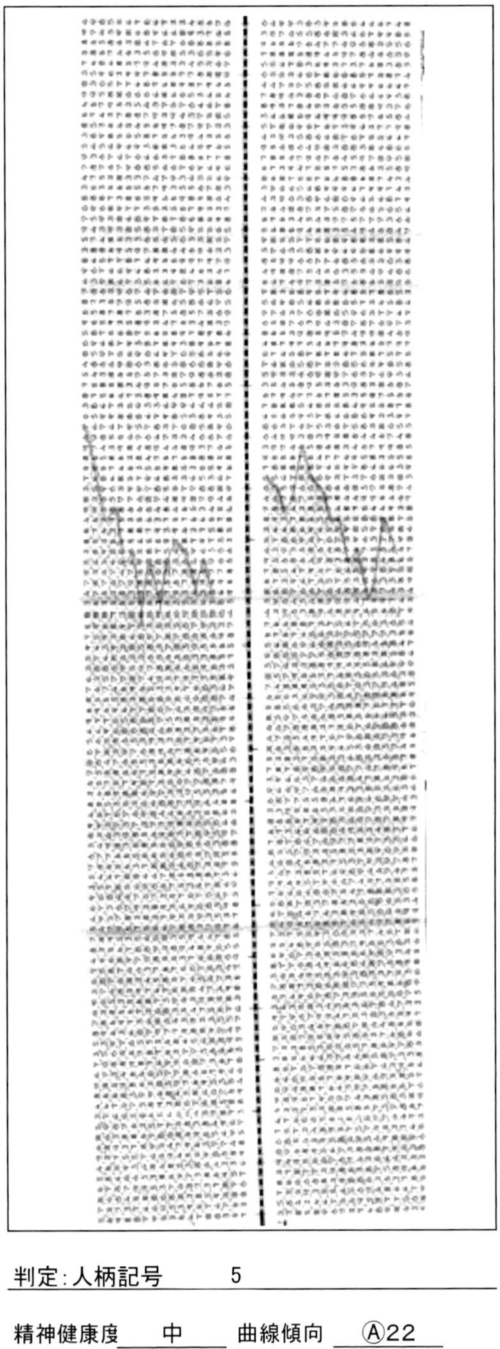

氏名　Ⅱ2-10　女　21 歳

検査年月日時：1991年　7月 9日　20時

所属　国立大学

心身状態

特記事項　155cm　56kg　珠算2級

運動

既往症等

記録（ 強化委員 記 ）

遅咲き。大学4年、社会人初年が絶好調。講道館杯優勝1・3位2回の前後に選抜戦優勝4・2位2・3位1回。初出場の世界選手権は2回戦で敗退したが、翌年のオリンピック3位、翌々年2度目の世界選手権で2位となった。曲線は21～28歳の間に5枚。全てがⒶ段階であった。本曲線は初出場の世界選手権前に受けたもの。オーバーペースで息切れ状態だった。28歳時「国内で勝っても世界で勝てる力はないよ」とコーチに言われ涙ぐむ。真面目に黙々と取り組むが、思い込みが強い。オリンピックの準決勝30分前から試合場に仁王立ち、微動だにせず立ちつくし、試合開始直後に大内刈りでコロンとこけて負ける。自分ではそんなに立っていたつもりはなかったとショックの顔をしていた。

判定：人柄記号　5

精神健康度　中　曲線傾向　Ⓐ22

誤答等　なし

行飛他　なし

収集・記録者　氏名（ MS ）

UK 検 査 個 人 記 録 表　（記載年月日: 2014 年 7月 1日）

	1	2	3	4	5	6	7	8	9	10	11	12	13	14	15	計	平均
前期	42	42	39	41	39	44	42	45	38	42	39	38	45	42	38	616	41.1
後期	38	46	44	46	46	52	50	48	47	48	44	45	47	46	45	692	46.1

休効＝ 12.3 %

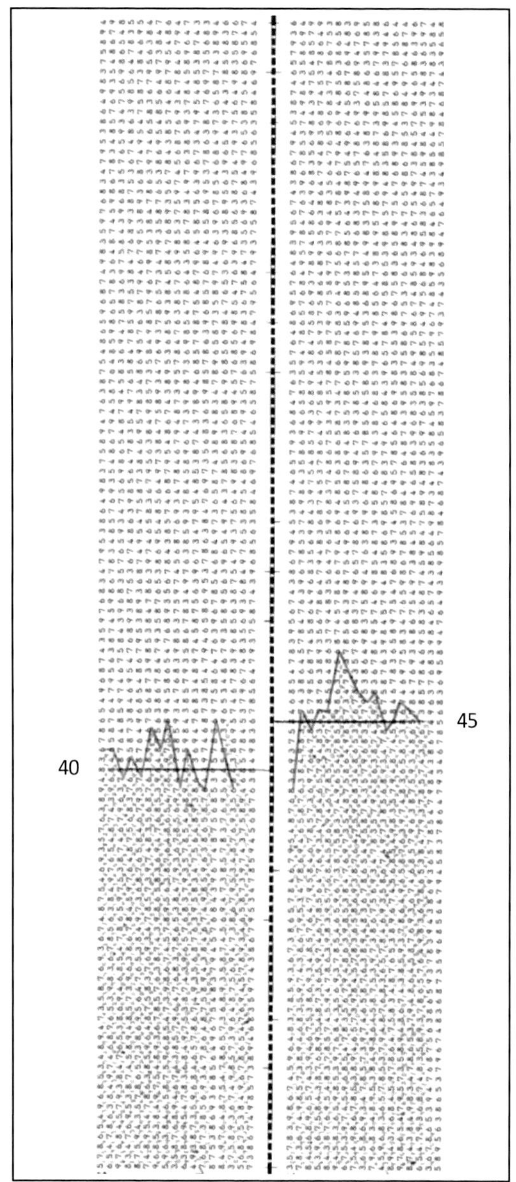

氏名　Ⅱ2-11　女　20 歳

検査年月日時　2012年　3月　26日　21時30分

所属　大学生

心身状態　普通

特記事項　160cm 57kg

運動　柔道 全日本学生個人優勝

既往症等

記録（　サポーター評　）

柔道強化選手
新興大学の中心的選手。猛練習に耐え抜き、決して手を抜くことをしない。団体戦ではポイントゲッターであるが、個人戦になると全日本レベルでは成績を残せない。無口、普段でもキツイ感じだが、試合になると仁王顔。上体に力が入りすぎて練習の動きができなくなる。リラクゼーションを覚えれば過緊張から解放されようが、目下は真剣・真面目一本やりで余裕のかけらもない。ただしチームや後輩のことは率先垂範で面倒を見、大いに頼りにされている。

判定: 人柄記号　5 or 8-5　YG:AC0

精神健康度　中　曲線傾向　A00

誤答等　なし

行飛他　前期1行

収集・記録者 氏名（　mf　）

UK検査個人記録表

（記載年月日：2015 年 6月 25日）

	1	2	3	4	5	6	7	8	9	10	11	12	13	14	15	計	平均
前期	66	69	55	69	67	63	65	67	63	66	65	63	64	59	64	965	64.3
後期	55	55	66	65	70	75	70	65	70	63	62	65	63	65	64	973	64.9

休効＝ 0.8 %

65

55

氏名 Ⅱ2-7 男 19 歳

検査年月日時： 2001年 7月 2日 時 分

所属 会社員

心身状態

特記事項

運動 柔道

既往症等

記録（ 強化委員記 ）

柔道強化選手。18才から10年間、切れることなく戦績を上げる。講道館杯5回の優勝、選抜体重別戦優勝5回・2位と3位各2回を始め、アジア大会・世界選手権・オリンピックで金メダルを獲得した。慣れない人とは口をきかない、慣れるに従い胸襟を開く。目立つことは好まず、黙々と稽古に打ち込む。自主練での走り込みはマラソンランナーの効率のよさに達し、颯爽と走る。晩年最盛期と同じ距離を走り込んでも減量できず悩むことがあった。「そりゃあそうだろう、エネルギー消費量が少なくなったからだ」の声に頭を掻き、翌日から急坂走行やダッシュを増やして納得していた。引退後は所属の監督に止まらず、全日本のコーチとして担当選手の好成績を抽き出している。18～27才で11枚の曲線を残し、20才以後はⒶ段階、中(上)2・中5・中？2・中下度2枚、オーバーワークであっても大崩れはしないが、頭打ち状態の曲線が大半であった。本図は不調時のものである。

判定：人柄記号 5

精神健康度 中？ 曲線傾向 Ⓐ01

誤答等 なし

行飛他 なし

収集・記録者 氏名（ MS ）

UK検査個人記録表　（記載年月日: 2015 年 5月 25日）

	1	2	3	4	5	6	7	8	9	10	11	12	13	14	15	計	平均
前期	77	69	69	69	72	70	71	63	68	66	67	67	67	67	67	1029	68.6
後期	59	61	66	66	70	68	66	73	64	64	72	64	56	59	65	973	64.9

休効＝　-5.4 %

55　65

氏名　Ⅱ2-12　男　21歳

検査年月日時:　1988年 12月 20日 21時 00分

所属　私立大学 3年

心身状態

特記事項

運動　柔道

183cm　113kg

既往症等

記録（ 強化委員記 ）

柔道強化選手。柔道伝統校の中心選手。選抜体重別戦2位の年に太平洋選手権優勝、翌年講道館杯2位になりながら選抜戦では勝ち残れなかった。20～25才までの曲線は全てⒶ段階で中上1・中1・中下3、必ずしも安定していない。強いのだが暗い、華がない。苦虫を噛み潰したような顔で練習は黙々とやる。強面で近寄り難い選手だった。

判定:人柄記号　5 . 8

精神健康度　中下　曲線傾向　Ⓐ20

誤答等　なし

行飛他　なし

収集・記録者 氏名（ mf ）

UK 検 査 個 人 記 録 表

（記載年月日：2015 年 6月 25日）

	1	2	3	4	5	6	7	8	9	10	11	12	13	14	15	計	平均
前期	63	52	51	53	52	48	50	52	46	51	48	48	48	50	56	768	51.2
後期	58	54	46	52	55	51	58	55	54	46	59	50	54	49	49	790	52.7

休効＝ 2.9 %

45

40

氏名 Ⅱ2-13 男 20 歳

検査年月日時：1991年 12月 28日 20時 00分

所属 私立大学 2年

心身状態 良

特記事項

運動 柔道

177cm 110kg

既往症等

記録（ 強化委員記 ）

柔道強化選手。中学生期からJr.強化指定をうける。17才全日本新人体重別戦3位、21才学生体重別戦2位、その年から続いて選抜体重別戦3位が2度。どの大会でも頂点に立つことはなかった。唯一学生団体戦で優勝したとき、ポイントをとられてから奮起、よい試合をしたものの、あとは練習時にも精彩なし、勢いがなくなった。本図はその時のもの。UK曲線は14才時C、17才時B段階、21才時までA段階の計8枚を残した。健康度は中(上)度2・中4・中下2枚。黙々と練習し、余計な口をきかない。指導が入るとキラリと小さな目が光る。しかし意欲減退の下降傾向を見せるときが散見された。

判定：人柄記号 5

精神健康度 中下 曲線傾向 A20

誤答等 なし

行飛他 なし

収集・記録者 氏名（ MF ）

UK 検 査 個 人 記 録 表

（記載年月日：2015 年 5月 8日）

	1	2	3	4	5	6	7	8	9	10	11	12	13	14	15	計	平均
前期	54	48	47	53	48	47	48	46	42	50	49	42	50	46	45	715	47.7
後期	48	38	40	61	54	58	52	51	52	50	49	46	47	43	49	738	49.2

休効＝ 3.2 %

40

45

氏名 Ⅱ2-14 男 19 歳

検査年月日時: 1991年 8月 19日 11時 00分

所属 私立大学 2年

心身状態 眠い

特記事項

運動 柔道

184cm 113kg

既往症等

記録（ 強化委員記 ）

柔道強化選手。体格に恵まれ期待されたが、どの大会もベスト8止まり。真面目に稽古し、レギュラーとして団体戦では負けない試合をした。

判定：人柄記号 5

精神健康度 中下 曲線傾向 A20

誤答等 なし

行飛他 前期12行目行飛び

収集・記録者 氏名（ mf ）

UK 検 査 個 人 記 録 表

（記載年月日：2015 年 5月 25日）

	1	2	3	4	5	6	7	8	9	10	11	12	13	14	15	計	平均
前期	37	27	30	28	33	27	24	31	33	32	34	30	33	32	38	469	31.3
後期	35	32	39	38	40	38	42	31	36	34	35	38	32	36	42	548	36.5

休効＝ 16.8 ％

25

30

氏名 Ⅱ2-15 男 17 歳

検査年月日時：1989年 12月 21日 14時 30分

所属 私立大学附属高校

心身状態

特記事項

運動 柔道

189cm 92kg

既往症等

記録（ 強化委員記 ）

背は高い、鍛えてあるが元は痩せ型、動きはゆっくりしている。平成1～5年までに5枚の曲線を残す。最初の1枚、17才：B段階以外はA段階。作業量の漸増に伴って固執傾向の誤答や曲線動揺が消え、成長の跡が窺える。中下2枚の後、中2枚で強化から外れた。戦績は選抜体重別戦3位が1度あるのみ。講道館杯等、序盤に入れ込み、思わぬ敗北を喫していた。

判定：人柄記号 5

精神健康度 中下 曲線傾向 B11

誤答等 前期あり、後期あり

行飛他 なし

収集・記録者 氏名（ mf ）

UK検査個人記録表

(記載年月日: 2020年 4月 13日)

	1	2	3	4	5	6	7	8	9	10	11	12	13	14	15	計	平均
前期	47	48	38	50	42	43	40	43	42	39	38	39	43	36	41	629	41.9
後期	43	36	41	45	50	50	44	46	43	41	38	38	33	39	45	632	42.1

休効＝ 0.5 %

氏名 Ⅱ2-16 女 19歳

検査年月日時: 1991年 7月 9日 20時

所属 国立大学

心身状態

特記事項 163cm 52kg

運動

既往症等

記録(強化委員記)

柔道強化選手。頭はいいが柔道では考えすぎて技をかけないとのコーチ言あり。稽古では単発だが切れよし。食べても太らず細身、ガリガリ。口唇荒れているが好き嫌いなし。練習のしすぎ。試合では過緊張、技数は相手3に対して1程度。5. 地道粘り型だが17～19歳はB段階、健康度は中上1・中2・中下2ながら講道館杯2度優勝、選抜戦優勝2・2位1・3位1回。これらを4年間におさめて代表権をとり、世界選手権3位、健康度中上のときオリンピックで準優勝の戦績を残した。真面目で一生懸命、筋の通らないことには厳しく当たり、破天荒な恩師の御意見番と自認していた。

判定:人柄記号 5

精神健康度 中下 曲線傾向 A22

誤答等 なし

行飛他 なし

収集・記録者 氏名(MF)

UK 検 査 個 人 記 録 表

（記載年月日：2020年 4月 17日）

	1	2	3	4	5	6	7	8	9	10	11	12	13	14	15	計	平均
前期	76	65	64	60	63	52	51	58	63	48	52	58	57	44	44	855	57.0
後期	60	46	74	63	62	61	47	50	54	50	43	45	40	56	48	799	53.3

休効＝ -6.5 %

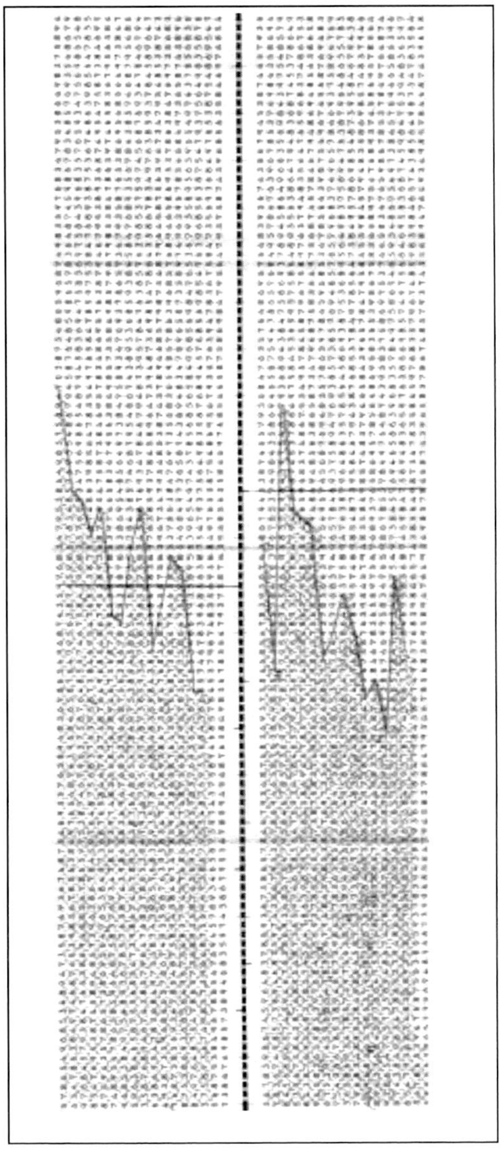

氏名 Ⅲ3-7 歳

検査年月日時：2008年 7月 21日 21時

所属 私学職員

心身状態

特記事項 171cm 78kg

運動 講道館杯優勝

既往症等 2006・2007腰ヘルニア手術

記録（ 強化委員 ）

柔道強化選手。元気者、あっさり、あっけらかん、知らない人でも年上でも平っちゃらで声をかける。ケガばっかりでいやんなっちゃう。ラフな着こなし、雑な印象を受ける。
高校選手権3位で強化選手となり、講道館杯では優勝がある、後は2度の3位があり選抜戦は3位が2度であった。威勢よくトントンと勝ち進んで国外のグランドスラムで優勝したことがある。しかし出鼻をくじかれると不可。釣り手を下げられたり、辛抱のいる試合になるといやな顔が出てきて負ける。

判定：人柄記号 6

精神健康度 中下 曲線傾向 Ⓐ22

誤答等 後期11行目1

行飛他 なし

収集・記録者 氏名（ MF ）

UK 検 査 個 人 記 録 表

(記載年月日: 2015 年 5月 18日)

	1	2	3	4	5	6	7	8	9	10	11	12	13	14	15	計	平均
前期	45	44	42	37	38	40	35	41	41	44	42	41	40	46	43	619	41.3
後期	52	50	51	53	53	57	46	49	44	49	43	44	46	44	52	733	48.9

休効＝ 18.4 %

40

45

氏名 Ｉ4-1 男 15歳

検査年月日時: 1993年 12月 18日 20時 00分

所属

心身状態 つかれた

特記事項

184. 1cm 118kg

既往症等

記録(強化委員記)

柔道強化選手。全中大会2位で15才時Jr.強化選手となる。その後学生選手権3位のほか15年間で選抜体重別戦に優勝ほか2・3位を各1回、全日本選手権で3位3回の記録を残した。物静かで控え目、自分のベストは尽くしているが、傍目には未だ余裕がありそうに見える。期待の大きさに困った顔を見せるが、抗弁はしない。8回のUK結果は15才時のA段階以外全てⒶ段階、健康度高度2・中上3・中(上)3回と安定して高水準を維持していた。

判定:人柄記号 7 or 3－1d

精神健康度 高 曲線傾向 A12

誤答等 なし

行飛他 なし

収集・記録者 氏名(MF)

UK 検 査 個 人 記 録 表

(記載年月日: 2015 年 5月 8日)

	1	2	3	4	5	6	7	8	9	10	11	12	13	14	15	計	平均
前期	62	59	53	53	52	54	55	53	55	55	53	58	57	54	60	833	55.5
後期	72	63	64	62	64	70	67	62	67	67	66	62	64	67	65	982	65.5

休効＝ 17.9 %

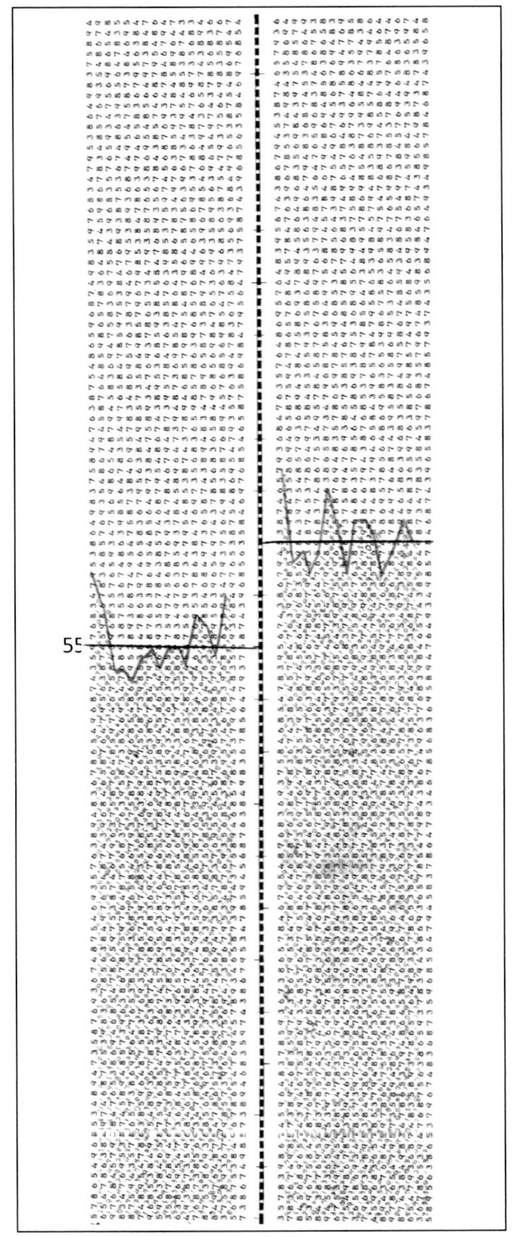

氏名 I 4-2 男 23 歳

検査年月日時: 2005年 12月 12日 21時 00分

所属

心身状態 普通

特記事項 講道館杯3位

185cm 138kg

既往症等

記録(強化委員記)

柔道強化選手。闘志を感じさせない静かな選手。落ち着きあり悠々としていて期待をもたせる。しかし講道館杯3位が最高成績。団体戦要員で終わった。何事もほどほどでよく、引退後は企業社員として仕事に専念している。

判定:人柄記号 7

精神健康度 高 曲線傾向 Ⓐ10

誤答等 なし

行飛他 なし

収集・記録者 氏名(mf)

UK検査個人記録表

(記載年月日: 2015 年 5月 25日)

	1	2	3	4	5	6	7	8	9	10	11	12	13	14	15	計	平均
前期	73	76	65	68	60	68	61	61	68	68	66	60	71	63	73	1001	66.7
後期	87	81	72	70	88	74	78	78	70	79	74	71	79	77	74	1152	76.8

休効＝ 15.1 %

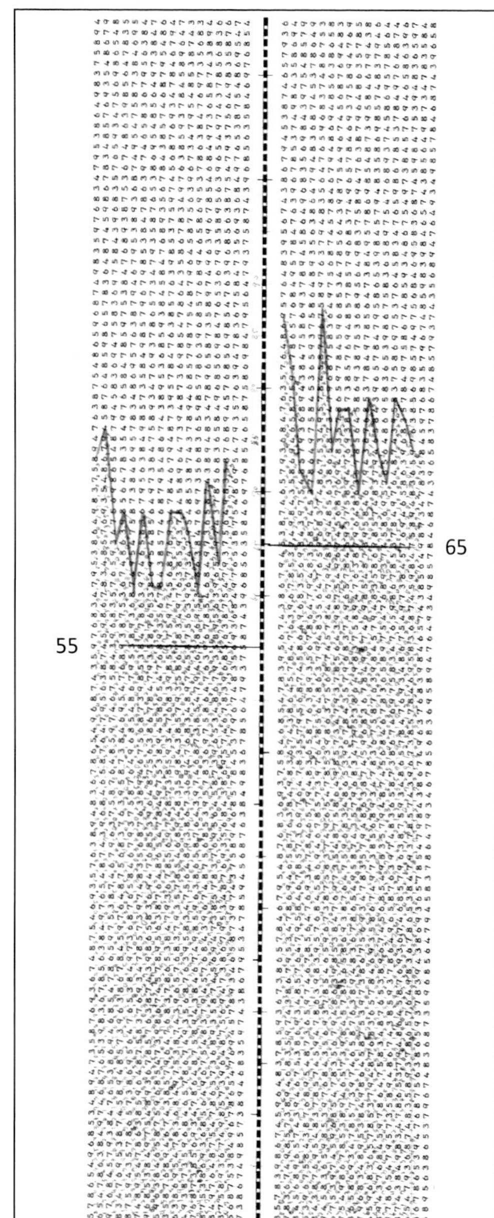

氏名 I 4-5 男 15 歳

検査年月日時: 1992年 12月 18日 20時 00分

所属

心身状態 良い

特記事項

178cm 78kg

既往症等

記録(強化委員記)

柔道強化選手。鍛えこみながら、たくましさや汗のにおいを感じさせない爽やかな選手。ガツガツせず、正しい姿勢で組み堂々と勝負にいく。しかし、細面で柔道選手としては線が細い。4年連続して選抜体重別戦3位の戦績を残すも、上位進出はならなかった。UK曲線は15才時からⒶ段階、2回目の21才まで中上度、27才3回目中度、回を追って積極性不足や過緊張が目立つようになった。

判定:人柄記号 7

精神健康度 中上 曲線傾向 Ⓐ10

誤答等 なし

行飛他 なし

収集・記録者 氏名(MF)

UK 検 査 個 人 記 録 表

（記載年月日：2020年　11月　10日）

	1	2	3	4	5	6	7	8	9	10	11	12	13	14	15	計	平均
前期	63	55	59	60	55	53	56	48	58	56	53	57	61	57	57	848	56.5
後期	72	67	58	59	59	63	62	67	59	57	57	63	61	58	65	927	61.8

休効＝　9.3 ％

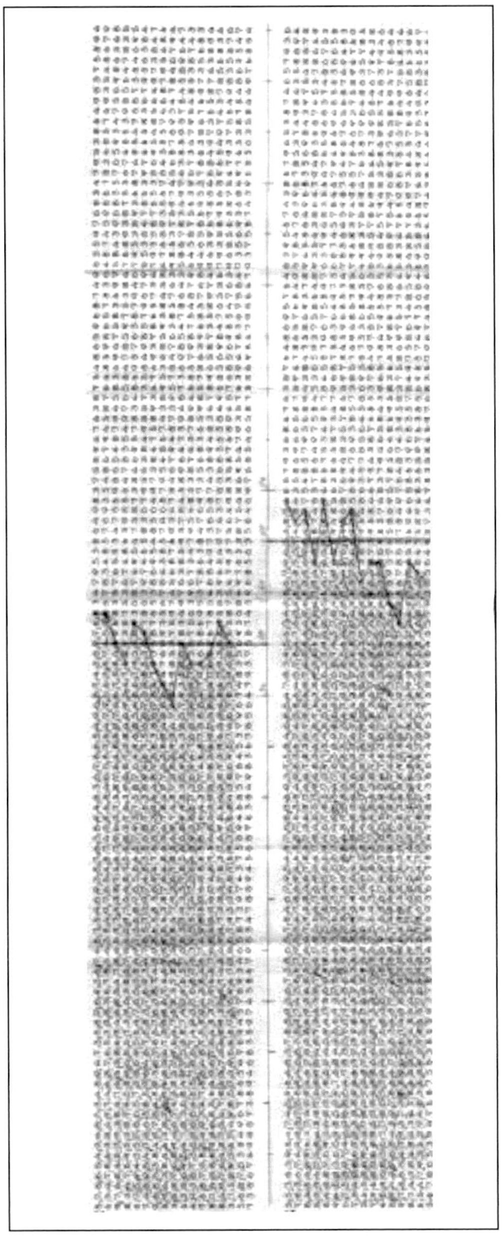

氏名　Ｉ4-4　男　27歳

検査年月日時：1987年　12月 28日 20時 00分

心身状態　良好

特記事項

168cm　69kg

既往症等

記録（ 強化委員記 ）

柔道強化選手。心的エネルギー水準は19歳B段階、20歳から23歳A、24歳から29歳Ⓐ段階、精神健康度水準は中上1・中（上）4・中5・中下1枚。崩れることは少ないが、11枚中の曲線傾向は下降傾向が7枚と多く、国内外ともに勝ち切れなかった理由の1つとなろう。講道館杯優勝3・2位2回、選抜戦優勝3・2位3・3位1回のほか、世界選手権優勝1・2回戦敗退1回、オリンピック3位1回で引退した。小林師の判定記述2枚には「堅実さはあるが気力不足で頑張りがきかない」「まじめさはあるが気力不足で頑張りがもう一息」とある。強化合宿では同郷の監督に可愛がられ伸び伸びしている分、頭の上がらないところがあった。チャンピォン教育を受け、胸を張るが板につかず冷やかされるほど優しく見える。オリンピックではポイントをとって守りに入った裏をつかれて一本負け。3位決定戦では別人のように相手を叩きつけて一本勝ち。「言われて分かるぐらいなら、言わせるな！」と怒鳴られた一人。

判定：人柄記号　7 or 8

精神健康度　中（上）　曲線傾向　Ⓐ10

誤答等　なし

行飛他　なし

収集・記録者 氏名（ CY ）

UK 検 査 個 人 記 録 表　　(記載年月日: 2015 年 6月 25日)

	1	2	3	4	5	6	7	8	9	10	11	12	13	14	15	計	平均
前期	81	84	88	76	79	78	78	75	75	74	79	77	77	79	78	1178	78.5
後期	95	85	80	82	91	86	86	79	84	81	88	86	79	86	83	1271	84.7

休効＝ 7.9 %

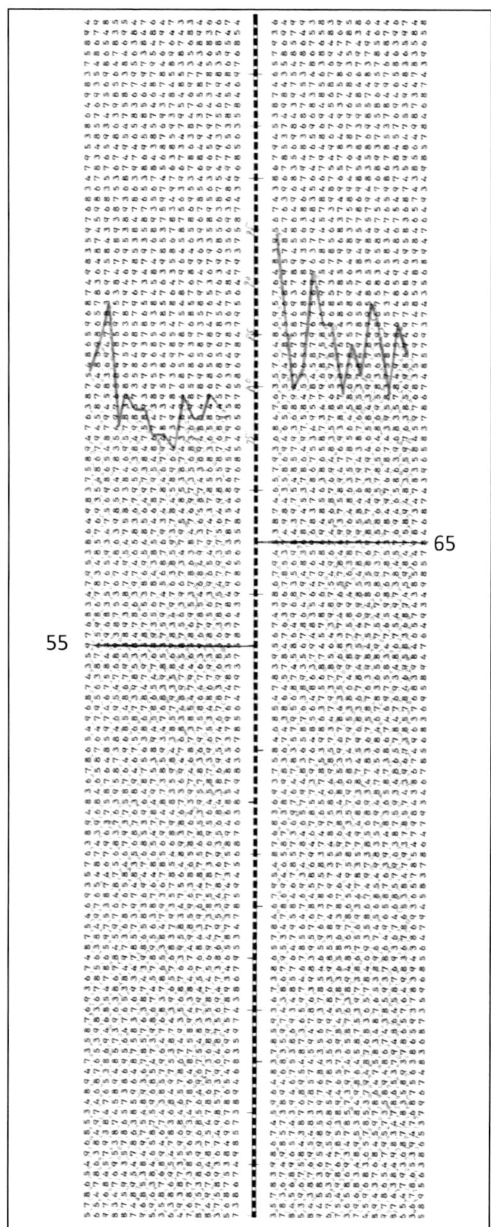

氏名　Ｉ4-7　男　20 歳

検査年月日時: 1990年 9月 5日 20時 00分

所属

心身状態 最悪(体調悪い)

特記事項 珠算3級

183cm 120kg

既往症等 骨折2回

記録(強化委員記)

柔道強化選手。18～21才に残した7枚のUK曲線は高1・中上1・中(上)2・中3枚、全てⒶ段階。戦績は22～24才の3年間に選抜体重別戦2位、講道館杯2位と3位を各1回記録。物腰柔らかく、おだやか。目立つことは好まず、常に一歩引いている感あり。自ら奮い立つよりも、背中を押して貰った方が力を出しやすい。引退後は大卒の優秀選手を傘下に納めて、国際試合出場選手を育てている。

判定:人柄記号　7

精神健康度 中(上)　曲線傾向 Ⓐ00

誤答等 なし

行飛他 なし

収集・記録者 氏名(MF)

UK 検 査 個 人 記 録 表

(記載年月日: 2015 年 4月 6日)

	1	2	3	4	5	6	7	8	9	10	11	12	13	14	15	計	平均
前期	49	40	40	42	43	41	38	45	39	41	43	41	42	47	49	640	42.7
後期	45	42	45	47	48	46	43	49	46	47	41	46	45	46	46	682	45.5

休効＝ 6.6 %

40

45

氏名 I 4-8 男 20 歳

検査年月日時: 199年 12月 28日 時 分

心身状態 疲れている

特記事項 全日本ジュニア優勝

176cm 90kg

既往症等

記録(強化委員記)

柔道強化選手。子供の頃は暴れん坊だったと言うが気短かではない。やさしく控え目。問いかけに対する応接は、はにかみながらも抵抗少なく、よどみなく応える。全日本Jr.優勝後、企業選手として講道館杯2位まで行くが、その2年後3位の戦績を残して引退した。バランスのよいオーソドックスな柔道振り。ただし、気迫や勢いが足りなかったか。

判定:人柄記号 7 or 3－1d

精神健康度 中 曲線傾向 A10

誤答等 なし

行飛他 なし

収集・記録者 氏名(MF)

UK検査個人記録表　（記載年月日: 2016 年 6月 8日）

	1	2	3	4	5	6	7	8	9	10	11	12	13	14	15	計	平均
前期	51	54	58	59	52	54	61	56	57	58	65	58	50	60	57	850	56.7
後期	70	70	75	75	74	80	76	78	76	68	74	73	69	74	69	1101	73.4

休効＝　29.5 %

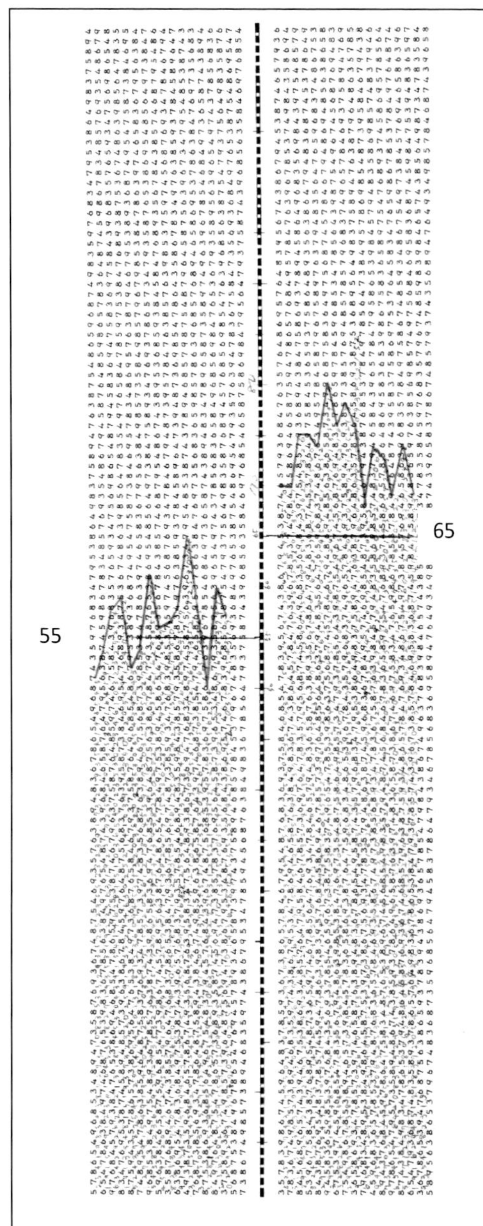

氏名　Ⅳ10-1　女　25歳

検査年月日時:　2004年 3月 21日 20時 30分

所属　企業

心身状態　ねむかった　〇M

特記事項　2003年世界柔道1位

運動　柔道

69kg

既往症等

記録（ 強化委員記 ）

世界最高峰の大会を連覇。国内でも自分の階級では常勝に近い。ほっておくとやせてしまう体質で全日本選手権だけは優勝に届かなかった。12年間で20枚の曲線は8-3型13枚を中心に8－1と8－4型除く8－2型4・8－5型3枚。健康度はバラつきあり、高1・中上7・中5・中下5・低2枚。作業量はⒶ段階11・A6・B3枚ながら、Ⓐから2度B段階に低下した。行動も思考も独特である。柔道やって責任なんて考えられない。止めたくても止めさせて貰えないから仕様がないという。Jr.で初参加した合宿の朝、階段の下で立ったまま眠っていた。朝練の1時間前、「室で寝ると眠ちゃうから･･･。」と半眼で睨まれた。曲線は初頭部のひっかかり、スロースターターが歴然。監督と会社に何も言わず、自分でセッティングして引退の記者会見を開く。1度柔道を離れたが、気分転換をして復活。練習日誌に対戦相手の情報を刻明に記す。最後のオリンピックでは誰にも負ける理由はないと監督に宣言。悠々と一本勝で優勝した。勝ってはじけることもなく、物足りなさそうな顔が印象的だった。

判定：人柄記号　'8

精神健康度　高　曲線傾向　Ⓐ10

誤答等　なし

行飛他　なし

収集・記録者　氏名（ MF ）

UK 検 査 個 人 記 録 表

（記載年月日： 2015 年 5月 18日）

	1	2	3	4	5	6	7	8	9	10	11	12	13	14	15	計	平均
前期	60	56	51	58	61	54	58	61	60	51	62	63	67	68	67	897	59.8
後期	72	73	74	75	67	74	62	76	71	66	71	73	75	65	70	1064	70.9

休効＝ 18.6 ％

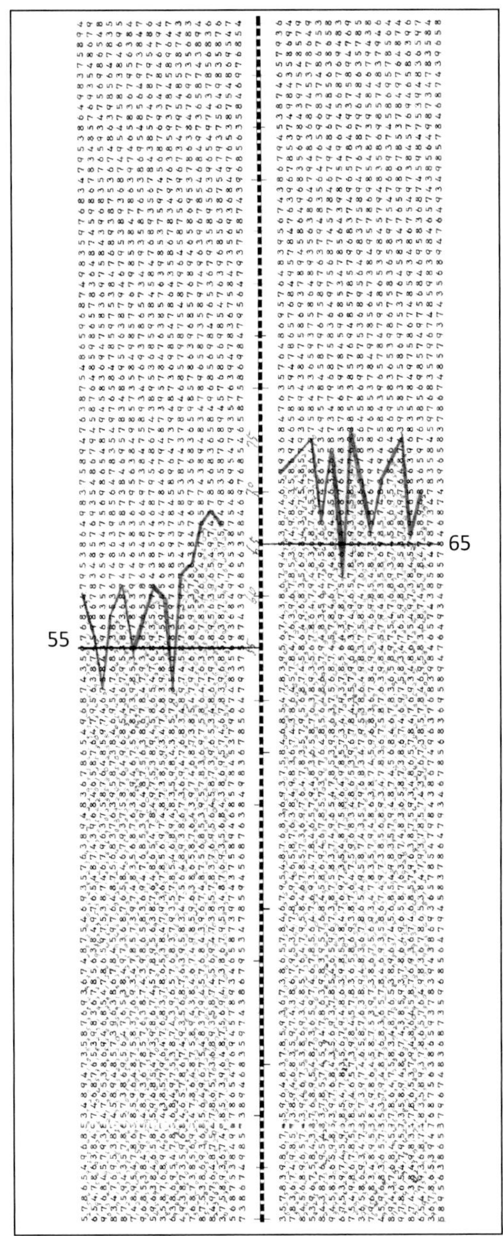

氏名　Ⅳ10-2　男　33 歳

検査年月日時：　1995年 8月 1日 10時 45分

所属　国立大学

心身状態　普通

特記事項

運動　柔道

178cm　87kg

既往症等

記録（ 強化委員記 ）

柔道強化選手。20才から33才まで6枚の曲線を残す。曲線論では3－1dか8か見分けのつかない曲線が多いが、最初の曲線は8－1型として小林師の記述があり見やすい。「自己中心的なところがあって、人との波調などには難点をもつが、敏感にして勘の鋭さがあり、気が向けば一途に打ちこんで熱中してやり、独特の工夫することなどもありそう。身体適性があれば伸びよう」とある。戦績は2度目の講道館杯3位の翌年に選抜体重別戦優勝、更に翌年の講道館杯に優勝した後に大怪我をした。手術後の回復ままならず、オリンピック出場の機会を失った。寡黙だが常に真正面を見つめ、言葉を発する時はピシャリと一言。勝利主義に拘泥しない柔道の本道を指導し、国立大学教授職を全うしている。

判定：人柄記号　8

精神健康度　高　曲線傾向　Ⓐ10

誤答等　なし

行飛他　なし

収集・記録者 氏名（ NU ）

UK 検 査 個 人 記 録 表

(記載年月日: 2020年 4月 16日)

	1	2	3	4	5	6	7	8	9	10	11	12	13	14	15	計	平均
前期	75	71	67	68	66	68	70	70	66	75	68	67	78	74	80	1063	70.9
後期	97	82	85	85	87	84	77	82	79	81	84	85	77	82	79	1246	83.1

休効＝ 17.2 %

氏名 Ⅳ10-3 女 23 歳

検査年月日時: 1999年 9月 13日 21時

所属 企業

心身状態 普通

特記事項 167cm 97. 8kg

運動 福岡国際2位

既往症等 左右前十字靭帯断裂

記録(強化委員記)

講道館杯2位1・3位2回、選抜戦3位1回のほか、国内で行われる国際戦で2位1回、地方で代表権を獲得し全日本選手権で3位となった直後に強化選手を降りた。本人の言では「普段よりも試合の方がよく」「日によって良い日と悪い日がはっきりしている」「悪いとやる気がおこらず、すぐに諦める」と平然。超級の堂々たる体躯。その気になればと所属のコーチの期待は大きいが、本人は至って欲がない。曲線6枚は全てⒶ段階。健康度の高い方だが下降曲線が多い。全日本はこれくらいにして国体ぐらいは続けてみるかなとニコニコ。柔道を楽しんでいた。

判定:人柄記号 8

精神健康度 高 曲線傾向 Ⓐ12

誤答等 なし

行飛他 なし

収集・記録者 氏名(MF)

UK 検 査 個 人 記 録 表

（記載年月日：2020年 11月 10日）

	1	2	3	4	5	6	7	8	9	10	11	12	13	14	15	計	平均
前期	67	70	63	68	63	64	76	73	78	74	77	77	76	69	73	1068	71.2
後期	76	71	75	79	75	75	76	76	80	74	76	80	76	71	78	1138	75.9

休効＝ 6.6 ％

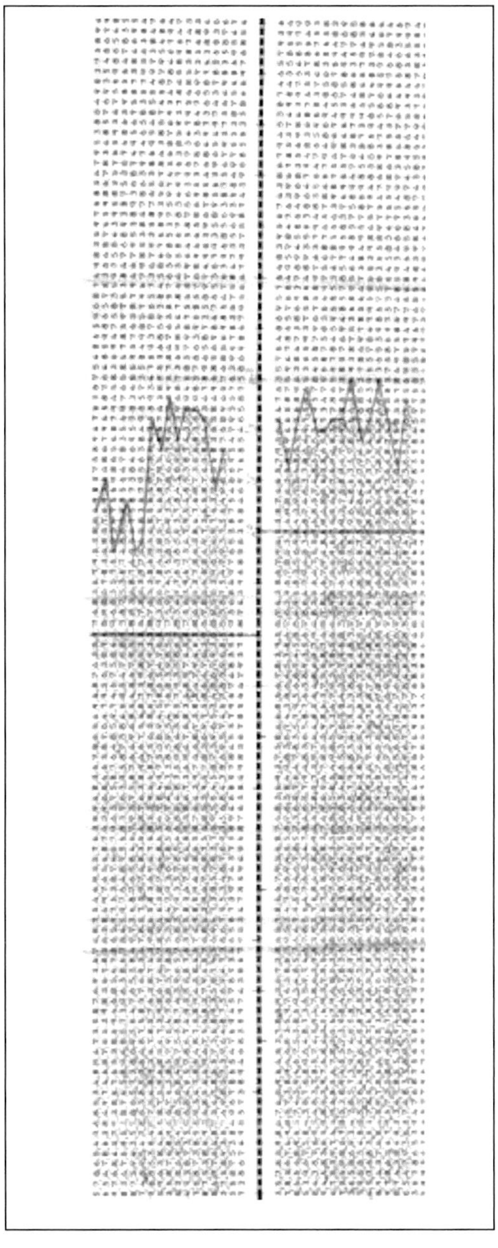

氏名 Ⅳ10-4 男 25 歳

検査年月日時：1991年 7月 1日 20時 00分

所属

心身状態 ふつう

特記事項

運動 柔道

既往症等

記録（ 強化委員記 ）

21歳から26歳まで8枚の曲線は全てⒶ段階、上昇曲線6枚は一貫性あり。健康度高1・中上3・中（上）1・中3と乱れることなし。戦績は講道館杯4連覇・2位1・3位2回、選抜戦3連覇・2位3・3位1回と安定するが、2・3位の7回中5回は連覇の前である。上昇傾向が出足の遅さを表す例である。国際戦は1度のオリンピックが3位、世界選手権は2位の後に優勝が1度ある。
もっそりしているが恬淡としたところあり、目だけはキラキラ輝く。ある強化合宿の5日目、夜何時でもいいですかと聞いた上で、10時半になっても面談に来ずマッサージを受けて眠ってしまった由、迎えに行くと意外に素直にハキハキと応答。体調は悪いが、今までの膝を思えば精神的にも楽、結果は自然についてくるでしょうと自信ありあり。オリンピック3位のインタビューでは「弱いから負けた。自分より強い奴がいたということです。」と悠々。武道的柔道観をもつ選手が過緊張で悩むのに比べて、柔道をスポーツと見なす選手の典型であった。

判定：人柄記号 8

精神健康度 中上 曲線傾向 Ⓐ10

誤答等 前期1

行飛他 なし

収集・記録者 氏名（ MF ）

UK 検 査 個 人 記 録 表

(記載年月日: 2015 年 6月 25日)

	1	2	3	4	5	6	7	8	9	10	11	12	13	14	15	計	平均
前期	49	50	37	42	40	47	44	41	47	52	48	46	45	52	51	691	46.1
後期	54	60	60	66	65	56	53	50	46	53	50	54	52	54	54	827	55.1

休効＝ 19.7 %

45

40

氏名 Ⅳ10-5 男 23 歳

検査年月日時: 1991年 12月 28日 20時 00分

所属 公営企業

心身状態 やや疲れ気味

特記事項

運動 柔道

183cm 113kg

既往症等

記録(強化委員記)

柔道強化選手。軽重量級としては久々に技の切れる選手として登場したが、大学入学後増量に努め、重量級で戦う。全日本のヘッドコーチからは「センスは抜群ながら鍛え方が足りない、息が上がったらダメ。動きが軽く、重い連中に覚えられてしまった」の評あり。世界学生優勝とフランス国際優勝、講道館杯2位、選抜体重別3位よりも全日本選手権2位1・3位2回が目立つ。しかし体力抜群の大型選手2人には勝てなかった。UK曲線は22～24才まで5枚、中上度2・中(上)2・中度1枚、全てA段階。悠々としているが重量級選手としては控え目。引退後一時全日本のコーチを務めるも、母校のコーチから監督に専念。しかし、成績は今一つ上がらず、悩みながら継続している。

判定:人柄記号 8

精神健康度 中上 曲線傾向 A10

誤答等 なし

行飛他 なし

収集・記録者 氏名(MF)

UK 検 査 個 人 記 録 表

(記載年月日: 2015 年 4月 6日)

	1	2	3	4	5	6	7	8	9	10	11	12	13	14	15	計	平均
前期	43	47	37	39	31	35	37	39	40	45	44	47	37	40	41	602	40.1
後期	49	44	47	45	54	57	50	49	47	51	48	49	51	46	48	735	49.0

休効＝ 22.1 %

40

45

氏名 Ⅳ10-6 男 19 歳

検査年月日時: 1984年 12月 21日 14時 00分

所属 私立大学

心身状態

特記事項

運動 柔道

既往症等

記録(強化委員記)

柔道強化選手。全日本のコーチでもある所属のコーチとソリが合わず、干されたことがある。コーチより相談される。何を考えているか分からない。自分を避けて隠れている。いいものを持っているが話をしても横を向くようでは使いものにならない。もう強化から外そうか・・・と。曲線は立派なの。「一流でコーチの言いなりなんて選手いますか。柔道向きの個性で意欲あり。今が伸び時。使ってみたらどうですか。」コーチは白けた顔をしていたが、半年後、全日本学生選手権で優勝した。しかし、その後もコーチになつかず、講道館杯は2位が1度、3位が2度に止まった。UK曲線は中上1枚、中4枚。

判定:人柄記号 8

精神健康度 中上 曲線傾向 A11

誤答等 なし

行飛他 なし

収集・記録者 氏名(MF)

UK 検 査 個 人 記 録 表

（記載年月日：2020年 11月 10日）

	1	2	3	4	5	6	7	8	9	10	11	12	13	14	15	計	平均
前期	71	69	63	66	63	60	61	66	60	62	59	54	66	58	67	945	63.0
後期	72	61	63	70	68	64	63	66	60	65	65	65	61	67	66	976	65.1

休効＝　3.3 %

氏名　Ⅳ10-7　男　25 歳

検査年月日時：2000年 8月 12日 20時 00分

所属　JRA

心身状態　ボーっとしてます

特記事項

運動　柔道

174cm　83kg

既往症等

記録（ 強化委員記 ）

中上3・中（上）1・中5計9枚の曲線は15歳時B段階、16歳～18歳A段階、19歳～25歳Ⓐ段階。講道館杯優勝3回、2・3位各1回、選抜戦優勝2回、オリンピック優勝による特別枠で出場した全日本選手権は会場を湧かせたが敗退した。1度出場した世界選手権も3回戦までであった。中量級の選手でありながら超級選手との乱取りを楽しみ、中量以下の選手を嫌う。所属の監督は大きい子を投げるのは強さの証として放ってある。代表権をとった後もその方針ではダメであり、彼の熱烈なファンであるDr.が同階級選手との練習を説得。漸く得心してオリンピック1月前から動きの速い選手との練習を始めた途端に指関節脱臼。Dr. が頭を抱えた瞬間あり。Dr. の説得から始めて最後まであきらめずに治療と稽古を続けたが、誰からも相手にされないほど絶不調で当日を迎えた。
ウォーミングアップ後の試合稽古の最中に組んだまま失神。大の字になったが、意識が戻ると同時に猛烈な勢いで相手を投げとばす。本番はアレヨアレヨという間に勝ち上がり優勝した。これは8型の上達・後退が階段状になる点を想定したサポートの成功例である。

判定：人柄記号　8

精神健康度　中　曲線傾向　Ⓐ22

誤答等　なし

行飛他　なし

収集・記録者　氏名（ MF ）

UK 検 査 個 人 記 録 表

(記載年月日: 2015 年 5月 18日)

	1	2	3	4	5	6	7	8	9	10	11	12	13	14	15	計	平均
前期	56	58	50	35	57	47	60	47	54	57	56	55	59	59	70	820	54.7
後期	74	55	45	57	61	67	57	60	63	62	52	69	56	50	71	899	59.9

休効＝ 9.6 %

氏名 Ⅳ10-8 男 23 歳

検査年月日時: 1988年 12月 20日 21時 00分

所属 国立大学大学院 1年

心身状態 普通

特記事項 大学体重別－95kg優勝

運動 柔道

186cm 95kg

既往症等 頭部打撲失神1回

記録(強化委員記)

柔道強化選手。4年次、全日本学生体重別戦で優勝して強化選手となる。卒業後は地方新興大学の監督に迎えられ、そこそこの成績を上げるも中央の私学監督に移り、全柔連で強化の仕事も担当。要職につく年令となった。物静かで一人居が苦にならない。気心の知れた仲間と一緒に柔道の知と技を何処までも追求していく姿勢がある。

判定:人柄記号 8

精神健康度 中 曲線傾向 Ⓐ10

誤答等 なし

行飛他 なし

収集・記録者 氏名(NU)

UK 検査個人記録表

（記載年月日：2015 年 5月 18日）

	1	2	3	4	5	6	7	8	9	10	11	12	13	14	15	計	平均
前期	64	57	54	49	51	51	49	60	49	44	43	45	44	51	43	754	50.3
後期	60	50	47	53	63	50	55	56	53	54	63	55	53	55	50	817	54.5

休効＝ 8.4 %

40

45

氏名 Ⅳ10-9 男 20 歳

検査年月日時： 1985年 12月 20日 19時 00分

所属 私立大学 2年

心身状態 良好

特記事項

運動 柔道

がっちり型

既往症等

記録（ 強化委員記 ）

柔道強化選手。柔道兄弟選手の一人。途中から片割れの才能開花に徹し、自らは陰の人となり、記録に残る成績は残していない。調子の出るのが遅く、予選敗退が多かった。物静かな男。

判定：人柄記号 8

精神健康度 中 曲線傾向 A21

誤答等 なし

行飛他 なし

収集・記録者 氏名（ MF ）

UK 検 査 個 人 記 録 表

（記載年月日：2015 年 5月 25日）

	1	2	3	4	5	6	7	8	9	10	11	12	13	14	15	計	平均
前期	66	59	53	55	54	55	52	52	53	49	58	49	59	52	55	821	54.7
後期	56	60	51	55	70	57	63	62	68	58	56	58	52	55	65	886	59.1

休効＝ 7.9 ％

65

55

氏名 Ⅳ10-10 男 23 歳

検査年月日時： 1989年 8月 21日 19時 30分

所属 企業

心身状態 普通

特記事項

運動 柔道

165cm 62kg

既往症等

記録（ 強化委員記 ）

柔道強化選手。まともにくる相手には強いが逆はダメ。きれいな柔道ながら特色なし。全日本学生・世界Jr.ともに優勝ながら、Sr.では講道館杯2位2回・同じ年に選抜体重別戦3位が2回のみ。世界チャンピォンになった同じ選手に負けて上位進出はならなかった。UK曲線は18～25才に10枚、中(上)3・中6・中下1、A段階に始まり19才までA段階、後はⒶ段階に定着した。常に悩み自問自答「家庭でもめごとあり、いらいら。どうしていいか分からず、いやになっていた。合宿でも気が散ってうまくいかない。しかし2月には国際試合あり、何とかしなくちゃぁ・・・。いや、ちゃんとやります」 希望面談の常連となり、話しながらまとめていた。

判定：人柄記号 8

精神健康度 中 曲線傾向 Ⓐ20

誤答等 なし

行飛他 なし

収集・記録者 氏名（ MF ）

UK 検 査 個 人 記 録 表　（記載年月日: 2014 年 7月 1日）

	1	2	3	4	5	6	7	8	9	10	11	12	13	14	15	計	平均
前期	51	50	50	50	52	53	50	58	53	46	46	54	54	51	51	769	51.3
後期	52	58	55	60	57	60	58	55	58	48	58	52	56	45	59	831	55.4

休効＝ 8.1 %

40

45

氏名　Ⅳ10-13　女 23歳

検査年月日時 2012年 6月 28日 22時30分

所属 会社員

心身状態 普通

特記事項 157cm 55kg

運動 柔道 世界選手権優勝

既往症等

記録（ サポーター評 ）

柔道強化選手

13才中1時に国際Jr戦優勝、その時はB段階であった。17才までは一度A段階に達したものの逆戻り、18才以後はA段階に定着した。しかし22才で世界選手権出場、初優勝した時もⒶ段階に達する気配なく、翌年のオリンピックでは一回戦で敗退した。小学校の時から出場した試合では全てメダルをとってきたが、負けた相手は優勝したので事実上の決勝戦で敗退したようなものである。中・高までは8-2と8-3が中心、A段階に達した以後8-5が多くなった。健康度は中～中下に集中し、中上度以上に高くなったことがない。冷笑に近い微笑が親愛の証し。心の許せる相手とは話しこむが普段は無口そのもの。余計なことは言わない。小技の足使いが抜群であるが大技の完成は今一つ。負けん気の強さが過緊張を生んだり、時に放心・集中力の欠如につながるようだとこれまでの安定した戦果は望めない。

判定：人柄記号 8

精神健康度 中　曲線傾向 A00

誤答等 なし

行飛他 なし

収集・記録者 氏名（ MF ）

UK 検 査 個 人 記 録 表

（記載年月日：2014 年 2月 23日）

	1	2	3	4	5	6	7	8	9	10	11	12	13	14	15	計	平均
前期	44	46	32	47	36	38	36	39	46	34	42	37	34	37	26	574	38.3
後期	41	40	39	48	42	41	41	42	36	42	48	41	36	39	53	629	41.9

休効＝ 9.6 %

40

45

氏名 Ⅳ10-14 女 18 歳

検査年月日時：2010年 9月 23日 20時 30分

所属 私立高校

心身状態 普通

特記事項 22年度インターハイ優勝

運動 柔道 168. 5cm 110kg

既往症等 右足首骨折 ヘルニア

記録（ 強化委員記 ）

柔道強化選手。全中3位、高校選手権1位、IH1位、世界 Jr.1位×2、全日本Jr.1位、学生体重別1位。

無口というよりも何を聞かれても返事なし。コーチの指導についていけず、気合いをいれられても無言。何を言われても反発するわけでなく、できないまま無言でやれるところまでやって動けなくなる。所属のコーチは使い物にならんとサジを投げていたが、試合に出してみたら勝ち上がるのでビックリ。Jr.時代の戦績は初めての大会を除けば出る試合全てで勝ちきった。しかし、Sr.になってからは団体戦で勝つほか上位進出がなく、全日本のコーチからは期待されていない。スロースターターの見本みたいな選手だが今後どうなるか。

判定：人柄記号 8 YG：E'0

精神健康度 中 曲線傾向 A00

誤答等 前期11行目 1

行飛他 なし

収集・記録者 氏名（ MF ）

UK 検 査 個 人 記 録 表

(記載年月日: 2015 年 6月 25日)

	1	2	3	4	5	6	7	8	9	10	11	12	13	14	15	計	平均
前期	54	51	45	33	33	37	36	45	44	44	43	42	43	42	37	629	41.9
後期	71	55	67	53	69	43	64	58	58	61	54	57	51	55	69	885	59.0

休効＝ 40.7 %

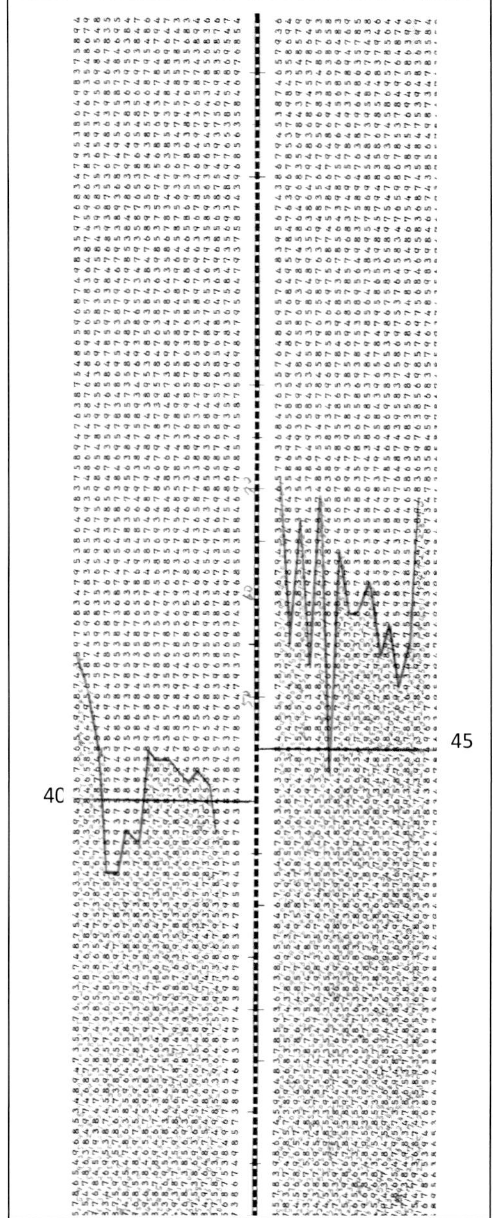

氏名 Ⅳ10-11 男 25 歳

検査年月日時: 2006年 12月 17日 20時 00分

所属 企業

心身状態

特記事項

運動 柔道

既往症等

記録(強化委員記)

柔道強化選手。決して冷ややかな訳ではない、自分から話しかけないだけである。集合の合図で集まると根っこが生えたように動かない。それでいて瞬間目で笑い、それがすぐ消える。心が揺らぐようである。Jr.の時からコーチの期待は大きいが、技数が少なくて負けることが多く、上位には24才時に1度全日本3位になっただけである。UK曲線は23～26才の間に高度3枚・中下度1枚、この曲線は後期が出すぎるスロースターターの典型例である。

判定:人柄記号 8 後期出すぎ

精神健康度 中下 曲線傾向 A00

誤答等 なし

行飛他 なし

収集・記録者 氏名(MF)

UK 検 査 個 人 記 録 表

（記載年月日：2020年 4月 15日）

	1	2	3	4	5	6	7	8	9	10	11	12	13	14	15	計	平均
前期	86	79	80	71	70	68	77	78	75	74	76	71	77	71	77	1130	75.3
後期	69	69	71	81	81	77	74	73	68	76	71	77	74	75	77	1113	74.2

休効＝ -1.5 %

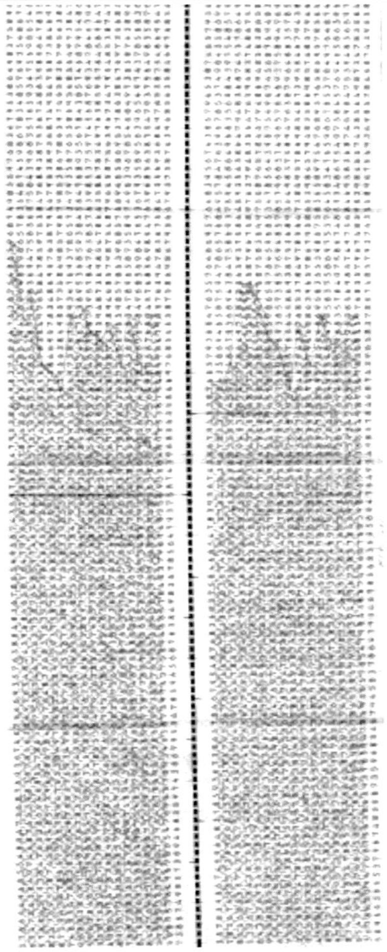

氏名 Ⅳ10-12 女 15 歳

検査年月日時：1994年 3月 21日 20時

所属 公立中学校 3年

心身状態

特記事項 158cm 52kg

運動

既往症等

記録（ 強化委員記 ）

15歳中3時に残した曲線がすでにⒶ段階。ただし柔道一家の中で育ってハードな日々を送っていたのか、健康度は中下度。頭打ち状態だった。家業をサポートしながら続けて9年・10年後に講道館杯2位・3位、選抜戦2位・3位各1回の記録を残した。一家は皆もの静かな中で最も控え目。名門大学に進学しただけに、脚光を浴びることもなく終わった。

判定：人柄記号 8 or 10

精神健康度 中下 曲線傾向 Ⓐ21

誤答等 なし

行飛他 なし

収集・記録者 氏名（ NU ）

UK検査個人記録表

（記載年月日：2015 年 5月 25日）

	1	2	3	4	5	6	7	8	9	10	11	12	13	14	15	計	平均
前期	61	56	47	51	51	47	58	38	43	52	51	57	47	54	54	767	51.1
後期	55	66	55	64	63	68	60	69	59	63	57	62	64	64	64	933	62.2

休効＝　21.6 ％

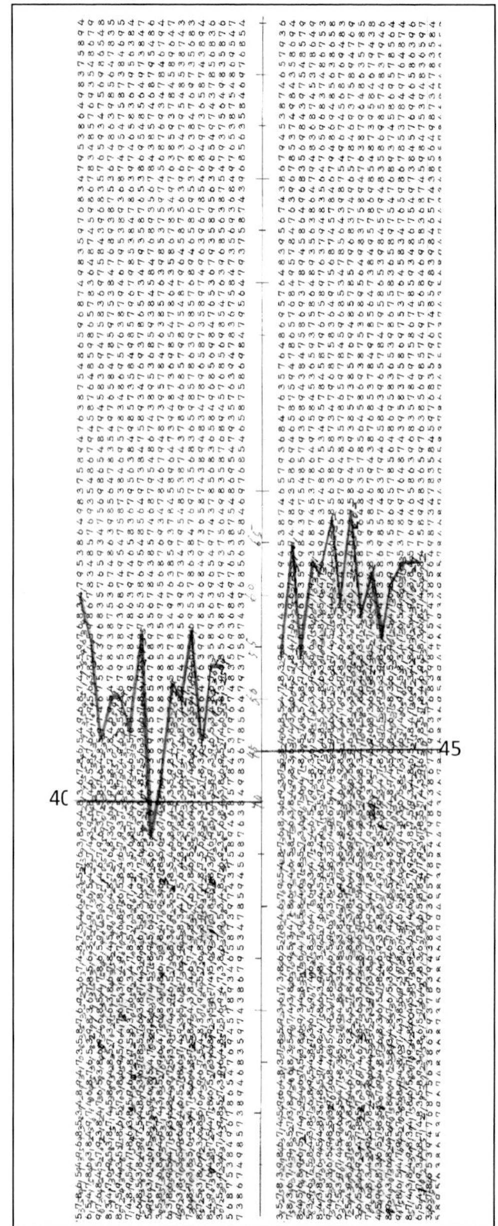

氏名　Ⅳ11-1　男　19 歳

検査年月日時：　1979年　12月　31日　13時　00分

所属　私立大学

心身状態

特記事項

運動　柔道

既往症等

記録（ 強化委員記 ）

柔道強化選手。講道館杯1位2・2位1・3位1回、選抜体重別戦1位5・2位1・3位1回、オリンピック・世界選手権を制して両大会ともに複数個のメダルを獲得した。19才で強化入りして10年間に9回のUK曲線を残す。高2・中（上）2・中5枚、初めの1枚のみA段階、他はⒶ。柔和な笑顔が道場に入るとキリッとした顔になる。名選手から日本の柔道界をリードする存在となった。小林師の評に曰く、「出足は早くない」「ときにうっかりポカが出そうなところもある」とあるが、現役時も指導者になってからも自ら発起したことは完遂し、凛としている。

判定：人柄記号　8－1

精神健康度　高　曲線傾向　A11

誤答等　なし

行飛他　なし

収集・記録者 氏名（ MF ）

UK 検 査 個 人 記 録 表

（記載年月日：2016 年 6月 8日）

	1	2	3	4	5	6	7	8	9	10	11	12	13	14	15	計	平均
前期	46	56	56	51	58	50	61	61	53	56	58	62	61	68	63	860	57.3
後期	58	60	59	72	56	60	77	55	69	66	70	54	72	63	71	962	64.1

休効＝ 11.9 ％

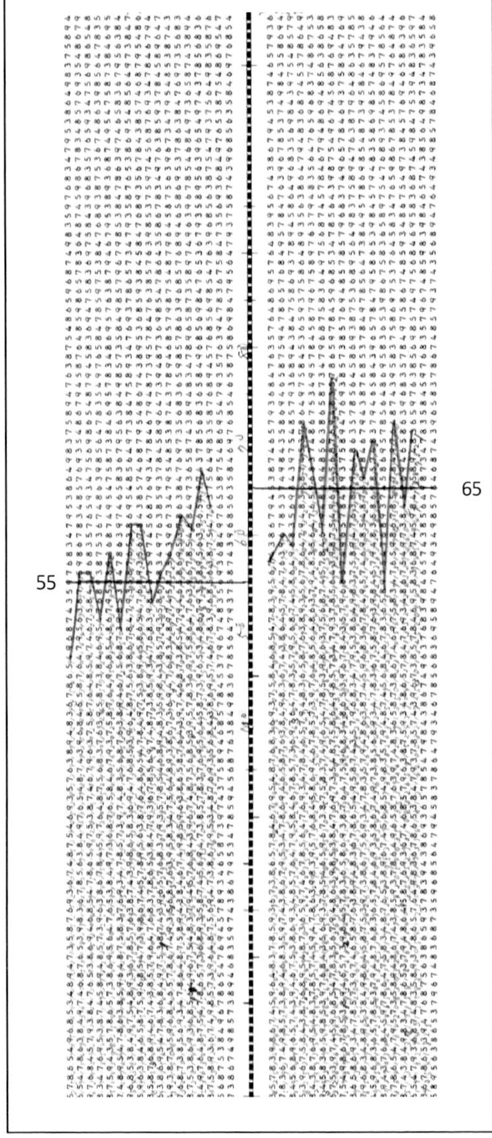

判定：人柄記号 8－1

精神健康度 中上 曲線傾向 Ⓐ11

誤答等 なし

行飛他 なし

氏名 Ⅳ11-3 女 32 歳

検査年月日時： 2008年 7月 21日 21時 00分

所属 企業

心身状態

特記事項 2004アテネ五輪 金 2007世界選手権 金

運動 柔道 柔道23年目

146cm 49kg

既往症等

記録（ 強化委員記 ）

柔道強化選手。不世出の天才的選手。18年間にオリンピック連覇を含む世界選手権で連戦連勝。残されたUK曲線20枚中最後の曲線が本例である。全曲線は高2・中上10・中5・中下3枚。8－3型9枚を中心に8－1型5枚・8－2型4枚・8－3と8－4型各1枚。作業量段階は初めの2枚がB段階の後、A段階が8枚、後半10枚はⒶ段階であった。笑顔が人を引きつけるが普段は物静か。ウォーミングアップやランニング時は探さないと何処にいるのか分からない。しかし投げ込みから乱取りになると動きの速さと技の切れが抜群。息も切らさず冴えを見せる。筋力や持久力は目立たないが、動きのスピードには感心する。初めての体力測定時、全身反応時間が全て0．2秒台。この測定器の使用書によると0．3秒以下の記録は見越し反応や尚早反応の場合が多いので要注意とあるが、確実な飛び上がり反応だったので驚いた。典型的なスロースターターであるが、集合時間に遅れたことは1度もない。練習時には5分前はおろか、30分前から仲良しとお喋りしながらストレッチや柔軟体操を行う。正座から礼の折にはシャキッとしている。出遅れて不思議ない曲線であるが、自分流の準備法が身についており、コンディショニングの最も上手な選手だが、足首の捻挫や肩の亜脱臼などは練習の中半以前に生じ、数少ない敗戦も予選段階や試合の前半であった。逆に残り5秒以内で決める勝ち方が何試合もあり、最大のライバルに残り1秒で足技で逆転勝ちを納めたこともあった。

収集・記録者 氏名（ MF ）

UK 検査個人記録表

(記載年月日: 2015 年 5月 25日)

	1	2	3	4	5	6	7	8	9	10	11	12	13	14	15	計	平均
前期	56	61	63	58	54	53	54	57	63	60	64	62	62	67	72	906	60.4
後期	67	64	71	77	72	67	68	72	69	68	70	61	66	68	75	1035	69.0

休効＝ 14.2 %

55

65

氏名 Ⅳ11-4 男 27 歳

検査年月日時: 1983年 5月 11日 10時 00分

所属 地方公務員

心身状態 疲労気味

特記事項

運動 柔道

がっちり型

既往症等

記録(強化委員記)

柔道強化選手。21～28才までに8枚のUK曲線を残す。中上4・中(上)1・中3枚、好調時は8－1型、不調になると5型的な8－2型となる。全てⒶ段階であり、健康度は高い。27・28才時に小林師評あり、「エンジンのかかり遅く出足がもたつくが、動き出せば勘も働き熱中してやる。好・不調がはっきり出やすい」(8-1型評)、「緊張気味で少し柔軟な働きには不足するも、堅実によく粘ってやる」(5型評)。戦績は怪我をした1年を除いて21才～31才の間に途切れることなく、講道館杯優勝2・3位4回、選抜体重別戦優勝1・2位3・3位2回を記録する。しかし、国際舞台で成績を残すことはなかった。大卒後、大学に奉職し競技活動を続け、引退後には強化コーチを務めて国立大学の教授職を全うしている。

判定:人柄記号 8－1

精神健康度 中上 曲線傾向 Ⓐ11

誤答等 なし

行飛他 なし

収集・記録者 氏名(MF)

UK 検 査 個 人 記 録 表

（記載年月日: 2015 年 5月 18日）

	1	2	3	4	5	6	7	8	9	10	11	12	13	14	15	計	平均
前期	57	58	57	42	54	56	58	61	56	60	64	65	52	62	68	870	58.0
後期	48	57	60	64	66	67	69	70	73	73	73	64	67	66	80	997	66.5

休効＝ 14.6 ％

55

65

氏名 Ⅳ11-6 男 17 歳

検査年月日時: 1984年 12月 21日 14時 00分

所属 公立高校 2年

心身状態 眠い

特記事項

運動 柔道

既往症等

記録（ カウンセラー記 ）

柔道強化選手。地方の名門校から16才時にJr.強化選手となる。合宿練習ではどこにいるのか分からない。夜、消灯時間に室をノックし、相談にくる。その時は明るく、朝も遅刻することはないという。地方の国立大学に入学して卒業まで強化選手を続けるが、記録を残せず、高校教員となる。指導者として40才を過ぎてJr.大会・カデ体重別選手権に選手を送る常連となっている。

判定:人柄記号 8-1

精神健康度 中（上） 曲線傾向 A10

誤答等 なし

行飛他 なし

収集・記録者 氏名（ mf ）

UK 検 査 個 人 記 録 表

（記載年月日：2015 年 6月 25日）

	1	2	3	4	5	6	7	8	9	10	11	12	13	14	15	計	平均
前期	74	63	66	58	60	66	61	61	65	66	56	59	66	70	66	957	63.8
後期	88	81	81	83	79	76	77	76	76	74	73	72	78	73	78	1165	77.7

休効＝ 21.7 %

65

55

氏名 Ⅳ12-1 男 19 歳

検査年月日時： 1993年 12月 20日 21時 00分

所属 私立大学 1年

心身状態 ねむい

特記事項

運動 柔道

161cm 58kg

既往症等

記録（ 強化委員記 ）

柔道強化選手。全日本Jr.2位で頭角を現し、講道館杯3位（後で優勝1回）までは目立った存在ではなかった。そこから選抜体重別戦優勝5回・2位2回へつなげ、世界選手権優勝とオリンピック連覇の記録を残す。UK曲線は19才から15年間に高度2・中上2・中（上）2・中3・中下1・低1、計11枚。本図はデビュー当時の曲線である。最初からⒶ段階に達し、最盛時の健康度は高い方で安定。中下と低度の2枚は大怪我で進退の危ぶまれた頃に8－4型曲線を示していた。静かな男、無駄口を叩かず、必要があれば相手の心臓を突くような一言をボソッと云う。技の切れは抜群、最高峰の試合で全て異なった技で一本勝したり、4試合を4分足らずで決勝まで勝ち上がったり、目の覚めるような活躍をした。

判定：人柄記号 8－2

精神健康度 高 曲線傾向 Ⓐ02

誤答等 なし

行飛他 なし

収集・記録者 氏名（ MF ）

UK 検 査 個 人 記 録 表

（記載年月日： 2020年　11月　10日）

	1	2	3	4	5	6	7	8	9	10	11	12	13	14	15	計	平均
前期	38	40	41	42	44	42	40	44	41	46	48	48	42	42	44	642	42.8
後期	53	53	53	53	53	54	53	54	52	53	55	54	52	56	53	801	53.4

休効＝　24.8 ％

氏名　　Ⅳ12-2　　男　　29 歳

検査年月日時： 1982年　1月　8日 10時 00分

所属

心身状態　良好

特記事項

運動　柔道

既往症等

記録（ 強化委員記 ）

全てA段階で中下の1枚は後期出すぎ、いずれもスロースターターの典型例である。25歳から29歳まで4枚の曲線は中上2・中1・中下1枚。山間部で育ち必ずしも柔道をやりたかったわけではないが、中・高・大と強豪校に進むことになり退められなくなった。戦績は講道館杯優勝1・2位2回、選抜戦優勝・2位・3位ともに2回ずつ、出場権を得たオリンピックはボイコットのため不参加、世界選手権で3位の後に優勝した。静かで控え目ながら、感ずる処があると直線的に進む。特別コーチが選手の投げこみに自ら受けて立つ姿を見せたとき、いの一番に投げられ役に身を挺していた。母校のコーチから監督、部長、顧問を順に引き受ける中で教授となり、柔道の普及と研究活動にも影の力を発揮しつづけている。

判定：人柄記号　　8－2

精神健康度　中上　曲線傾向　AOO

誤答等　なし

行飛他　なし

収集・記録者　氏名（ MF ）

UK検査個人記録表

（記載年月日: 2015 年 6月 25日）

	1	2	3	4	5	6	7	8	9	10	11	12	13	14	15	計	平均
前期	73	73	74	72	72	73	73	70	71	72	72	71	71	72	73	1082	72.1
後期	82	78	79	81	80	81	79	80	81	82	82	81	81	78	83	1208	80.5

休効＝ 11.6 %

65

55

氏名 Ⅳ12-4 男 19歳

検査年月日時: 1990年 9月 5日 20時 00分

所属 私立大学 2年

心身状態

特記事項

運動 柔道

167cm 75kg

既往症等 骨折4・5回

記録（ 強化委員記 ）

柔道強化選手。15才から10年間に高度3・中上2・中(上)2・中1・計8枚の曲線を残した。全てⒶ段階。本図は全日本学生優勝前のものである。講道館杯3位1回、選抜体重別戦3位1・2位2回の後に優勝して2度目の世界選手権で頂点に立った。何を考えているのか分からない男。ジーッとしているというかボーッとしている。最初の世界選手権で3位になったが、準決勝の試合中に爪が剥がれた。とたんに相手に背を向けて爪の状態を確認する。「待て」がかかっていないので相手は審判の顔を見ながら後ろから足払い、逆転負けして、コーチに叱責された。「柔道は3位じゃダメだ」ということが分かったと記者団に語り、再度叱られたが本人はケロッとしたもの。引退後、母校の監督を冷静に務めていた。

判定: 人柄記号 8－2

精神健康度 中上 曲線傾向 Ⓐ00

誤答等 なし

行飛他 なし

収集・記録者 氏名（ MF ）

UK 検 査 個 人 記 録 表

（記載年月日：2015 年 6月 25日）

	1	2	3	4	5	6	7	8	9	10	11	12	13	14	15	計	平均
前期	78	70	64	64	61	65	61	62	65	62	59	62	72	71	76	992	66.1
後期	89	82	79	76	73	65	64	67	80	81	72	76	80	82	81	1147	76.5

休効＝ 15.6 %

65

55

氏名 Ⅳ12-5 男 23 歳

検査年月日時: 2004年 月 日 時 分

所属 私学職員

心身状態

特記事項

運動 柔道

既往症等

記録（ 強化委員記 ）

柔道強化選手。20才から15年を越えて現役を続けた。その間講道館杯2位2・3位2回、選抜体重別戦優勝3・2位2・3位5回、世界選手権3位2回を記録。UK曲線は23～28才に高度1・中上3・中(上)1・中度2、計7枚を残し、全てⒶ段階である。健康度は高い方であるが、第1線を維持する割には勝ち切れない。流行する前から髭を生やし強面を装うが、繊細さが浮き出る。相性の悪い選手に苦手意識がありあり、厭な顔をする。先に攻めればとれる相手にも中々掛けない。試合ばかりか練習でも治らず、コーチに勿体ない選手と嘆かせていた。仲間内では態度がでかいが、外目には一人静かに見える選手である。

判定：人柄記号 8－2

精神健康度 中上 曲線傾向 Ⓐ11

誤答等 前期11行目1

行飛他 なし

収集・記録者 氏名（ NU ）

UK検査個人記録表

（記載年月日：2015 年 6月 25日）

	1	2	3	4	5	6	7	8	9	10	11	12	13	14	15	計	平均
前期	72	76	72	72	64	66	63	63	68	68	74	76	77	81	80	1072	71.5
後期	84	76	78	80	77	78	78	77	84	77	85	77	81	75	80	1187	79.1

休効＝ 10.7 %

55

65

氏名 Ⅳ12-6 男 21 歳

検査年月日時： 1992年 8月 22日 20時 30分

所属 私立大学

心身状態 普通

特記事項

運動 柔道

184cm 125kg

既往症等

記録（ 強化委員記 ）

柔道強化選手。17才で強化入り、23才まで7枚（高度1・中上2・中（上）1・中度3枚）の曲線を残す。全てⒶ段階。戦績はJr.で国際学生優勝に始まり、講道館杯2位1・3位2回、選抜体重別戦優勝1・3位2回、全日本選手権3位3回。Jr.時代の計測握力はNo.1、しかし体が固く、力が邪魔していた感あり。どの試合もいい処まで行きながら勝ち切れなかった。無駄口は叩かず、話すときは恥ずかしそうな顔をする。群れるよりも独り居が平気な選手だった。

判定：人柄記号 8－2

精神健康度 中（上） 曲線傾向 Ⓐ10

誤答等 後期11行目1

行飛他 なし

収集・記録者 氏名（ MF ）

UK検査個人記録表

（記載年月日：2015 年 5月 25日）

	1	2	3	4	5	6	7	8	9	10	11	12	13	14	15	計	平均
前期	63	65	61	58	60	60	59	60	54	65	57	65	66	68	67	928	61.9
後期	69	65	65	62	63	63	63	72	68	67	64	67	55	65	62	970	64.7

休効＝ 4.5 %

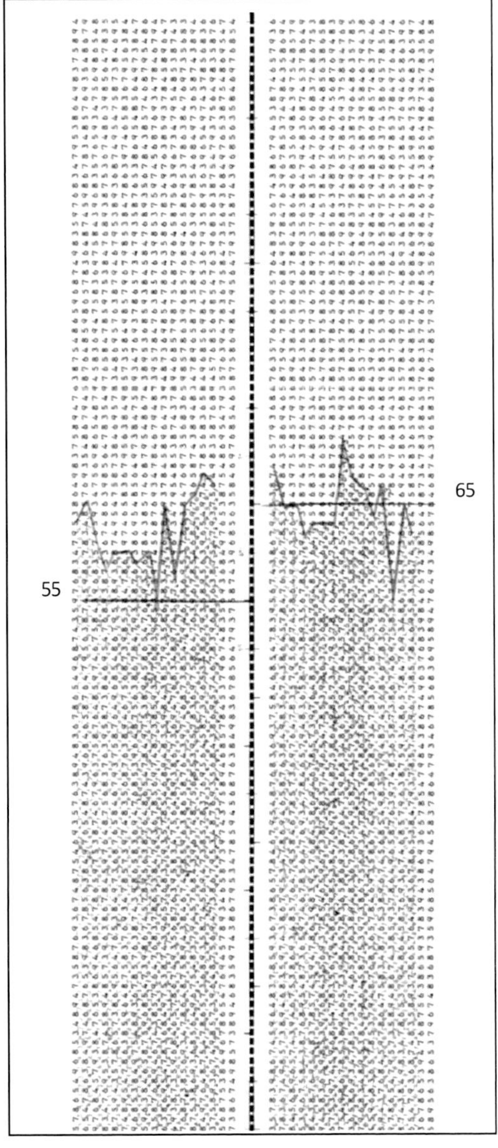

氏名 Ⅳ12-8 男 19 歳

検査年月日時： 1989年 12月 18日 19時 30分

所属 私立大学 1年

心身状態 風邪気味

特記事項

運動 柔道

170cm 73kg

既往症等

記録（ 強化委員記 ）

柔道強化選手。物心のついた頃には柔道をやっていた。フランスJr.選手権3位の後、講道館杯：1位1・3位2回、選抜体重別戦：1・2・3位各1回、国外ではドイツ国際3位の記録を残す。UK曲線は高度1回、中上1・中（上）4・中4回と安定しているが、10代は頭打ち状態。自覚あり「もっと納得する練習をやりたいが、所属の管理柔道の中にはまりこんでしまって、練習をただ消化しているみたい」と嘆く。相談は必死の表情、他選手の何倍もの時間をかけて話しこんで、帰りがけは清々しい顔。勝ち始めてからは、他人は他人、あくまでもマイペースを貫き、自分の世界をつくっていた。

判定：人柄記号 8－2

精神健康度 中 曲線傾向 Ⓐ02

誤答等 なし

行飛他 なし

収集・記録者 氏名（ MF ）

UK 検査個人記録表

(記載年月日: 2015 年 5月 25日)

	1	2	3	4	5	6	7	8	9	10	11	12	13	14	15	計	平均
前期	71	62	62	63	63	60	60	53	59	60	62	61	64	67	63	930	62.0
後期	73	71	66	62	54	61	61	62	62	60	62	64	65	66	70	959	63.9

休効＝ 3.1 %

55

65

氏名 Ⅳ12-9 男 37 歳

検査年月日時: 1989年 12月 18日 20時 00分

所属 公務員

心身状態 普通

特記事項

運動 柔道

168cm 71kg

既往症等

記録(強化委員記)

柔道強化選手。面と向かえば訥々と話すが、無駄口はきかない。練習では何処にいるのか探すのに苦労する。学生時のUK曲線2枚に小林師の評「堅実さはあるが気力乏しく消極的」「まじめさはあるが本調子が出るまでに時間がかかる。動き出すと粘りもある」との記述は10型および3－1d型の判定から来ている。しかし、20～27才までの全曲線からは、本曲線に見る通り8－2型と見てよい。6枚全てがⒶ段階の中度判定。戦績は講道館杯優勝1回、選抜体重別戦優勝・3位が各1回、国際大会の上位進出はならなかった。

判定: 人柄記号 8－2

精神健康度 中 曲線傾向 Ⓐ01

誤答等 なし

行飛他 なし

収集・記録者 氏名(MF)

UK 検査個人記録表

(記載年月日: 2015 年 6月 25日)

	1	2	3	4	5	6	7	8	9	10	11	12	13	14	15	計	平均
前期	51	51	47	44	45	45	46	53	47	48	48	43	46	47	46	707	47.1
後期	52	49	58	56	58	43	57	56	51	46	51	58	55	53	53	796	53.1

休効＝ 12.6 %

40

45

氏名 Ⅳ12-10 男 27 歳

検査年月日時: 2005年 12月 12日 21時 00分

所属 地方公務員

心身状態 右肘負傷

特記事項

運動 柔道

186cm 110kg

既往症等

記録(強化委員記)

柔道強化選手。Jr.時代からコーチに期待された選手だが、伸び切れなかった。戦績は23・24才時に全日本選手権と選抜体重別戦に3位の範囲に止まった。UK曲線は19才時、後期出すぎの中下、27・28才時に中・中上の3枚を残す。試合では技の出が遅い。思わぬところでポカ負けを喫していた。ヌーッとしている。付き合うと人間味溢れる選手だが、口数が少ない。

判定:人柄記号 8－2 8－5

精神健康度 中 曲線傾向 A00

誤答等 なし

行飛他 なし

収集・記録者 氏名(MF)

UK 検 査 個 人 記 録 表

(記載年月日: 2015 年 5月 8日)

	1	2	3	4	5	6	7	8	9	10	11	12	13	14	15	計	平均
前期	49	51	44	48	46	46	39	43	43	43	44	44	49	44	38	671	44.7
後期	46	49	49	51	52	52	51	49	50	47	47	52	46	40	50	731	48.7

休効＝ 8.9 %

40

45

氏名 Ⅳ12-11 男 19 歳

検査年月日時: 1978年 1月 8日 14時 00分

所属 国立大学 2年

心身状態 合宿2日目 少し疲れている

特記事項

運動 柔道

既往症等

記録(強化委員記)

柔道強化選手。精気のみなぎる顔を見たことがなく、ヌーボーというか飄然というか、掴み所がない。本人が「勝って当然」と思っている選手に負けたとき、人気のない場所でふさぎ込む。全日本級の先輩に「俺も負けた相手だ」と肩を叩かれ、息を吹き返したが、上位に進出することはなかった。現役の不本意を引きずったまま教員になったものの、何を考えているか分からない人の評がついて廻る。

判定:人柄記号 8－2

精神健康度 中 曲線傾向 AOO

誤答等 なし

行飛他 なし

収集・記録者 氏名(MF)

UK 検 査 個 人 記 録 表

(記載年月日: 2015 年 6月 25日)

	1	2	3	4	5	6	7	8	9	10	11	12	13	14	15	計	平均
前期	52	47	45	48	47	49	49	51	50	48	45	47	52	48	34	712	47.5
後期	44	51	51	53	53	54	55	57	60	57	52	51	51	51	49	789	52.6

休効＝ 10.8 %

40

45

氏名 Ⅳ12-7 男 26 歳

検査年月日時: 2006年 8月 12日 14時 00分

所属 私立大学教職員

心身状態 普通

特記事項

運動 柔道

177cm 92kg

既往症等

記録(強化委員記)

柔道強化選手。選抜体重別戦優勝2回・2位と3位1回、世界選手権にも出場したがメダルには達しなかった。UK曲線は25～28才時に中上度3・中1・中？1枚を残す。いずれもA段階。個性が強いが口数は少ない。人間関係で性の合う人・合わない人がはっきり別れている。「全日本のコーチといったって敵だ！」「うっかり相談なんかできやしない」ぐらいのことをはっきりと口にする。結局、国外の試合では誰からもサポートを受けられず、自滅してしまった。

判定:人柄記号 8－2 8－5

精神健康度 中？ 曲線傾向 A00

誤答等 後期11行目1

行飛他 前期14行目行飛

収集・記録者 氏名(MF)

UK 検 査 個 人 記 録 表

（記載年月日: 2015 年 5月 8日）

	1	2	3	4	5	6	7	8	9	10	11	12	13	14	15	計	平均
前期	43	29	34	32	29	28	33	29	32	33	28	33	29	28	25	465	31.0
後期	42	39	35	33	31	31	27	29	29	24	30	31	31	29	32	473	31.5

休効＝ 1.7 %

25

30

氏名 Ⅳ12-12 男 17 歳

検査年月日時: 1992年 12月 18日 20時 00分

所属 私立大学付属高校 2年

心身状態

特記事項

運動 柔道

183cm 95kg

既往症等

記録（ 強化委員記 ）

柔道強化選手。柔道史に残る兄弟選手の一人。しかし本人は後塵を喫した方である。選抜体重戦8年間で1位1回、2位3回、3位2回の戦績を残すも、負けた5回のうち3回は片われがオリンピックと世界選手権で優勝した。唯一度の優勝時にはインタビューで練習した通りの応援、大観衆を笑いの渦に捲きこんだ。柔道選手らしからぬウィットに富んでいた。普段は無口、無表情、知り合いの仲ではくだけてハシャギもある。現役の大半を黙々と片われのサポートに徹していた。本曲線はJr.登場時のものであり、以後4回の曲線はA段階止まりであった。

判定:人柄記号 8－2

精神健康度 中下 曲線傾向 B22

誤答等 なし

行飛他 なし

収集・記録者 氏名（ MF ）

UK 検 査 個 人 記 録 表

(記載年月日: 2015 年 6月 25日)

	1	2	3	4	5	6	7	8	9	10	11	12	13	14	15	計	平均
前期	67	67	67	67	66	66	68	66	67	68	69	68	68	69	70	1013	67.5
後期	70	70	70	70	70	70	70	71	71	71	71	71	72	72	72	1061	70.7

休効＝ 4.7 %

65

55

氏名 Ⅳ12-13 男 19 歳

検査年月日時: 1989年 12月 18日 20時 00分

所属 私立大学

心身状態 良

特記事項

運動 柔道

174cm 71kg

既往症等

記録(強化委員記)

柔道強化選手。IH優勝選手として注目されたが、柔道名門大学へ入学後は同階級の世界的選手や先輩の壁に陰れてしまった。UK曲線3枚は18～19才まで中(上)度から中・中下度と順次低下、のっぺり曲線と後期増加率の低下が並行し、講道館杯等もメダルが届くことなく消えた。

判定:人柄記号 8－2

精神健康度 中下 曲線傾向 ⒶOO

誤答等 なし

行飛他 なし

収集・記録者 氏名(mf)

UK 検 査 個 人 記 録 表

(記載年月日: 2015 年 6月 25日)

	1	2	3	4	5	6	7	8	9	10	11	12	13	14	15	計	平均
前期	27	28	28	26	29	29	24	28	28	28	28	26	24	30	28	411	27.4
後期	34	25	29	29	29	29	30	31	34	36	36	34	35	38	36	485	32.3

休効＝ 18.0 %

30

25

氏名 Ⅳ12-14 男 24 歳

検査年月日時: 1980年 8月 27日 11時 35分

所属 私立大学教員

心身状態 良

特記事項

運動 柔道

ふとり型

既往症等

記録(強化委員記)

柔道強化選手。ジュニア時代はIHと全日本Jr.に優勝し、超弩級選手のライバルとして期待されたが、Sr.の記録は講道館杯3位が1度のみ。コーチの言として「体力的に非常に恵まれている」「少々鈍な処がある」「相撲タイプ」の記録が残されている。18～24才間の3枚のUK曲線は全てB段階・中下度であった。本図は24才時のもの。他の2枚は8－3自閉型である。30年後、新興大学の女子監督となった彼と話をする機会があった。立て板に水の柔道論を拝聴して驚く。それから5年、チームは少しも強くなっていない。

判定:人柄記号 8－2

精神健康度 中下 曲線傾向 B01

誤答等 なし

行飛他 なし

収集・記録者 氏名(MF)

UK 検 査 個 人 記 録 表

（記載年月日：2014 年 7月 1日）

	1	2	3	4	5	6	7	8	9	10	11	12	13	14	15	計	平均
前期	23	22	23	25	27	24	20	22	21	29	23	26	24	23	18	350	23.3
後期	28	20	23	21	27	19	27	25	23	25	25	25	26	30	28	372	24.8

休効＝ 6.3 ％

25

30

氏名 Ⅳ12-15 女 23 歳

検査年月日時 2012年 3月 26日 21時30分

所属 会社員

心身状態 普通

特記事項 173cm 78kg

運動 柔道 体重別選抜優勝

既往症等 右足半月板手術

記録（ サポーター評 ）

柔道強化選手

筋力の強さは日本人離れ、外人を後退させる力強さをもつ。勉強は自分に合わないと明言して推薦入学を断り、実業団に入った頃はC段階。そのまま20･21才時に選抜体重戦を2連覇した。しかし国際試合では反則負けで浮かぬ顔をしており、国内戦でも研究されて勝てなくなった。23才で漸くB段階に達したものの強化合宿ではコーチの指導を拒否して自分ペースのトレーニングしかやらない。コーチの言が分かっているのかどうか、柔道着を着たらガンガンやるが言われたトレーニングをやり通す姿勢は育たない。コーチ泣かせの選手である。

判定：人柄記号 8-2or 3-1d YG:D'5

精神健康度 中下 曲線傾向 B01

誤答等 なし

行飛他 なし

収集･記録者 氏名（ MF ）

UK検査個人記録表

（記載年月日: 2014 年 7月 1日）

	1	2	3	4	5	6	7	8	9	10	11	12	13	14	15	計	平均
前期	51	56	58	59	57	59	50	57	59	61	59	60	54	62	66	868	57.9
後期	72	62	65	68	71	75	61	71	65	64	69	59	62	66	69	999	66.6

休効＝ 15.1 %

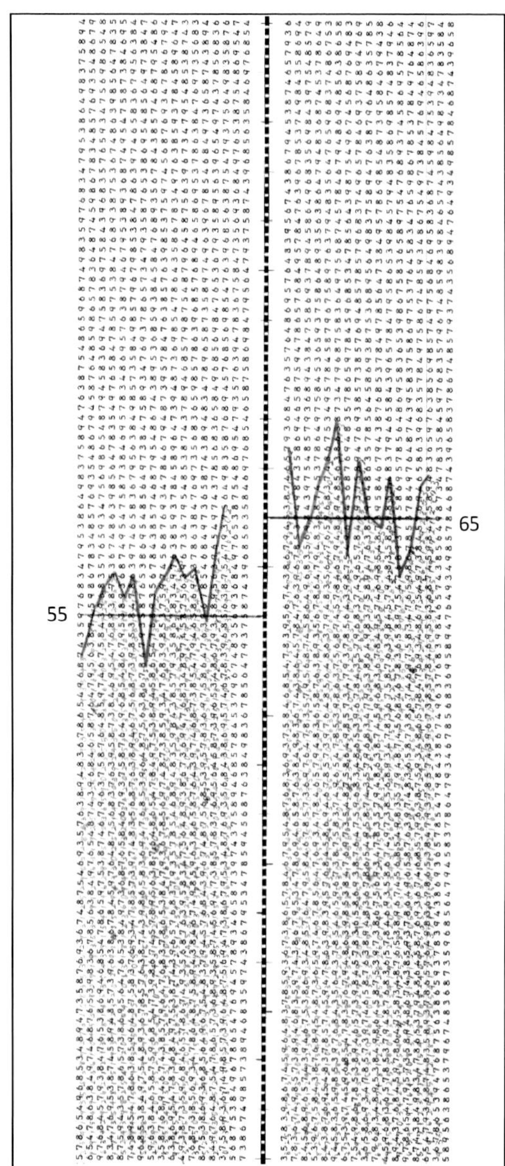

氏名 Ⅳ13-1 女 20歳

検査年月日時 2006年 3月 22日 20時30分

所属 大学生

心身状態 普通

特記事項 157cm 50kg

運動 柔道 国内国際戦優勝 世界選手権優勝

既往症等

記録（ サポーター評 ）

柔道強化選手。15才で世界的選手に勝って注目をあびた時がA段階8-2中上度。国内外の国際試合に勝った20才時の曲線である。8-2を中心に8-3、8-5が散見されるが、いずれも健康度は高い処で安定している。一方、YG検査ではD・抑鬱性が高い。客観的には地力を発揮できる状態にありながら、主観的には悲観的になりやすい心理状態にある。21才時選抜体重別大会に優勝しながら世界選手権の代表から外された。代わりに出場した選手が優勝した瞬間、オリンピックにはもう出られないと泣き崩れる姿があった。「若いのに勘違いするな、泣いてる時間があったら、とりにいけ」と叱咤され、2年後にチャンピオンとなる。しかし泣いてから5年後のオリンピックはメダルに達しなかった。スロースターターが初戦の入り方を間違えて苦戦の後、それまで勝ち続けた相手に負けて敗者復活戦も落とした。

判定: 人柄記号 8-3

精神健康度 高 曲線傾向 Ⓐ10

誤答等 なし

行飛他 なし

収集・記録者 氏名（ MF ）

UK 検 査 個 人 記 録 表

（記載年月日：2015 年 6月 25日）

	1	2	3	4	5	6	7	8	9	10	11	12	13	14	15	計	平均
前期	58	63	64	60	65	61	63	67	69	72	71	67	66	72	73	991	66.1
後期	71	75	75	82	73	76	68	77	76	78	81	85	72	84	78	1151	76.7

休効＝ 16.1 %

55

65

氏名 Ⅳ13-2 男 20 歳

検査年月日時： 1978年 1月 8日 14時 00分

所属 国立大学

心身状態 合宿2日

特記事項

運動 柔道

既往症等

記録（ 強化委員記 ）

柔道強化選手。強化選手として20才時に残した曲線が本図である。上位進出の記録はない。背中を丸めて目線を落とし、人を避ける。会話は一言一言、命懸けみたい。研究教育機関に奉職して人間関係は必要最小限の範囲。壮年期に異色の柔道専門書を出版した。

判定：人柄記号 8−3

精神健康度 高 曲線傾向 Ⓐ11

誤答等 なし

行飛他 なし

収集・記録者 氏名（ MF ）

UK 検 査 個 人 記 録 表

（記載年月日：2014年　7月　1日）

	1	2	3	4	5	6	7	8	9	10	11	12	13	14	15	計	平均
前期	39	43	41	27	36	38	34	38	44	30	40	39	42	48	41	580	38.7
後期	48	48	44	50	39	47	52	47	48	49	52	53	51	43	55	726	48.4

休効＝　25.2 ％

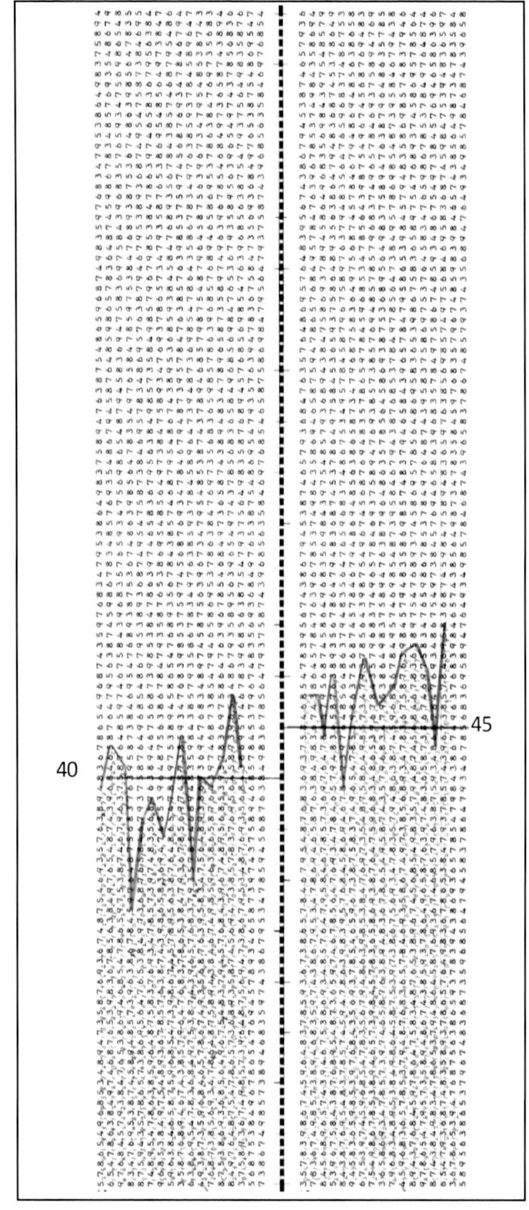

氏名　Ⅳ13-5　女　20歳

検査年月日時　2006年　10月　16日　20時

所属　会社員

心身状態

特記事項　149cm　48kg

運動　柔道　選抜体重別優勝

既往症等

記録（　サポーター評　）

女子柔道強化選手
15～17才はB段階ながらJr・国内外の大会で優勝、18才以後はA段階で国内選抜では優勝するも国外へ出ると勝ち切れない。そこへ怪我が付きまとう。8-2あるいは8-3か？以外は8-5が中心にある。練習では何処にいるのか分からないほど目立たないが、試合では技が切れ、目を見張る投技を披露する。ところが勝って当然の相手にヒョンな処で投げられる。世界で活躍する上位の人の後塵を拝するのも8-5の停電現象とⒶ段階に伸び切れない心的エネルギー水準があるのではなかろうか。そうこうする中に後がなくなってから明るい振舞いが多くなった。といっても目立つものではなく泰然自若、風に吹かれて飄然の範疇である。

判定：人柄記号　8-3　YG:AD27

精神健康度　中上　曲線傾向　A11

誤答等　なし

行飛他　なし

収集・記録者　氏名（　MF　）

UK 検 査 個 人 記 録 表

（記載年月日：2015 年 6月 25日）

	1	2	3	4	5	6	7	8	9	10	11	12	13	14	15	計	平均
前期	57	54	49	57	50	51	48	61	48	59	45	53	53	58	62	805	53.7
後期	54	55	51	65	61	67	64	60	62	57	54	63	61	58	70	902	60.1

休効＝ 12.0 %

氏名 Ⅳ13-3 男 22 歳

検査年月日時：1981年 12月 14日 20時 00分

所属 公務員

心身状態 普通

特記事項

運動 柔道

やせ型

既往症等

記録（ 強化委員記 ）

柔道強化選手。眉目秀麗、何才になっても目許の涼しい人。技が切れ、予期せぬ勝ち方をして人々の記憶に残っている。普段は物静か、慣れない人とは目礼のみ。すーっと消えていく。戦績は講道館杯3位2回、UK曲線は20～25才までに高1・中上1・中(上)1・中度3の計6枚。いずれも初頭部のひっかかる上昇曲線。小林師の評に「出足に手間どり、流れもたついて滑らかに運ばない」(他の曲線)とあるが、本図は22才時2度目の3位後の曲線。繊細な感性と意欲が漲っている。

55　65

判定：人柄記号 8－3

精神健康度 中(上) 曲線傾向 A01

誤答等 なし

行飛他 なし

収集・記録者 氏名（ MF ）

UK検査個人記録表

（記載年月日：2015 年 5月 25日）

	1	2	3	4	5	6	7	8	9	10	11	12	13	14	15	計	平均
前期	44	39	38	37	34	34	38	43	40	37	39	38	41	42	42	586	39.1
後期	46	45	40	44	40	44	36	40	39	38	45	45	39	46	54	641	42.7

休効＝ 9.4 ％

氏名 Ⅳ13-4 男 25 歳

検査年月日時： 1982年 5月 11日 20時 20分

所属 私立大学教員

心身状態

特記事項

運動 柔道

がっちり型

既往症等

記録（ 強化コーチ記 ）

柔道強化選手。インターハイ優勝、少年時代より鍛えられているため柔道がうまい。勝負勘がよく、ガンバリもきく。Sr.戦では19～28才の10年間に講道館杯優勝5・2位2回、選抜体重別戦では優勝4・2位4・3位1回。抜群の成績を残すも大きな国際試合では勝てなかった。しかし、真の成果は指導者になってから、国内は元より世界で勝つ選手を輩出しつつあり、全日本のコーチから諸役職を全うしつつ年輪を重ねている。UK曲線は17～24才の4枚がB段階、25～27才の2枚がA段階。健康度は中度2・中下度4枚、UK論上は大器晩成の人である。

判定：人柄記号 8－3

精神健康度 中（上） 曲線傾向 A11

誤答等 なし

行飛他 なし

収集・記録者 氏名（ MF ）

UK 検 査 個 人 記 録 表

(記載年月日: 2015 年 5月 25日)

	1	2	3	4	5	6	7	8	9	10	11	12	13	14	15	計	平均
前期	47	44	37	38	41	40	40	42	35	49	39	42	47	40	41	622	41.5
後期	44	43	49	43	48	39	46	41	48	43	42	44	38	42	44	654	43.6

休効＝ 5.1 %

45

40

氏名 Ⅳ13-6 男 23 歳

検査年月日時: 2008年 1月 5日 20時 30分

所属 企業

心身状態 疲れている

特記事項

運動 柔道

177cm 84kg

既往症等

記録(強化委員記)

柔道強化選手。19才で強化指定を受けた年に講道館杯で勝ち切れなかった。次の年に選抜体重別戦で3位になったもののUK曲線はB段階に退行、翌年2位になってもB段階。以後23才まで計5枚の曲線を残す。3枚はA段階だが勝てなかった年のものである。その3枚は健康度中度、メダルを獲得した2年は中下度であった。高校までと同様に信頼する先生の指示に従って迷いなく戦う姿がB段階への退行現象であろう。A段階で自立したものの勝つためには時間がかかり、7年後に全日本選手権の出場権を勝ちとった。

判定:人柄記号 8-3 or 8-4

精神健康度 中 曲線傾向 A10

誤答等 後期11行目1

行飛他 なし

収集・記録者 氏名(MF)

UK 検 査 個 人 記 録 表

(記載年月日: 2015 年 5月 8日)

	1	2	3	4	5	6	7	8	9	10	11	12	13	14	15	計	平均
前期	44	45	40	42	44	41	42	42	41	43	41	42	43	42		592	42.3
後期	47	46	46	48	44	50	45	50	47	48	50	41	50	52	39	703	46.9

休効＝ 18.8 %

40

45

氏名 Ⅳ13-12 男 19 歳

検査年月日時: 1991年 12月 28日 21時 00分

所属 私立大学

心身状態 頭が痛い

特記事項

運動 柔道

174cm 72kg

既往症等

記録(強化委員記)

柔道強化選手。丸顔の好漢ながら、コーチの指示を要領よく聞き流して、ばれて怒られていた。ジュニア時代、合宿中に仲間に誘われて深夜まで外出、翌日、説教されて、「自分なんか柔道でものになれるのか」と深夜に一人で訪ねてくる。力はあるのだから、やるべきことをやればよいと諭されて帰る。翌年オリンピック候補2人を連破して選抜体重戦で優勝したが、国際試合の経験なく、代表は見送られた。その後怪我が治らず引退。母校のコーチから監督となって後進を育てている。

判定:人柄記号 8－3

精神健康度 中 曲線傾向 A00

誤答等 なし

行飛他 前期15行目なし

収集・記録者 氏名(MF)

UK検査個人記録表

（記載年月日: 2015 年 6月 25日）

	1	2	3	4	5	6	7	8	9	10	11	12	13	14	15	計	平均
前期	48	43	39	42	39	46	36	50	43	47	48	44	47	46	46	664	44.3
後期	35	41	50	44	52	44	49	54	39	46	45	53	51	38	39	680	45.3

休効＝ 2.4 %

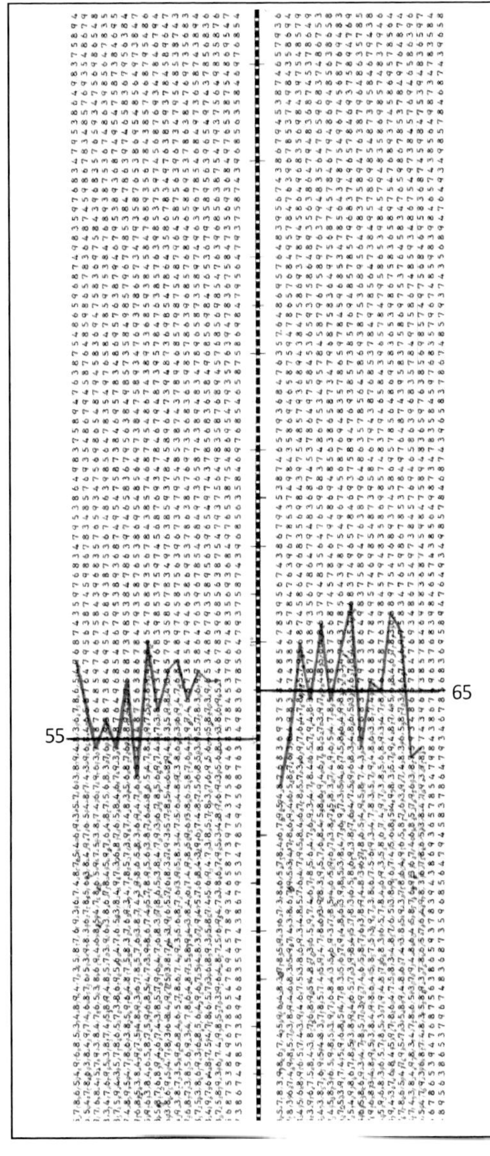

氏名 Ⅳ13-11 男 25歳

検査年月日時: 2007年 8月 15日 20時 00分

所属 会社員

心身状態

特記事項

運動 柔道

既往症等

記録（ 強化委員記 ）

柔道強化選手。19才から8年間に講道館杯1・2・3位各1回、選抜体重別戦優勝1・3位3回、全日本選手権3位とともに世界選手権優勝とオリンピック2位の記録を残す。UK曲線は21才から6年間に8枚、中上度3・中（上）1・中2・中？1・中下度1枚。本図は選抜戦で最後の金メダルをとった引退前年のものである。気合いは入っていても中々御輿が上がらない。飾り気なく何があっても悠然としている。表情を一つも変えずに「監督を一寸オチョクッてもいいですかね」などと云ってコーチを慌てさせ、「冗談ですよ」！とニッと笑う。

判定: 人柄記号 8－3

精神健康度 中下 曲線傾向 A10

誤答等 なし

行飛他 なし

収集・記録者 氏名（ MF ）

UK検査個人記録表

(記載年月日: 2015 年 6月 25日)

	1	2	3	4	5	6	7	8	9	10	11	12	13	14	15	計	平均
前期	71	67	67	55	60	57	59	61	63	57	63	57	62	61	61	921	61.4
後期	57	56	55	66	52	54	58	58	66	53	62	60	68	66	62	893	59.5

休効＝ −3.0 %

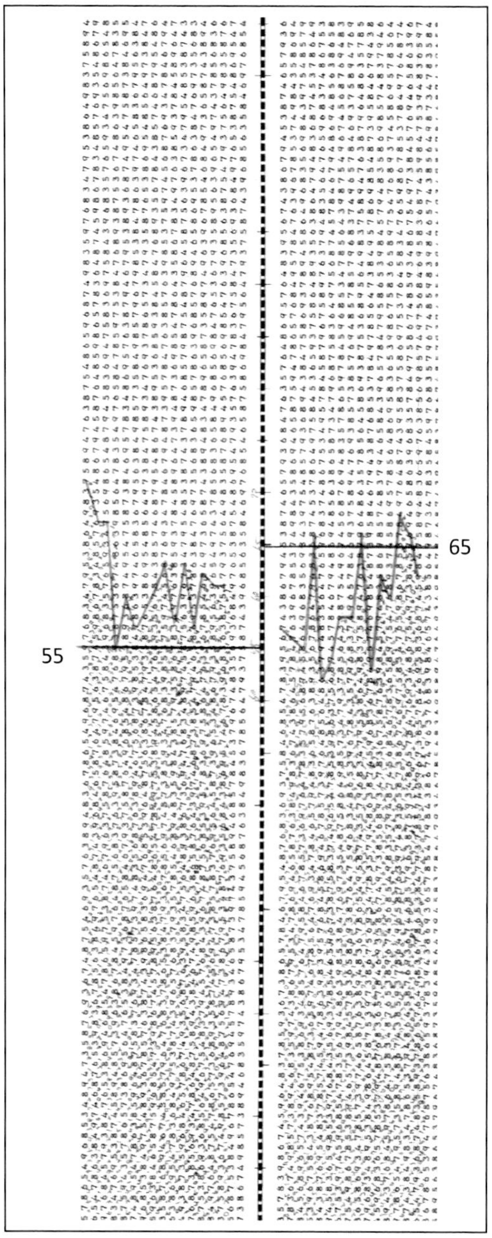

55

65

氏名 Ⅳ13-13 男 18歳

検査年月日時: 1997年 8月 19日 11時 00分

所属 私立大学 1年

心身状態 良し

特記事項 珠算1級

運動 柔道

168cm 70kg

既往症等

記録(強化委員記)

柔道強化選手。大学進学後2年間、大物選手の付き人を命ぜられる。体格の違いすぎるミステークと思うが、軽くふざけたつもりが、ヘッドロックをされてはダメージを受ける。大揚に構えていても、いつもしんどさが伝わってきた。本図はその時の曲線である。解放された翌年から選抜体重別戦2位が3年間続く。以後は記録なし。コーチを見つめて話をじっと聞く、大きな目が印象的。ただし萎縮気味、余裕に乏しかった。UK曲線は18〜22才に3枚、全てⒶ段階で中度1・中下度2枚であった。

判定:人柄記号 8−3

精神健康度 中下 曲線傾向 Ⓐ01

誤答等 なし

行飛他 なし

収集・記録者 氏名(MF)

UK 検 査 個 人 記 録 表

（記載年月日：2014年　7月　1日）

	1	2	3	4	5	6	7	8	9	10	11	12	13	14	15	計	平均
前期	34	34	35	35	38	30	33	32	33	37	28	30	33	32	35	499	33.3
後期	42	45	29	46	44	39	44	40	44	47	37	40	37	36	43	613	40.9

休効＝　22.8 ％

25

30

氏名　Ⅳ13-14　女　22歳

検査年月日時　2010年　8月　16日　21時

所属　会社員

心身状態

特記事項　160cm　63kg

運動　柔道　ワールドカップ優勝

既往症等

記録（　サポーター評　）

女子柔道強化選手

17才で作業量B段階から始り、22才時の曲線。20才時にA段階に達したが、国際試合はJrで優勝した後、この年の小規模大会（ワールドカップ）での優勝以外なく、B段階に戻ってしまった。自立の時期に負けると退行する例である。ところが東日本大震災後に復活、得意技を連発して国際大会グランドスラムで久々に優勝した。期待が膨らんだが、その後は勝ち切れていない。いいものはもっているが優勢の試合でポカが出る。休効が十分あるのでB段階なりの高さがあるものの後期に停電現象が認められる。他の曲線にも作業量が増え出すと陥没が目立つようになる点、解決が今後の課題となろう。

判定：人柄記号　8-3 or 8-5　　YG:AE0→A″5

精神健康度　中下　曲線傾向　B01

誤答等　後期11行目1

行飛他　なし

収集・記録者　氏名（　MF　）

UK 検 査 個 人 記 録 表

（記載年月日： 2014年　7 月　1 日）

	1	2	3	4	5	6	7	8	9	10	11	12	13	14	15	計	平均
前期	35	40	35	37	41	32	37	42	36	36	36	32	44	36	39	558	37.2
後期	42	37	40	45	33	34	40	37	36	44	39	41	37	39	41	585	39.0

休効＝　4.8 ％

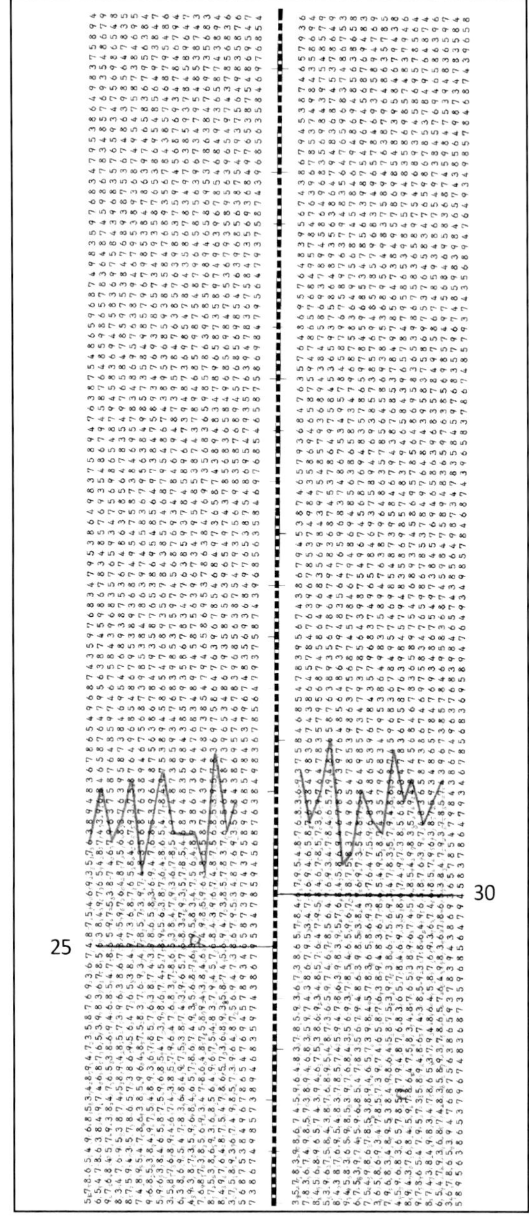

氏名　Ⅳ13-15　女　19 歳

検査年月日時　2010年　4月　30日　21時30分

所属　大学生

心身状態　普通

特記事項　171cm　79kg

運動　柔道7年　グランドスラム優勝

既往症等　半月板損傷

記録（　サポーター評　）

柔道強化選手
本検査時17才、15才時からB段階のまま。推薦で進学、大学2年19才でA段階に達する。地方から上京し、高校から名コーチに就くも柔道は自己流。自分でも何故かかるか説明がつかない、「何回かかけていると決まるんです」と柔道教室の得意技説明時に話す。子どもたちが顔を見合わせていた。入学直後柔道が生ぬるいと実業団入りを希望する。企業のコーチに言い含められて帰る。当人は至って能天気。準備運動は人の後からついて適当にやっている。乱取になると徐々に気合いが入る。終わってから一人打ち込みを続けることが多い。普段は飄々というか悠然たるもの。それが成人してアルコールが入ると高揚、気合いの入った声で情熱を吐露する場面が縷々見られる。国内やグランドスラムレベルでは勝つが、世界選手権では金メダルに達せず怪我が増えつつある。

判定：人柄記号　8-3 or 3-1d　YG:AC0

精神健康度　中下　曲線傾向　B11

誤答等　前期11行目1、後期11行目1

行飛他　なし

収集・記録者　氏名（　NU　）

UK検査個人記録表

（記載年月日：2015 年 6月 25日）

	1	2	3	4	5	6	7	8	9	10	11	12	13	14	15	計	平均
前期	72	40	51	56	47	51	43	50	45	50	41	63	53	46	53	761	50.7
後期	82	59	63	56	71	54	57	62	61	66	55	69	56	54	55	920	61.3

休効＝ 20.9 ％

55

65

氏名 Ⅳ14-1 男 18歳

検査年月日時：2005年 12月 12日 21時 00分

所属 私立大学

心身状態

特記事項

運動 柔道

181cm 105kg

既往症等

記録（ 強化委員記 ）

柔道強化選手。強化指定選手としては5年間に選抜体重別戦3位2回、講道館杯優勝2回、全日本選手権優勝2・2位1回とオリンピック優勝を記録する。その間、中上度3・中（上）1・中下1・低1、計6枚の曲線を残した。初めの2枚以外はⒶ段階である。彼にとっての絶対者には服従するが、他は全て無視。自分の思い通りに柔道界を闊歩したが、居心地のよい処ではなかったようだ。自己の世界観を実現するために柔道を始めた筈だった。それが自分の中にある揺れの大きさに振り廻され、自己撞着に陥ってしまった感がある。本図は迷いながら次のステップへ切り換える前年の曲線である。

判定：人柄記号 8－4

精神健康度 高 曲線傾向 A10

誤答等 なし

行飛他 なし

収集・記録者 氏名（ MF ）

UK検査個人記録表

(記載年月日: 2015 年 6月 25日)

	1	2	3	4	5	6	7	8	9	10	11	12	13	14	15	計	平均
前期	40	41	39	38	37	31	33	26	35	32	40	34	40	38	39	543	36.2
後期	50	53	46	47	39	45	39	41	44	40	44	39	45	39	43	654	43.6

休効＝ 20.4 %

25

30

氏名 Ⅳ14-3 男 21 歳

検査年月日時: 1988年 8月 22日 21時 00分

所属 私立大学 4年

心身状態 疲れている

特記事項

運動 柔道

182cm 138kg

既往症等

記録(強化委員記)

柔道強化選手。殆ど無名の大学4年次に全日本3位となって強化入り、しかし卒業後に柔道を止めて郷へ帰る。2枚のUK曲線を残し、両方ともA段階。「もう柔道はいい」と言ってましたよとの所属コーチ言のあり。「肝玉が小さくてビビリや」「技はいいものもっているけど、とにかく掛けるのが遅い」「全日本のときは予選から先に技を出していました」「チャンス掴んだのだから続ければいいんですけどね・・・・。」

判定:人柄記号 8−4

精神健康度 中上 曲線傾向 A02

誤答等 なし

行飛他 なし

収集・記録者 氏名(MF)

UK 検 査 個 人 記 録 表

（記載年月日：2015 年 6月 25日）

	1	2	3	4	5	6	7	8	9	10	11	12	13	14	15	計	平均
前期	65	63	60	57	47	52	48	54	44	51	59	45	62	61	54	822	54.8
後期	64	58	57	60	65	64	70	58	60	52	52	55	51	55	67	888	59.2

休効＝ 8.0 ％

55

65

氏名　Ⅳ14-4　男　23歳

検査年月日時：2008年 6月 30日 20時 00分

所属　私立大学

心身状態　疲労

特記事項

運動　柔道

187cm　105kg

既往症等

記録（ 強化委員記 ）

柔道強化選手。UK曲線は16才から5年間に中(上)度1・中4・中下1の6枚を残した。A段階に始まり、20才以後はⒶ段階である。一方戦績は18才から11年間にわたり、講道館杯優勝3・2位と3位各1回、選抜体重別戦優勝5・2位3・3位1回、全日本選手権優勝2・2位と3位各1回と優秀である。しかし海外ではアジア選手権優勝と世界選手権3位に終わった。全日本の看板を背負わされかつ自ら背負って立つ苦悩に満ちた現役生活だったのではなかろうか。柔道家離れをした端正な顔立ちと人の気持ちをそらさない応接に豊かな感性を感じる人が多かった。しかし繊細さが過ぎると迷いや逡巡に進む。稽古でも大会でも勝つときの技の切れと負けたときの感情起伏の落差が中々解決できなかった。

判定：人柄記号　8－4、8－5

精神健康度　中(上)　曲線傾向　Ⓐ00

誤答等　なし

行飛他　なし

収集・記録者 氏名（ MF ）

UK 検 査 個 人 記 録 表

(記載年月日: 2020年 4月 17日)

	1	2	3	4	5	6	7	8	9	10	11	12	13	14	15	計	平均
前期	47	38	42	47	41	43	35	42	44	40	45	38	39	42	45	628	41.9
後期	39	50	39	53	46	56	47	44	49	41	46	53	42	37	49	691	46.1

休効＝ 10.0 %

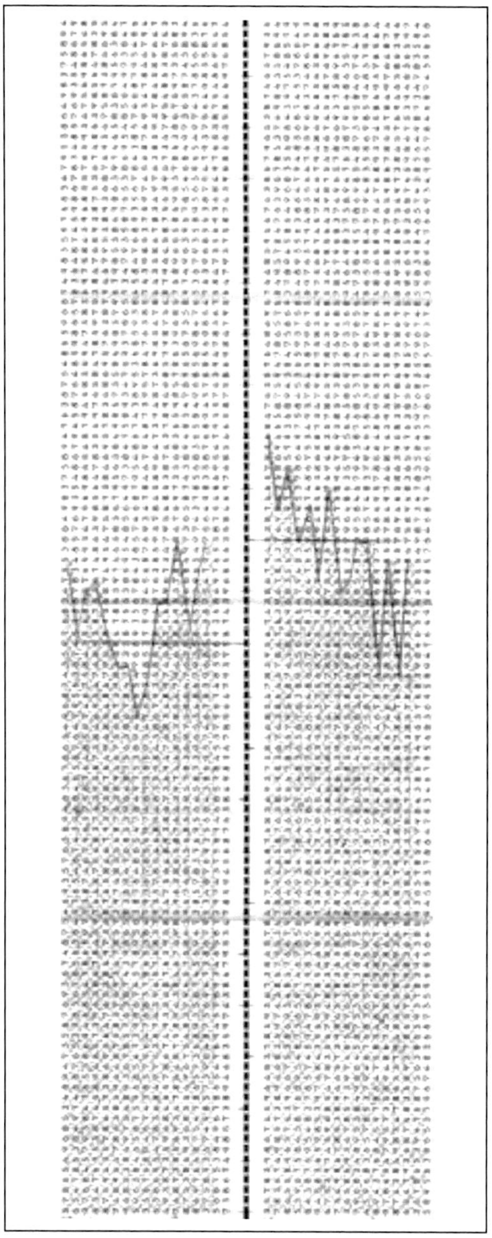

氏名 Ⅳ14-5 女 16 歳

検査年月日時: 1988年 3月 22日 20時

所属 私立高校

心身状態

特記事項

運動

既往症等

記録（ 船越正康 ）

柔道強化選手。高校選手権2位で強化選手となり、講道館杯2位4回・3位3回、選抜戦は2位2回・3位1回、国内で行われた国際戦2位の戦績を残すも、Jr.からSr.戦まで優勝経験はない。曲線は16～27歳の間6枚が全て8型A段階。健康度は中上度1・中(上)2・中3枚。本曲線は初回時のものであり、前年15歳時には講道館杯3位、この年16歳時には選抜戦2位と期待されたが勝ち切れず、グランドスラム3位と国内で行われた国際試合でも2位が最高であった。自分のUK結果を知りたい。皆の前でも構わないというので「内向繊細」と切り出したところ、四囲が大笑い「時にボンヤリ、ウッカリ・・・」で爆笑。本人はいかつい顔で苦笑い。切れる技を持つが、中々掛けない。引退後マネージャーから始めて国際試合審判員の資格をとり、立ち姿のきれいな裁定を下している。

判定:人柄記号 8－4

精神健康度 中 曲線傾向 A02

誤答等 後期11行目1

行飛他 なし

収集・記録者 氏名（ MF ）

UK検査個人記録表

（記載年月日：2015 年 4月 6日）

	1	2	3	4	5	6	7	8	9	10	11	12	13	14	15	計	平均
前期	71	67	74	62	64	56	69	61	64	73	71	67	73	64	82	1018	67.9
後期	80	66	76	65	65	77	67	80	64	78	62	72	78	57	78	1065	71.0

休効＝ 4.6 %

55

65

氏名 Ⅳ14-6 男 歳

検査年月日時：1980年 8月 27日 12時 00分

所属 企業

心身状態 合宿3日目

特記事項

運動 柔道

がっちり型

既往症等

記録（ 強化委員記 ）

柔道強化選手。無口。エレベーターで乗り合わせると、会釈しながら背を見せる。必要最低限以外は口をきかない。Sr.の強化選手になって、9年目に講道館杯優勝をもって引退。その間2度の3位を記録した。合宿中は練習中でも何処にいるか分からない。目立つことの嫌いな選手であった。

判定：人柄記号 8－4

精神健康度 中 曲線傾向 Ⓐ10

誤答等 なし

行飛他 なし

収集・記録者 氏名（ MF ）

UK検査個人記録表

(記載年月日: 2015 年 5月 25日)

	1	2	3	4	5	6	7	8	9	10	11	12	13	14	15	計	平均
前期	57	56	46	52	52	60	53	47	62	44	61	57	42	61	54	804	53.6
後期	61	50	58	65	72	58	53	70	54	52	60	62	65	57	47	884	58.9

休効＝ 10.0 %

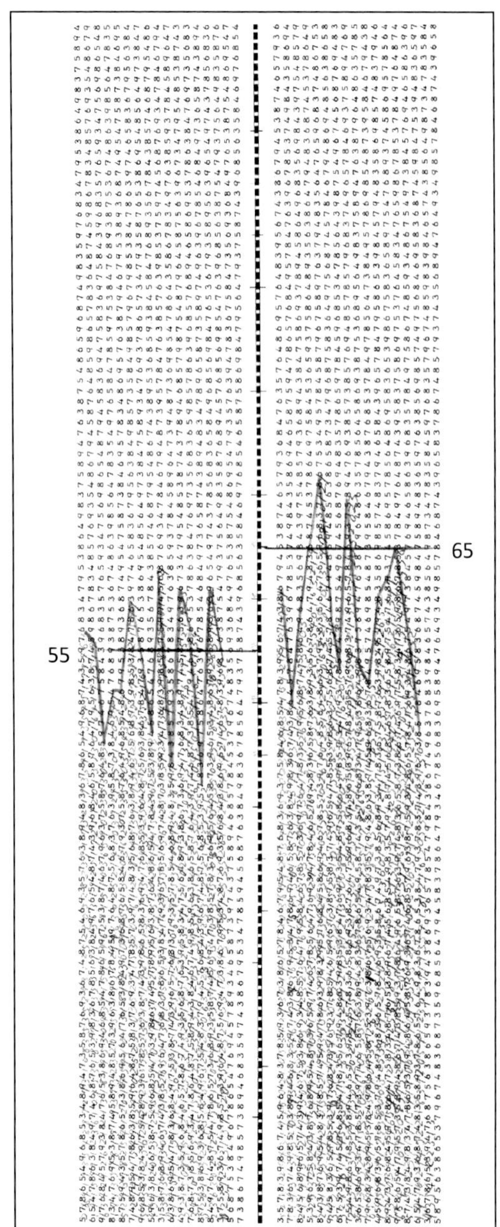

氏名 Ⅳ14-7 男 25 歳

検査年月日時: 1997年 9月 9日 21時 00分

所属 企業

心身状態 普通

特記事項 講道館杯優勝

運動 柔道

170cm 68kg

既往症等

記録(強化委員記)

柔道強化選手。UK曲線は15～17才B段階3枚、18～21才A段階5枚、25才Ⓐ段階1枚、常に曲線動揺の大きい8－4型を示す。健康度は中度2枚以外は中下度7枚である。戦績は全日本Jr.2位に始まり、講道館杯1・2位が各1回・3位2回、選抜体重別戦3位2回。天敵がいて大きな国際大会の出場はなかった。Jr.時代、時間外の夜11時に入浴、大声で話してヘッチャラ。朝練は精彩なし。話し方が独特。組み勝っても技をかけない、かけても遅い。何故？の問いに「個人的理由があるんじゃないですか、腰が痛いとか・・」5年もかい？「あ、そうか」といった按配。企業選手から大学に職を得た後、全日本コーチとなったものの「いやです。止めたい」と情けない顔をする。任期満了の年、1日終えるとカレンダーの日付を×印で消す。「後何日です」と真剣。そんな簡単に辞められるかい？「辞めます。絶対に！」といいながら2期・3期と要請され、相変わらず継続している。スタッフ・選手ともに信頼が厚い。

判定:人柄記号 8－4

精神健康度 中 曲線傾向 Ⓐ02

誤答等 なし

行飛他 なし

収集・記録者 氏名(NU)

UK検査個人記録表

（記載年月日: 2015 年 5月 25日）

	1	2	3	4	5	6	7	8	9	10	11	12	13	14	15	計	平均
前期	60	53	51	41	52	59	54	50	39	49	48	45	51	40	61	753	50.2
後期	49	50	51	56	57	50	60	46	57	47	56	59	41	54	69	802	53.5

休効＝ 6.5 %

40

45

氏名 Ⅳ14-8 男 26歳

検査年月日時: 2004年 12月 13日 20時 00分

所属 私学職員

心身状態 落ち込み気味

特記事項

運動 柔道

既往症等

記録（ 強化委員記 ）

柔道強化選手。親子2代にわたって柔道強化選手。ともに繊細かつ一途。切れる技をもちながら、相手の攻め手を全て封じなければ攻めない、攻められない、封じきれずに持っていかれて敗北、呆然とする姿が印象的であった。選抜体重別戦3位2回が記録されている。UK曲線は26、27才時の2枚、ともにA段階、健康度は中上1と中1。

判定: 人柄記号 8－4

精神健康度 中 曲線傾向 A00

誤答等 なし

行飛他 なし

収集・記録者 氏名（ MF ）

UK検査個人記録表

(記載年月日: 2015 年 5月 25日)

	1	2	3	4	5	6	7	8	9	10	11	12	13	14	15	計	平均
前期	50	44	44	44	41	43	38	44	38	51	40	44	33	51	41	646	43.1
後期	50	44	44	46	44	46	46	51	44	47	50	42	46	41	46	687	45.8

休効＝ 6.3 %

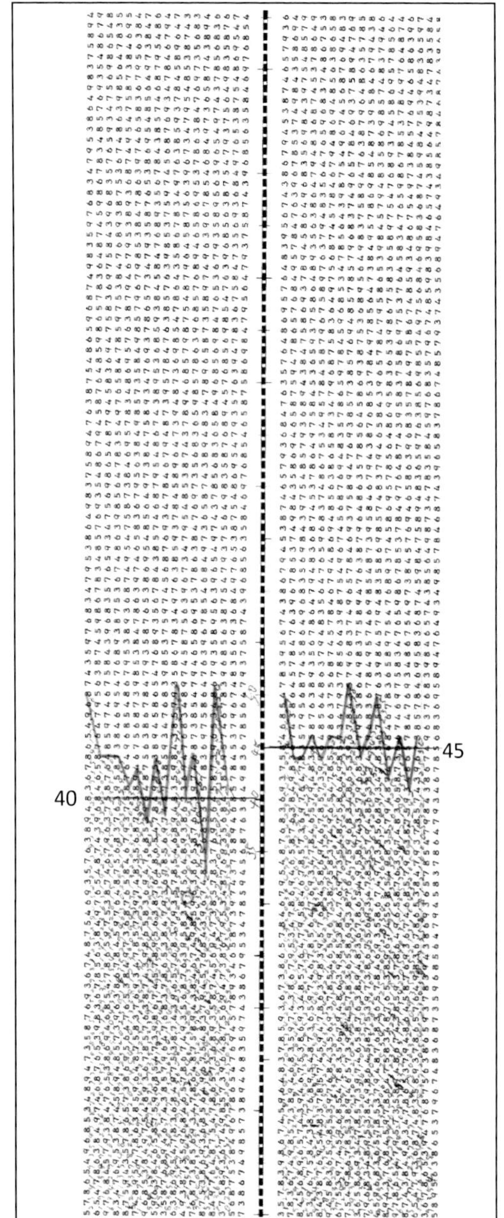

氏名 Ⅳ14-9 男 18歳

検査年月日時: 1984年 8月 21日 20時 00分

所属 国立大学 1年

心身状態 ねむい

特記事項

運動 柔道

172cm 78kg

既往症等

記録(強化委員記)

柔道強化選手。18才で強化指定を受け、19才で選抜体重別戦3位。並みいる強豪の中で頭角を現し、属目される。しかしその後26才までに3位計3回、講道館杯でも3位3回であり、伸び切れなかった。UK曲線は8回ともA段階、中度5・中下度3枚。いずれも休効少なく頭打ち状態を示すものが多い。負けん気強く常に目一杯の稽古をする。試合で攻めどころで逡巡し、ポカ負けで茫然とすることがあった。引退後、新興大学の監督機会に恵まれ、いちはやく全国大会上位進出を果たすも後が続かなかった。普段は寡黙、しかし怒ると怖い。何で怒られたか分からないけど・・・と選手が云っていた。

判定:人柄記号 8－4

精神健康度 中 曲線傾向 A22

誤答等 前期11行目1

行飛他 なし

収集・記録者 氏名(MF)

UK 検 査 個 人 記 録 表

（記載年月日：2015 年 5月 18日）

	1	2	3	4	5	6	7	8	9	10	11	12	13	14	15	計	平均
前期	64	60	54	61	72	56	60	57	60	55	62	60	56	67	71	915	61.0
後期	52	73	80	58	61	72	67	71	58	72	62	52	68	57	83	986	65.7

休効＝ 7.8 %

65

55

氏名 Ⅳ14-10 男 24歳

検査年月日時： 1991年 12月 28日 20時 00分

所属

心身状態 普通

特記事項 体重別選手権優勝

運動 柔道

190cm 125kg

既往症等

記録（ 強化委員記 ）

柔道強化選手。Jr.選手権とアジア選手権に優勝、若手大型選手として期待された。1度全日本選手権で2位となり、アジア大会、フランス国際大会にも優勝したが、世界選手権ではメダルに届かなかった。19才から26才までのUK曲線10枚は8型の1～5までにばらつき、健康度は中上1・中(上)2・中1・中下4・低2と不安定。自らを鍛え切れず、成長しきれなかったきらいがある。コーチからスロースターターだと云われても自分では気がつかない。追い込み練習ではバテた顔とポーズが抜けきらない。そのまま引退してしまった。普段は背中を丸めて人陰に隠れようとしたり、返事がワンテンポ・ツーテンポ遅れることが目立つ。マンツーマンで話すと、心の奥底から言葉を引き出すのに時間がかかるようだが、喋り始めると意外にすらすらと続ける。マスコミの受け答えが立て板に水で、コーチ陣を唖然とさせたことがある。

判定：人柄記号 8－4

精神健康度 中下 曲線傾向 Ⓐ10

誤答等 なし

行飛他 後期9行目1行飛ばし

収集・記録者 氏名（ MF ）

UK 検 査 個 人 記 録 表

（記載年月日：2015 年 5月 25日）

	1	2	3	4	5	6	7	8	9	10	11	12	13	14	15	計	平均
前期	57	44	42	43	41	45	42	51	33	50	35	52	27	46	43	651	43.4
後期	48	52	31	41	53	33	34	37	42	57	31	61	22	71	24	637	42.5

休効＝　-2.2 %

40

45

氏名　Ⅳ14-12　男　15 歳

検査年月日時：　1991年　12月　28日　時　分

所属　公立中学校

心身状態　しんどい

特記事項　珠算3級

運動　柔道

167cm　63kg

既往症等　骨折3回

記録（ 監督記 ）

柔道強化選手。中学までに3回骨折しながら、全中大会優勝。技の切れは抜群だが、柔道は嫌いだという。引く手あまたの進学校に返事を最後まで保留、地元で進学。怪我がついて廻り、柔道を止めてしまった。2回のUK判定はA段階、中下度・低度各1枚。

判定：人柄記号　8－4

精神健康度　低　曲線傾向　A20

誤答等　なし

行飛他　前期15行目なし

収集・記録者　氏名（ MF ）

UK 検 査 個 人 記 録 表

（記載年月日: 2015 年 6月 25日）

	1	2	3	4	5	6	7	8	9	10	11	12	13	14	15	計	平均
前期	62	60	45	62	61	54	48	57	57	63	59	60	65	68	62	883	58.9
後期	70	65	62	70	76	67	68	73	65	71	72	71	69	60	71	1030	68.7

休効＝ 16.6 %

55

65

氏名 Ⅳ15-1 男 20 歳

検査年月日時: 2005年 6月 6日 21時 00分

所属 国立大学 3年

心身状態 軽く疲れている

特記事項

運動 柔道

160cm 66kg

既往症等 肘手術、急性肝炎

記録（ 強化委員記 ）

柔道強化選手。18才から9年間強化指定選手。その間に講道館杯2位1・3位2回、選抜体重別戦優勝5・2位1・3位2回、世界選手権2位2回、オリンピック2位の戦績を残すが、悲願のビックタイトルは逃した。18から23才までに高度1・中上1・中(上)1・中2のUK曲線が5枚、本図は国内でも優勝ができなかった20才のものである。健康度は高くとも前期に浅い陥没と行飛ばしが見える。選抜体重別戦で5連覇して臨んだ集大成のオリンピック決勝で自ら墓穴を掘って涙をのむ。表彰式ではサバサバして笑顔を見せていたが、負けなくてもよい処で負ける理由を本人もコーチも掴み切れていなかった。

判定:人柄記号 8－5

精神健康度 高 曲線傾向 Ⓐ10

誤答等 なし

行飛他 前期11行目行飛び

収集・記録者 氏名（ NU ）

UK検査個人記録表

（記載年月日：2015 年 5月 18日）

	1	2	3	4	5	6	7	8	9	10	11	12	13	14	15	計	平均
前期	64	56	53	53	49	52	48	54	52	54	53	59	63	57	60	827	55.1
後期	64	64	69	71	69	73	70	65	71	61	52	69	67	66	71	1002	66.8

休効＝ 21.2 %

55

65

氏名 Ⅳ15-3 男 22歳

検査年月日時： 1999年 9月 6日 21時 00分

所属 私立大学 4年

心身状態 疲労状態

特記事項 全日本学生優勝

運動 柔道

176cm 93kg

既往症等 骨折1回

記録（ 強化委員記 ）

柔道強化選手。兄弟選手の一人。17才から31才まで14年間指定を守る。その間、全中大会優勝、全中Jr.2位、全日本学生優勝の後、講道館杯2位、選抜体重別選手権3位の記録を残す。Jr.時代は猛練習で通る所属の合宿に続いて強化合宿に参加し、終了時には放心状態だったのが印象的であった。残された13枚の曲線は高度1、中上3、中（上）3、中4、低2、Jr.時代の低度2枚以外はⒶ段階で安定した曲線を示す。ライバルが彼に勝って世界で活躍する。肝心なところで負ける。「集中力の欠ける点がお前の悪い処」と所属コーチに注意されるシーンがあった。普段は飄然というか一見ボーッとしているようにも見える。話してみると冷静な自己分析の中に繊細さと迷いがついて廻る。後輩の付き人となったときは包容力を示し、オリンピック優勝に導いた。

判定：人柄記号 8－5

精神健康度 中（上） 曲線傾向 Ⓐ10

誤答等 なし

行飛他 なし

収集・記録者 氏名（ MF ）

UK 検 査 個 人 記 録 表

（記載年月日： 2015 年 6月 25日）

	1	2	3	4	5	6	7	8	9	10	11	12	13	14	15	計	平均
前期	64	51	67	63	65	65	67	70	67	70	69	61	56	78	70	983	65.5
後期	75	73	69	71	79	76	76	72	70	69	71	65	54	70	73	1063	70.9

休効＝ 8.1 %

65

55

氏名 Ⅳ15-5 男 24 歳

検査年月日時: 1992年 7月 3日 19時 00分

所属 JRA

心身状態 少々疲労

特記事項

運動 柔道

193cm 134kg

既往症等

記録（ 強化委員記 ）

柔道強化選手。選抜体重別戦優勝4回を始め、10年間にわたり国際試合に出場した。全日本選手権および世界選手権に複数回の優勝を記録したが、オリンピックだけは金メダルに達しなかった。柔道開始年令は高校からだが抜群の体力に恵まれて活躍。しかし、時にボンヤリ・ウッカリ・ミスがついて廻り、肝心な時に期待を裏切った。本人なりの努力をしているものの、誤解されやすい。叱責を受けても相手にせず飄々として乱れない。自分流を一貫して通す大人であった。11枚の曲線は中上度3・中（上）4・中度4枚、19才時A段階以外は全てⒶ段階。

判定：人柄記号 8－5

精神健康度 中 曲線傾向 Ⓐ12

誤答等 なし

行飛他 なし

収集・記録者 氏名（ MF ）

UK検査個人記録表

(記載年月日: 2015 年 5月 25日)

	1	2	3	4	5	6	7	8	9	10	11	12	13	14	15	計	平均
前期	74	70	69	65	60	67	65	65	60	67	51	68	62	72	72	987	65.8
後期	70	53	70	77	75	71	77	74	77	77	73	73	73	71	65	1076	71.7

休効＝ 9.0 %

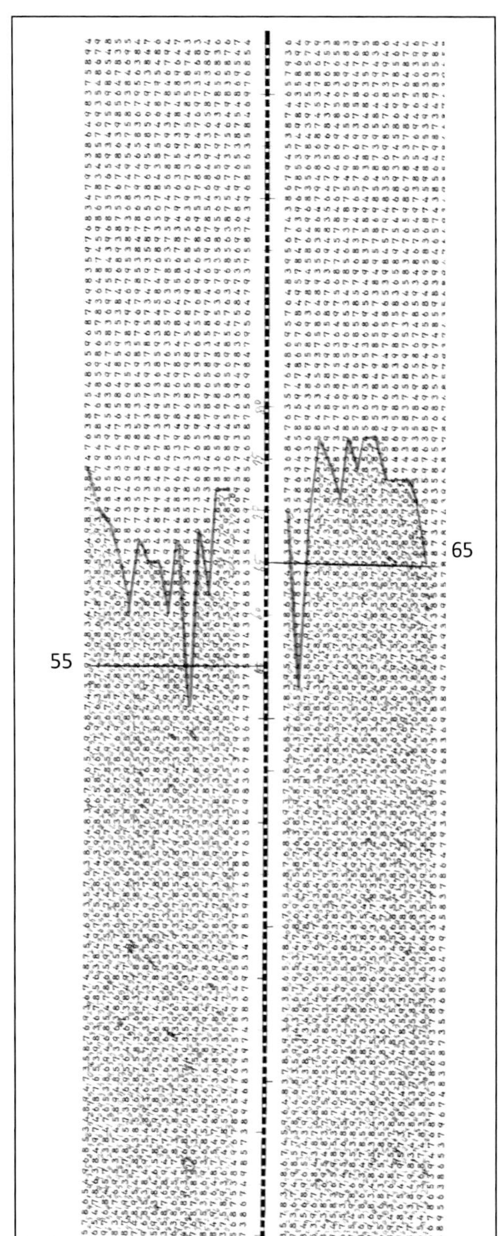

氏名 Ⅳ15-6 男 18 歳

検査年月日時: 1992年 12月 18日 19時 30分

所属 私立高等学校 3年

心身状態 普通

特記事項

運動 柔道

153cm 60kg

既往症等

記録(強化委員記)

柔道強化選手。IH2位で強化指定後、全日本学生優勝。Sr.では20才以後11年間に講道館杯:優勝3・2位1回と選抜体重別戦:優勝3・2位3・3位3回の高成績を残す。しかし、国際試合ではライバルに先を越され、唯一出場した世界選手権では2位に終わった。小兵ながら無差別の団体戦にも出場してチームを引っ張る。地力は群を抜きながら、ときにポカをやるのも愛嬌、信頼される選手であった。引退後は所属のコーチから全日本のコーチも兼務、将来のリーダーシップを期待されている。

判定:人柄記号 8－5

精神健康度 中 曲線傾向 Ⓐ00

誤答等 前期11行目1

行飛他 なし

収集・記録者 氏名(MF)

UK検査個人記録表

（記載年月日: 2015 年 4月 6日）

	1	2	3	4	5	6	7	8	9	10	11	12	13	14	15	計	平均
前期	62	57	57	57	55	54	48	40	62	62	56	56	56	56	56	834	55.6
後期	57	58	69	60	69	60	61	62	51	62	53	59	56	65	62	904	60.3

休効＝ 8.4 %

55

65

氏名 Ⅳ15-7 男 28 歳

検査年月日時: 2004年 12月 13日 20時 00分

所属 公務員

心身状態 良好

特記事項

運動 柔道

既往症等 網膜剥離

記録（ 強化委員記 ）

柔道強化選手。親子2代にわたる柔道一家。父は全日本準優勝の記録を残す。全日本でも有数の父を遥かに凌ぐ体躯をもちながら、大きくなりすぎて動けぬ印象あり。どこにいても目立つが、心根は至ってシャイ。新人にものの見事に投げられた後、怪我が長引き、消えていった。

判定：人柄記号 8－5

精神健康度 中 曲線傾向 Ⓐ00

誤答等 なし

行飛他 なし

収集・記録者 氏名（ MF ）

UK 検 査 個 人 記 録 表

（記載年月日: 2015 年 6月 25日）

	1	2	3	4	5	6	7	8	9	10	11	12	13	14	15	計	平均
前期	67	66	57	56	52	63	65	65	58	55	64	62	64	64	63	921	61.4
後期	71	78	68	72	53	77	71	64	71	67	66	57	68	64	70	1017	67.8

休効＝ 10.4 ％

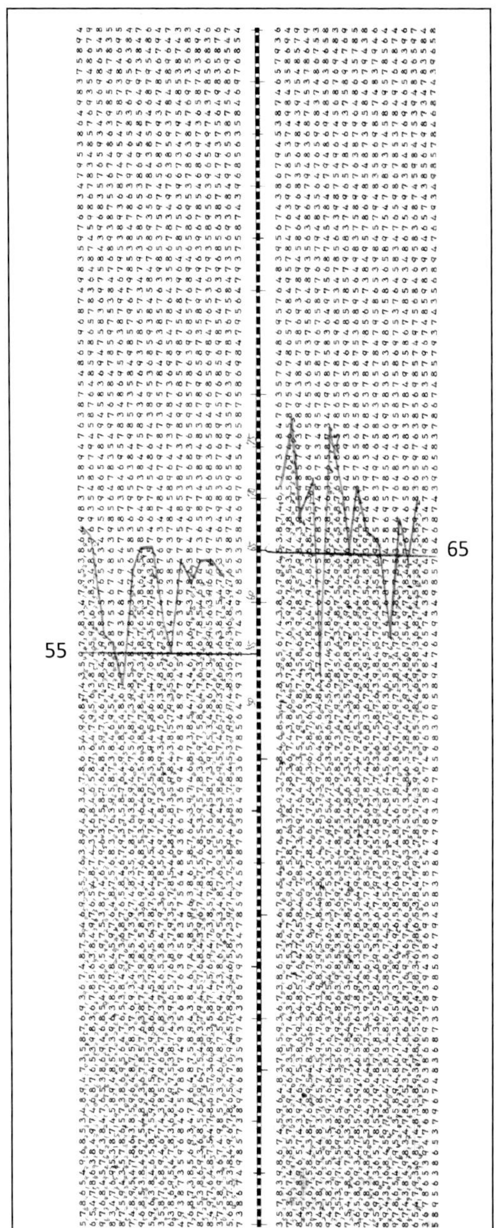

氏名 Ⅳ15-8 男 23 歳

検査年月日時: 1987年 12月 28日 20時 00分

所属 兵庫県警察

心身状態 普通

特記事項

運動 柔道

170cm 66kg

既往症等

記録（ 強化委員記 ）

柔道強化選手。人に対して笑顔をたやさないが、行動は飄々としている。返事や会話が人とはずれる時があり、オヤと思うが憎めない。切れる技をもっていても攻めが遅く、生かし切れていない。しかし戦績は講道館杯優勝と3位、選抜選手権は2度の3位を記録した。18～27才まで8枚の曲線は中上度1・中（上）3・中4と安定している。引退後は公務員の傍ら全日本Jr.のコーチを担当。余計なことは何も言わず、何をやっても目立たない。それでいて担当選手やコーチ陣に安心感を与える存在である。ただし本人は「コーチは難しい。自分には向かない」とぼやいている。

判定:人柄記号 8－5

精神健康度 中 曲線傾向 Ⓐ00

誤答等 なし

行飛他 前期11行目行飛び

収集・記録者 氏名（ MF ）

UK 検 査 個 人 記 録 表

(記載年月日: 2015 年 6月 25日)

	1	2	3	4	5	6	7	8	9	10	11	12	13	14	15	計	平均
前期	44	35	27	36	38	41	39	37	32	42	48	43	43	47	43	595	39.7
後期	47	44	57	34	50	44	34	48	45	47	49	51	43	50	44	687	45.8

休効＝ 15.5 %

40

45

氏名 Ⅳ15-4 男 19 歳

検査年月日時: 1995年 3月 31日 19時 30分

所属 私立大学 2年

心身状態

特記事項

運動 柔道

189cm 82kg

既往症等

記録(強化委員記)

柔道強化選手。中量級では日本人離れした細身の長身。しかし強化入りして即消えた。戦績記録はない。寡黙というか、話をするところを見たことがない。何を期待されたか分からないが、全日本のコーチ陣に加わり、合宿・遠征等に帯同していたが、見えなくなった。

判定:人柄記号 8−5

精神健康度 中下 曲線傾向 A10

誤答等 なし

行飛他 なし

収集・記録者 氏名(MF)

UK検査個人記録表

（記載年月日：2015 年 6月 25日）

	1	2	3	4	5	6	7	8	9	10	11	12	13	14	15	計	平均
前期	66	63	65	65	55	66	56	56	59	57	52	55	57	58	61	891	59.4
後期	65	65	65	65	65	65	65	62	60	50	61	56	52	60	68	924	61.6

休効＝ 3.7 ％

55 65

氏名 Ⅳ15-10 男 21 歳

検査年月日時： 1991年 7月 1日 20時 00分

所属 私立大学 4年

心身状態 ふつう

特記事項

運動 柔道

既往症等

記録（ 強化委員記 ）

柔道強化選手。17才から14年間に10枚の曲線を残す、高度1・中8・中下1枚。極端な減量苦にさいなまれて、階級を上げながら戦績を残した。国内では講道館杯優勝2・2位1回、選抜体重別戦優勝4・2位1回、全日本選手権2位1回を記録、国際試合ではオリンピック優勝とともに世界選手権では3位1・2位2回の後に優勝を成し遂げた。出る処に出れば堂々としたチャンピョン顔で決めるが、ラフな恰好で他スポーツの観戦をしたり、自分流を通す。ニコニコしながらあいつは何を考えているか分からないと云われていた。本人も思いつかないポカをしてあわてることあり。皆が迂回するランニングコースをまっすぐ走って壁に正面衝突したり、逸話には事欠かない。

判定：人柄記号 8－5、8－2

精神健康度 中下 曲線傾向 Ⓐ22

誤答等 なし

行飛他 なし

収集・記録者 氏名（ MF ）

UK 検 査 個 人 記 録 表

（記載年月日：2015 年 5月 25日）

	1	2	3	4	5	6	7	8	9	10	11	12	13	14	15	計	平均
前期	52	55	57	54	55	54	54	56	57	33	55	49	61	57	65	814	54.3
後期	66	60	60	65	65	68	62	66	56	59	57	52	57	58	56	907	60.5

休効＝ 11.4 ％

55

65

氏名 Ⅳ15-11 男 23歳

検査年月日時： 1992年 8月 22日 20時 30分

所属 公立振興財団

心身状態 疲れている

特記事項

運動 柔道

184cm 91kg

既往症等

記録（ 強化委員記 ）

柔道強化選手。講道館杯・選抜体重別戦ともに3位が2回ながら、大学卒業後に国内での国際戦嘉納杯で優勝し注目を浴びた。しかし本人は柔道を楽しむ方で欲がない。企業就職を切り上げ家業を継いだ。会話には感性の鋭さを示すとともに、時々間が空いてしまう。UK曲線は19～25才に中（上）1・中2・中下1を残す。兄弟選手はともに指定をとり、8型選手である。

判定：人柄記号 8－5

精神健康度 中下 曲線傾向 Ⓐ12

誤答等 なし

行飛他 なし

収集・記録者 氏名（ MF ）

UK 検 査 個 人 記 録 表

（記載年月日: 2015 年 5月 25日）

	1	2	3	4	5	6	7	8	9	10	11	12	13	14	15	計	平均
前期	50	46	43	43	46	47	48	48	45	49	28	44	32	51	49	669	44.6
後期	64	56	55	56	58	46	59	53	54	62	50	54	53	59	49	828	55.2

休効＝ 23.8 %

氏名 Ⅳ15-12 男 22 歳

検査年月日時: 2005年 6月 6日 21時 00分

所属 会社員

心身状態 普通

特記事項

運動 柔道

184cm 93kg

既往症等 左前腕骨折手術2回

記録（ 強化委員記 ）

柔道強化選手。23～27才までに6枚のUK曲線を残す。社会人になってⒶ段階になったが、勝ち切れずに選抜体重別戦3位の後A段階に退行。2年後に優勝した後、Ⓐ段階に戻った。健康度は中下度5回が常態ながら高度1・中上度1回を示したこともある。自信がもてず、信頼できる人の助言を求める。得心した後、見違えるほど豪快な柔道で勝ちながら、守りに入って旗判定で負けたりする。普段は少年のようにキラキラした目の輝きが失せない好漢。

判定:人柄記号 8－5

精神健康度 中下 曲線傾向 A20

誤答等 なし

行飛他 なし

収集・記録者 氏名（ MF ）

UK 検 査 個 人 記 録 表

（記載年月日：2015 年 5月 18日）

	1	2	3	4	5	6	7	8	9	10	11	12	13	14	15	計	平均
前期	48	46	35	29	40	38	32	34	45	48	48	48	44	51	49	635	42.3
後期	52	49	46	51	55	51	46	48	49	52	48	55	50	52	54	758	50.5

休効＝ 19.4 %

40

45

氏名 Ⅳ15-13 男 24歳

検査年月日時： 1991年 12月 28日 20時 00分

所属 私立大学

心身状態 風邪気味

特記事項

運動 柔道

既往症等

記録（ 記 ）

柔道強化選手。バドミントンや卓球を楽しみながら柔道もやる。正力杯国際2位となり卒業後に強化指定を受ける。地方の大学に柔道の監督となり、2年目に1度だけ講道館杯優勝、他の記録はない。本人は真面目に一生懸命やっているが、指導者としての成績は上がらず影が薄い。

判定：人柄記号 8－5

精神健康度 中下 曲線傾向 A11

誤答等 なし

行飛他 なし

収集・記録者 氏名（ MF ）

UK検査個人記録表

（記載年月日：2015 年 4月 6日）

	1	2	3	4	5	6	7	8	9	10	11	12	13	14	15	計	平均
前期	66	62	53	62	51	59	50	52	54	52	60	57	52	64	57	851	56.7
後期	63	59	64	61	63	60	57	59	51	50	43	58	57	61	68	874	58.3

休効＝ 2.7 ％

55

65

氏名 Ⅳ15-14 男 22 歳

検査年月日時：1983年 5月 11日 10時 00分

所属 大学生

心身状態 合宿2日目

特記事項

運動 柔道

がっちり型

既往症等

記録（ 強化委員記 ）

柔道強化選手。厳しい稽古でも表情は変わらないが、終了後は柔和。声をかけられると目尻が下がり、談論風発の輪の中心にいる。戦績は講道館杯2位、3位が1度づつあるのみ。ときにぼんやり、ポカなどがあり、思いがけないときにへまをする。あのとき、・・・・あれはないですよねえ、と悔しがる顔が笑っているように見える。現役引退後はコーチングの傍ら博士号取得。大学教授と連盟の要職を笑顔の下でこなしている。

判定：人柄記号 8－5

精神健康度 中下 曲線傾向 Ⓐ00

誤答等 なし

行飛他 なし

収集・記録者 氏名（ HM/MF ）

UK 検 査 個 人 記 録 表

（記載年月日：2014年　7月　1日）

	1	2	3	4	5	6	7	8	9	10	11	12	13	14	15	計	平均
前期	43	34	24	24	29	24	30	32	27	26	20	22	24	20	21	400	26.7
後期	31	26	32	23	6	29	36	30	43	39	36	41	31	31	36	470	31.3

休効＝　17.5　%

30

25

判定：人柄記号　8-5

精神健康度　低　曲線傾向　B21

誤答等　なし

行飛他　なし

氏名　Ⅳ15-15　女　19歳

検査年月日時　2005年　3月　21日　20時30分

所属　大学生

心身状態　眠い

特記事項　165cm　75kg

運動　柔道　講道館杯優勝

既往症等　膝前十字靭帯断裂

記録（　サポーター評　）

柔道強化選手

高校3年17才時、高校総体・IHともに優勝して進学するも十字靭帯を切断して柔道を断念した。心ここにあらず、ボーッとして何を考えているのか分からない時がある。所属のコーチ曰く「学生としての意識レベルが低い」とのこと。

収集・記録者　氏名（　mf　）

UK検査個人記録表

（記載年月日：2015 年 4月 6日）

	1	2	3	4	5	6	7	8	9	10	11	12	13	14	15	計	平均
前期	80	74	69	68	62	64	69	71	72	71	70	71	71	71	73	1056	70.4
後期	85	80	75	74	73	70	72	81	78	76	71	72	72	73	73	1125	75.0

休効＝ 6.5 ％

55

65

氏名 Ⅳ20-2 男 28歳

検査年月日時：2004年 12月 13日 20時 00分

所属 公務員

心身状態 良好

特記事項

運動 柔道

既往症等

記録（ 強化委員記 ）

柔道強化選手。大学3・4年時に講道館杯3位を2回記録して期待され、24～26才の3年間に1位、2位、1位の成績を残し、Sr.国際選手としては11年間第1線で戦い続けた。しかし、UK曲線は26～31才の7枚、そのうち6枚は戦績を残せなくなってからのものである。作業量は全てⒶ段階、健康度は中上4、中1、中下2。それなりの成績を残して不思議ない。人柄型は一見して8－2的で、7に見えるものもあるが、時間無視や作為曲線まがいも1例ずつあり、本曲線も含めて9型と捉えてよい。コーチからは普通に戦えば勝てる相手にここ一番の勝負で負ける。ポイントを取った後、見苦しいほど逃げまくり、逃げ切れずに負けて呆然とする。それが毎回のことなので、代表選手としては使えないと酷評された。勝てなくなってからは階級の違う新人有望選手に先輩風を吹かして助言。彼がオリンピックで優勝したのは俺のサポートがあったからと吹聴。マスコミに取り上げられたことを喧伝しいていた。

判定：人柄記号 9 or 8－2

精神健康度 中（上） 曲線傾向 Ⓐ02

誤答等 なし

行飛他 なし

収集・記録者 氏名（ MF ）

UK 検 査 個 人 記 録 表

（記載年月日：2015 年 5月 25日）

	1	2	3	4	5	6	7	8	9	10	11	12	13	14	15	計	平均
前期	41	41	41	46	41	45	41	41	42	53	47	40	40	45	50	654	43.6
後期	44	44	44	43	43	42	44	48	48	48	41	40	47	46	47	669	44.6

休効＝ 2.3 %

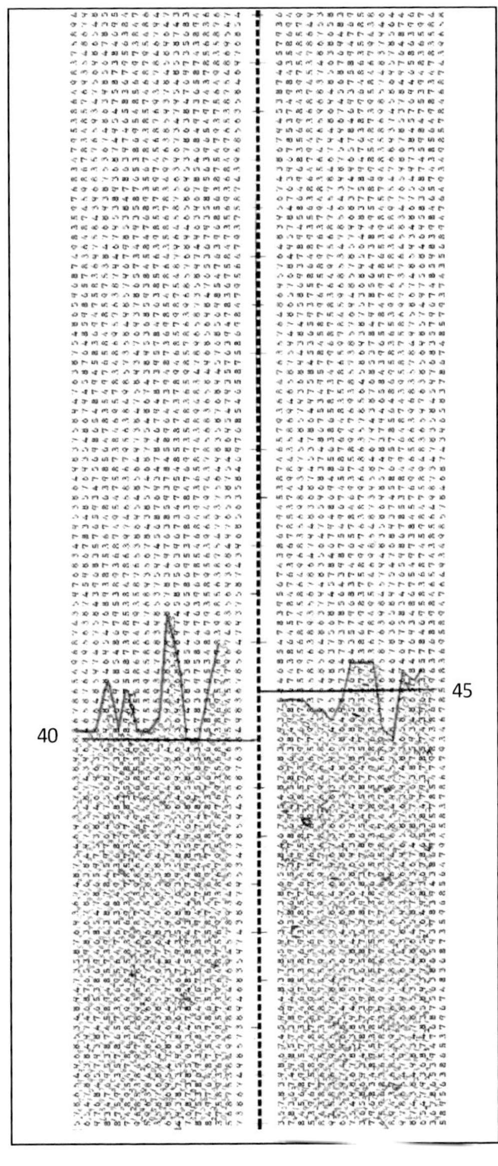

氏名 Ⅳ20-5 男 23歳

検査年月日時: 2006年 8月 12日 13時 00分

所属 会社員

心身状態 疲れ気味

特記事項

運動 柔道

182cm 142kg

既往症等

記録（ 強化委員記 ）

柔道強化選手。入れかわり立ちかわり世界的選手が君臨する中で、選抜体重別3位3回、全日本選手権3位2回。海外ではフランス国際優勝、世界選手権3位の記録を残す。豪快な勝ち方で登場したものの、超級の体重で膝を痛めて稽古に集中できなかった。20～25才に9枚の曲線：中上・中・中下度各3枚を残す。勝ち方がムラで、弱気に廻るとからきしだらしない。もったいない選手と評された。

判定：人柄記号 9 or 8

精神健康度 中？ 曲線傾向 A10

誤答等 前期11行目1

行飛他 なし

収集・記録者 氏名（ MF ）

UK 検 査 個 人 記 録 表

（記載年月日: 2015 年 6月 25日）

	1	2	3	4	5	6	7	8	9	10	11	12	13	14	15	計	平均
前期	64	65	66	65	65	70	72	71	77	80	85	85	85	83	77	1110	74.0
後期	72	64	66	68	64	80	75	71	64	67	63	70	86	98	104	1112	74.1

休効＝ 0.2 ％

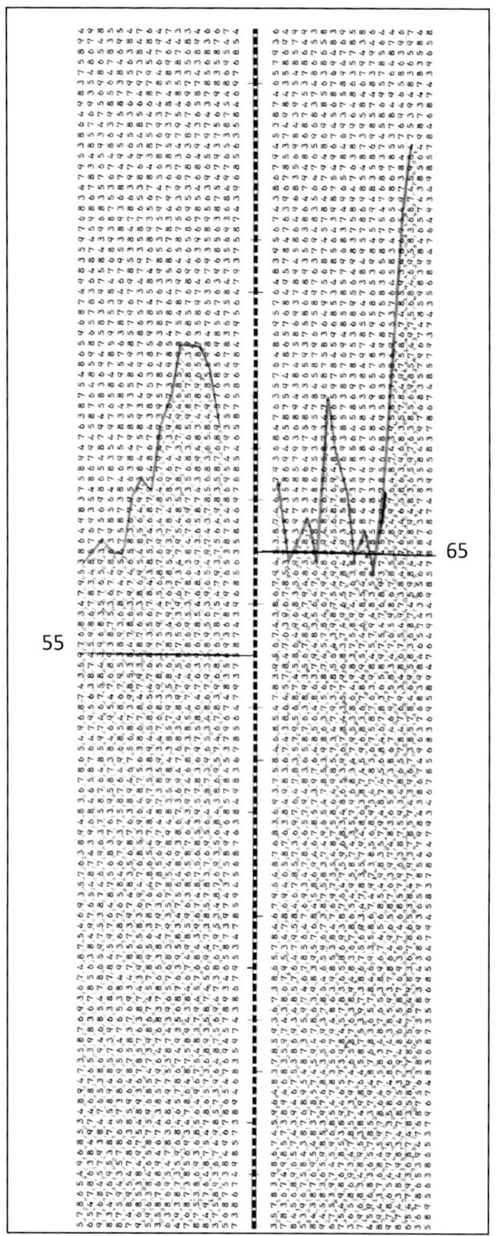

氏名 Ⅳ20-8 男 25 歳

検査年月日時: 2007年 7月 25日 20時 00分

所属

心身状態 よくない、頭痛

特記事項

運動 柔道

既往症等

記録（ 強化委員記 ）

柔道強化選手。IH優勝後強化指定。講道館杯優勝1・2位2回、選抜体重別戦優勝5・2位と3位各1回、世界選手権3位の記録を残す。UK曲線は16才から10年間に9枚、高度2・中上1・中(上)2・中1・中下度3枚、作業量は1枚だけ激減したものがあるが他はⒶ段階。日本人離れした激しい組手から一瞬で投げに入るが、何故か決めが甘い。しかし稽古でも同じで決める工夫や練習は興が乗らないらしい。初めて掴んだ世界選手権では名人のように柔らかく組みに行って叩きつけられていた。

判定:人柄記号 9

精神健康度 中下 曲線傾向 Ⓐ11

誤答等 なし

行飛他 なし

収集・記録者 氏名（ MF ）

UK検査個人記録表

（記載年月日: 2014年 7月 1日）

	1	2	3	4	5	6	7	8	9	10	11	12	13	14	15	計	平均
前期	21	14	11	36	18	40	33	43	48	28	44	39	21	25	21	442	29.5
後期	19	23	32	51	35	55	54	51	40	25	34	38	20	27	27	531	35.4

休効＝ 20.1 ％

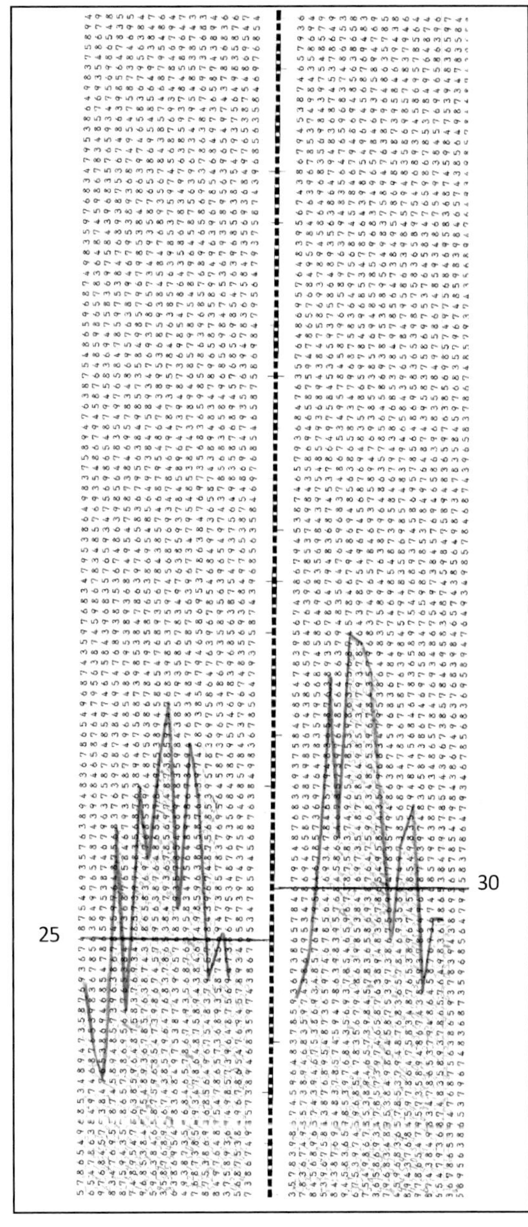

氏名　Ⅳ20-10　女　19歳

検査年月日時　2011年 7月 29日 21時30分

所属　会社員

心身状態

特記事項　166cm 78kg

運動　柔道　講道館杯優勝

既往症等

記録（　サポーター評　）

柔道強化選手

身体能力が高く同階級の選手では群を抜いている。期待を抱かせる勝ち方をするが怪我が多く、普段の稽古では一人別メニューをこなすことが多い。試合でも未完成の技を連発して上位者に勝ったと思えば、勝手に動いて自滅する。身体はもっと強くなる、技は時間をかけて仕上げればよい。若手のホープとして国内の国際試合に出した時の課題は、練習で怪我をしないこと、集中力を高めて怪我なしで当日を迎えた。しかし外人相手に体力勝負は通ぜず、大怪我をして初戦敗退した。苦手には露骨に厭な顔をする。気の向いた時はガンガンやるが、フッと力を抜いてサボる。コーチの目が届かないとむら気が先行し、自己コントロールが効かない。それでも2番手につけているので心配しながら期待を捨て切れない選手のようだ。

判定: 人柄記号　9 or 8-5　YG:D0

精神健康度　低　曲線傾向　B10

誤答等　なし

行飛他　なし

収集・記録者 氏名（ AH ）

UK 検 査 個 人 記 録 表

（記載年月日： 2014 年 2月 23日）

	1	2	3	4	5	6	7	8	9	10	11	12	13	14	15	計	平均
前期	51	47	43	41	40	44	42	46	38	48	45	42	39	47	52	665	44.3
後期	57	47	53	60	55	60	52	58	48	50	55	52	57	52	54	810	54.0

休効＝ 21.8 ％

40

45

氏名 Ⅳ20-12 男 18 歳

検査年月日時： 2007年 11月 30日 9時 00分

所属 私立大学附属高校

心身状態 頭痛

特記事項 講道館杯5位

運動 柔道 171cm 89kg

既往症等

記録（ 強化委員記 ）

柔道強化選手。全中1位、高校選手権1位、アジアJr1位、全日本Jr1位、グランプリ1位×2、ワールドカップ1位、全日本体重別1位。

曲線は18歳時の1枚のみ。26歳の現在もよい処へつけているがA指定はとれず、大きな国際大会の出場権は落としている。Jr.時代は抜群であり、同年代のJr.選手を仕切るばかりか、コーチに対してもものおじせず口を出す。「あいつは強いけど、俺は勝てるよ」ぐらいの物言いは平気である。同階級では短躯だが、思い切りのよい柔道で勝つ。インタビューでは口が滑らかかつ爽やかで次回に期待をもたせる。それが今度はという最終選考で反則負けを喫したりして、コーチの心証がよくない。

判定：人柄記号 9 解禁止 YG：D'0

精神健康度 低 曲線傾向 A11

誤答等 あり

行飛他 なし

収集・記録者 氏名（ AH ）

UK 検 査 個 人 記 録 表

(記載年月日: 2015 年 6月 25日)

	1	2	3	4	5	6	7	8	9	10	11	12	13	14	15	計	平均
前期	46	38	40	41	39	36	36	41	33	42	44	42	44	41	40	603	40.2
後期	50	54	49	50	54	53	49	51	50	49	48	53	52	48	52	762	50.8

休効＝ 26.4 %

40

45

氏名 Ⅱ3-1 男 27 歳

検査年月日時: 年 7月 9日 11時 00分

所属 企業

心身状態 合宿2日目

特記事項

運動 柔道

がっちり型

既往症等

記録(強化委員記)

柔道強化選手。全日本学生優勝、攻撃型、稽古熱心、勝負強い、ただし柔軟性なく、大学4年間伸びがない。選抜体重別戦優勝1・2位2・3位4回、優勝の年に世界選手権2位となる。UK曲線は22才時2枚と27才で1枚、高・中上・中度各1枚。仁王様の風貌で睨みをきかす。早口、威嚇的口調だが、よく気がつく、外見よりも堅実な方である。

判定:人柄記号 10、5

精神健康度 高 曲線傾向 A00

誤答等 なし

行飛他 なし

収集・記録者 氏名(MF)

UK検査個人記録表

（記載年月日：2015 年 5月 25日）

	1	2	3	4	5	6	7	8	9	10	11	12	13	14	15	計	平均
前期	67	57	59	59	59	51	56	50	56	56	58	56	60	57	62	863	57.5
後期	75	69	67	66	66	69	68	70	70	70	60	68	67	64	64	1013	67.5

休効＝ 17.4 %

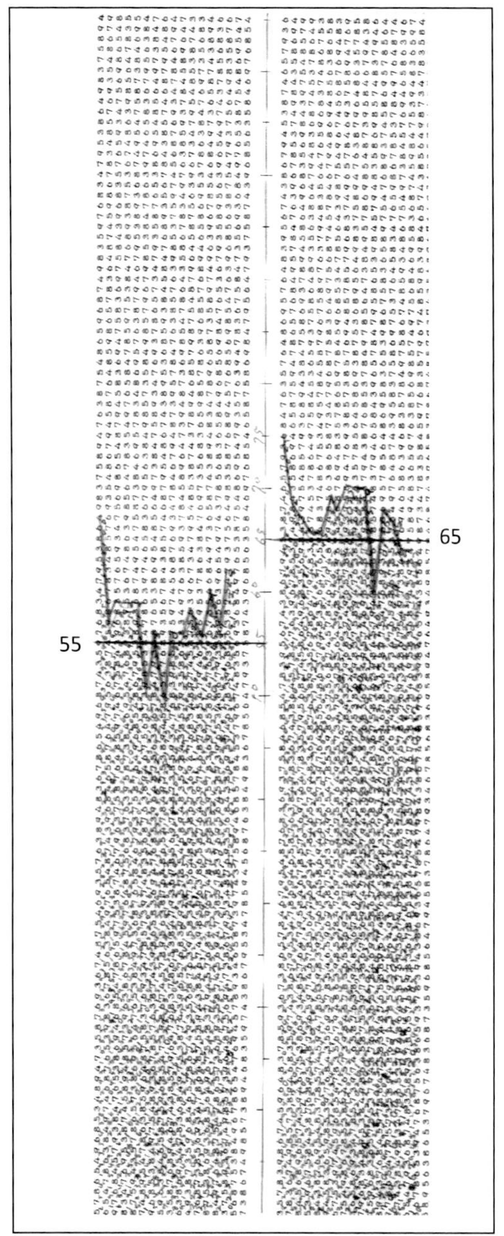

氏名 Ⅱ3-2 男 26歳

検査年月日時：1979年 12月 31日 13時 00分

所属 国立大学

心身状態

特記事項

運動 柔道

既往症等

記録（ 強化委員記 ）

柔道強化選手。地方出身の意欲的な選手。講道館杯3位が1度の実績以上に口八丁、手八丁、信念をもって柔道に打ち込む。しかし思い込み強く、我を通して理解を得られぬことが度々あった。1度の失敗を肝に銘じて後は、裏方に廻って真面目に努め上げている。

判定：人柄記号 10

精神健康度 高 曲線傾向 Ⓐ12

誤答等 なし

行飛他 なし

収集・記録者 氏名（ MS ）

UK検査個人記録表

(記載年月日: 2015 年 5月 25日)

	1	2	3	4	5	6	7	8	9	10	11	12	13	14	15	計	平均
前期	78	73	77	70	70	77	77	77	75	77	74	75	75	78	79	1132	75.5
後期	91	84	85	85	81	87	83	83	81	80	81	82	80	81	78	1242	82.8

休効＝ 9.7 %

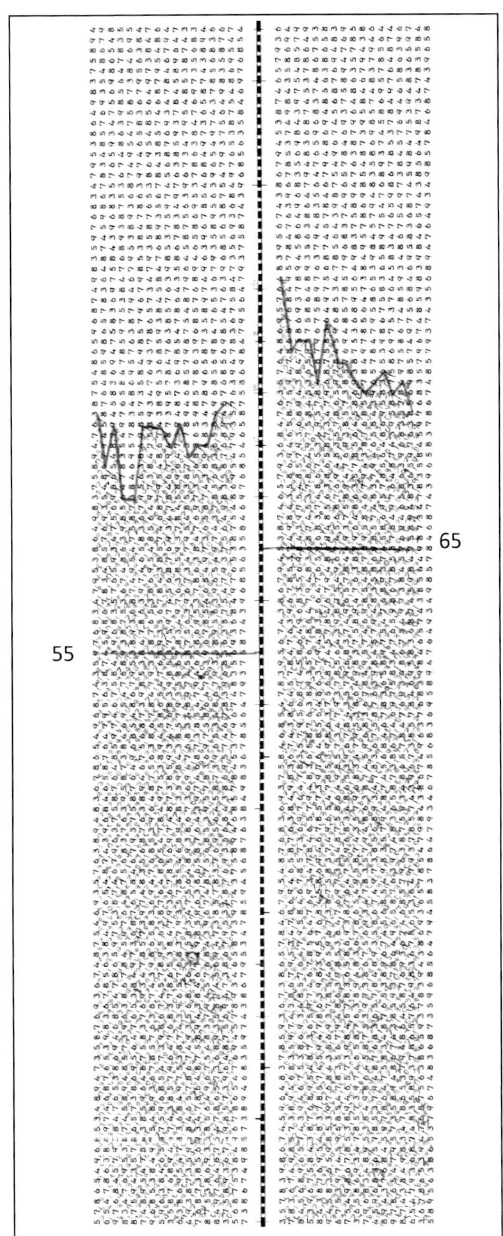

氏名 Ⅱ3-3 男 25歳

検査年月日時: 1993年 9月 6日 21時 00分

所属 公立高校

心身状態 ねむい、腕がだるい

特記事項

運動 柔道

173cm 83kg

既往症等

記録(強化委員記)

柔道強化選手。IHベスト16の選手としてスタート、柔道名門校で切磋琢磨。大卒後強化選手となり、講道館杯優勝1・3位1回、選抜体重別戦優勝2・2位1・3位3回の成績を残す。しかし国際級選手の壁があって世界へ羽ばたくことはできなかった。プロのスポーツカウンセラーの講習を受講後、有料の個人指導を受けて1度は優勝したものの、次の対戦で雪辱されて愕然となる。ジンクスを信じる気持ちが邪魔して伸びきれなかった感がある。現役時代の真面目さそのもので教育の世界に身を置いている。

判定:人柄記号 10

精神健康度 中上 曲線傾向 Ⓐ02

誤答等 前期11行目1 後期11行目1

行飛他 なし

収集・記録者 氏名(MF)

UK検査個人記録表

(記載年月日: 2015 年 5月 25日)

	1	2	3	4	5	6	7	8	9	10	11	12	13	14	15	計	平均
前期	48	42	40	41	39	40	39	33	46	33	35	41	41	41	44	603	40.2
後期	50	54	50	57	53	52	42	42	45	43	40	44	44	44	52	712	47.5

休効＝ 18.1 %

40

45

氏名 Ⅱ3-4 男 17歳

検査年月日時: 1984年 12月 22日 7時 45分

所属 国立大学附属高校 2年

心身状態 良好

特記事項

がっちり型

既往症等

記録(強化委員記)

柔道強化選手。地方の高校から17才で強化入り。全日本Jr.2位の後、講道館杯2位1・3位2回、選抜体重別戦3位3回。UK曲線は中上1・中(上)2・中5・中下1枚、21才からⒶ段階。大崩れはしないが、過緊張とオーバートレーニングによる疲労がついて廻り、地力はありながら試合では力を出し切れなかった感あり。真面目人間。

判定:人柄記号 10

精神健康度 中上 曲線傾向 A22

誤答等 なし

行飛他 なし

収集・記録者 氏名(MF)

UK 検 査 個 人 記 録 表

（記載年月日：2015 年 6月 25日）

	1	2	3	4	5	6	7	8	9	10	11	12	13	14	15	計	平均
前期	63	63	57	54	60	56	60	53	61	61	61	58	57	59	63	886	59.1
後期	76	68	70	75	70	70	74	67	71	71	64	59	61	68	66	1030	68.7

休効＝ 16.3 ％

65

55

氏名 Ⅱ3-5 男 23歳

検査年月日時： 1993年 9月 6日 21時 00分

所属 国立大学大学院

心身状態 熱っぽい

特記事項

運動 柔道

162cm 63kg

既往症等

記録（ 強化委員記 ）

柔道強化選手。地方の大学出身ながら全日本学生優勝、講道館杯優勝1・2位2・3位1回、選抜体重別戦優勝1・3位2回。企業就職して3年目にフランス国際優勝の戦績を残す。19～24才までに8枚のUK曲線あり、高2・中上4・中（上）2と健康度の高い処に安定した選手であった。「試合になると下痢をする。食べても身につかず出てしまう。」「田舎者で情報や知識を教わるけど、たいしたことないんす」とはにかむ。まじめ、頑張り屋。

判定：人柄記号 10

精神健康度 中上 曲線傾向 Ⓐ02

誤答等 なし

行飛他 なし

収集・記録者 氏名（ mf ）

UK 検 査 個 人 記 録 表

(記載年月日: 2014 年 2月 23日)

	1	2	3	4	5	6	7	8	9	10	11	12	13	14	15	計	平均
前期	45	43	44	40	37	42	36	42	43	42	40	38	37	47	43	619	41.3
後期	48	47	45	46	44	50	43	51	44	45	48	48	47	54	40	700	46.7

休効＝ 13.1 %

40

45

氏名 Ⅱ3-6 女 19 歳

検査年月日時: 2008年 9月 19日 21時 00分

所属 私立大学

心身状態 普通

特記事項 全日本ジュニア2位(H19)

運動 柔道 168cm 58. 5kg

既往症等

記録(強化委員記)

柔道強化選手。全中3位、IH2位、ロシアJr.2位、IC3位と1位、ユニバーシアード1位、講道館杯1位、ワールドカップ1位。

同階級では長身。時代劇の凛とした役者の雰囲気をもち、強そうに見えるがJr.時代は勝ち切れなかった。Sr.に転じてIC優勝後、勝ち始めるが、トップレベルの国際試合には出場権がとれない。寝技が得意だが勝ち味が遅い。弱い相手には当たり前の顔をして勝つが、強い相手にはちゃんと負ける。勝ちパターンを封じられると対応できない点を克服できるかが課題である。

判定:人柄記号 10 YG:D1

精神健康度 中上 曲線傾向 A00

誤答等 なし

行飛他 なし

収集・記録者 氏名(mf)

UK 検 査 個 人 記 録 表

（記載年月日：2015 年 5月 25日）

	1	2	3	4	5	6	7	8	9	10	11	12	13	14	15	計	平均
前期	55	43	43	45	46	44	44	42	47	39	46	46	49	43	47	679	45.3
後期	48	49	45	59	51	46	50	44	42	35	46	48	45	43	53	704	46.9

休効＝ 3.7 ％

40

45

氏名 Ⅱ3-7 男 18 歳

検査年月日時：1991年 8月 19日 11時 00分

所属 私立大学 1年

心身状態 普通

特記事項

運動 柔道

186cm 120kg

既往症等

記録（ 強化委員記 ）

柔道強化選手。新人体重別戦3位で強化指定入り。全日本Jr.3位、講道館杯3位の後に一階級上げてからは戦績なし。キリッとした戦士の印象を与えて登場、成長とともに仁王像の風貌を醸し出す。本人は真面目人間なのに怖がられていた。

判定：人柄記号 10

精神健康度 中 曲線傾向 A00

誤答等 なし

行飛他 なし

収集・記録者 氏名（ MF ）

UK検査個人記録表

（記載年月日: 2015 年 5月 8日）

	1	2	3	4	5	6	7	8	9	10	11	12	13	14	15	計	平均
前期	66	66	61	62	53	60	58	56	61	58	57	59	58	65	57	897	59.8
後期	73	66	66	67	61	65	65	64	64	58	61	61	68	64	68	971	64.7

休効＝ 8.2 %

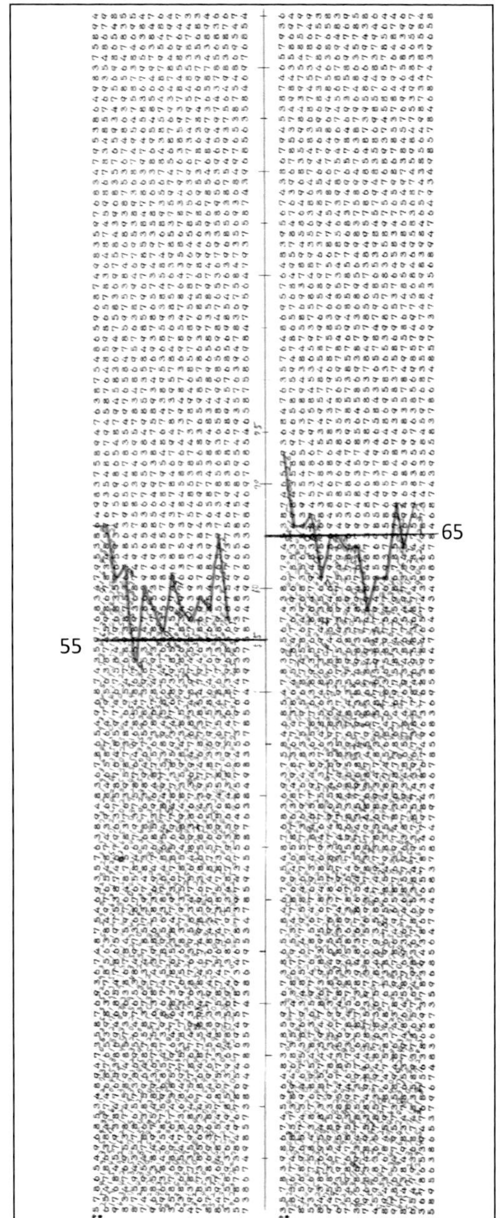

氏名 Ⅱ3-8 男 18 歳

検査年月日時: 1982年 5月 11日 20時 20分

所属 私立大学 1年

心身状態

特記事項

運動 柔道

既往症等

記録（ 強化委員記 ）

柔道強化選手。選抜体重別戦で1度3位、その年地区予選を勝ち抜いて出た全日本選手権で3位、それ以外の戦績はない。しかし兄弟選手としては彼の方が上で形通りの柔道をする。母校の名監督の後を任され、一生懸命取り組むも、彼の代では成績が落ちた。好成績を残した後進に道をゆずり、教育研究分野に転向したものの自分の思いと努力ほどには成果が上がらない。効率よくとか要領よくやろうとしているのが、かえってマイナスになっている。

判定:人柄記号 10

精神健康度 中 曲線傾向 Ⓐ00

誤答等 なし

行飛他 なし

収集・記録者 氏名（ MS ）

UK 検 査 個 人 記 録 表

（記載年月日: 2015 年 5月 25日）

	1	2	3	4	5	6	7	8	9	10	11	12	13	14	15	計	平均
前期	51	43	44	45		43	44	42	41	44	44	43	44	44	42	614	43.9
後期	47	47	42	53	49	51	51	46	46	48	41	47	46	51	42	707	47.1

休効＝ 15.1 ％

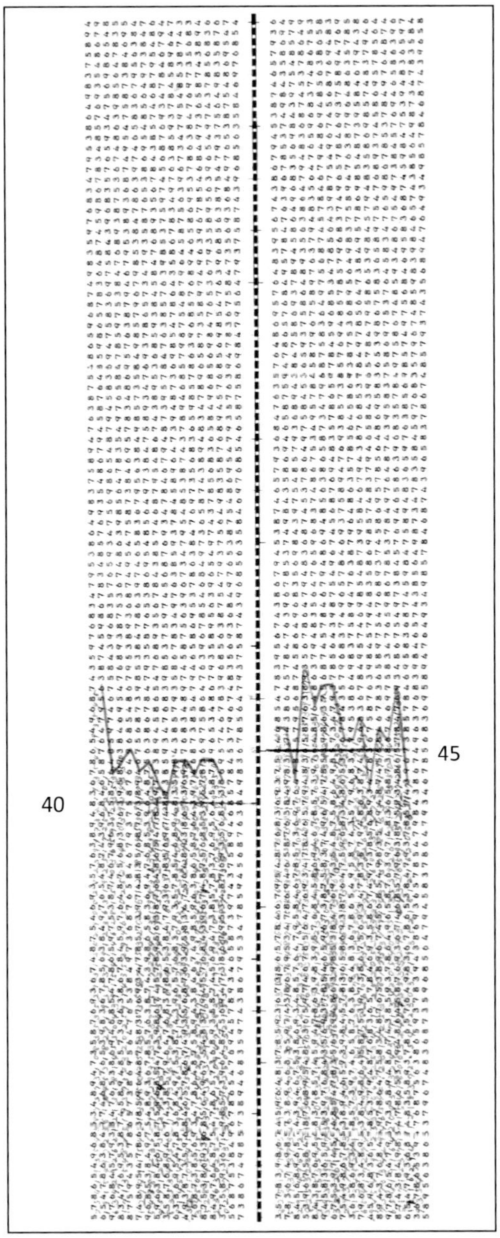

40

45

氏名 Ⅱ3-10 男 18 歳

検査年月日時: 1991年 12月 28日 時 分

所属 私立大学 1年

心身状態 普通（すこしだるい）

特記事項

運動 柔道

171cm 74kg

既往症等

記録（ 強化委員記 ）

柔道強化選手。「背負投・内股・巴投げが得意、小技はできない、嫌いです」 子どもの頃は暴れん坊の由、メリハリある好漢、面談時間にはいの一番に来る。「柔道は身体が自然に反応することが大切。筋トレや技のこととか頭を使ったが、この頃、心の持ち方とか考えるようになった」 UK曲線は17～19才4枚がA段階、26才1枚はⒶ段階。健康度は中上2・中（上）1・中1・中下1。戦績は全日本Jr.で2度と嘉納杯で3位の後、6年後25才時から選抜体重別戦3位が3回記録される。格下にはキチンと勝つが、上位に挑戦すると通じなかった。

判定：人柄記号 10 or 5

精神健康度 中 曲線傾向 A00

誤答等 前期11行目1

行飛他 前期5行目行飛ばし

収集・記録者 氏名（ mf ）

UK検査個人記録表

(記載年月日: 2015 年 5月 25日)

	1	2	3	4	5	6	7	8	9	10	11	12	13	14	15	計	平均
前期	53	53	51	54	51	52	51	51	56	54	56	51	49	49		731	52.2
後期	60	59	52	60	58	55	57	54	58	57	56	56	55	60	54	851	56.7

休効＝ 16.4 %

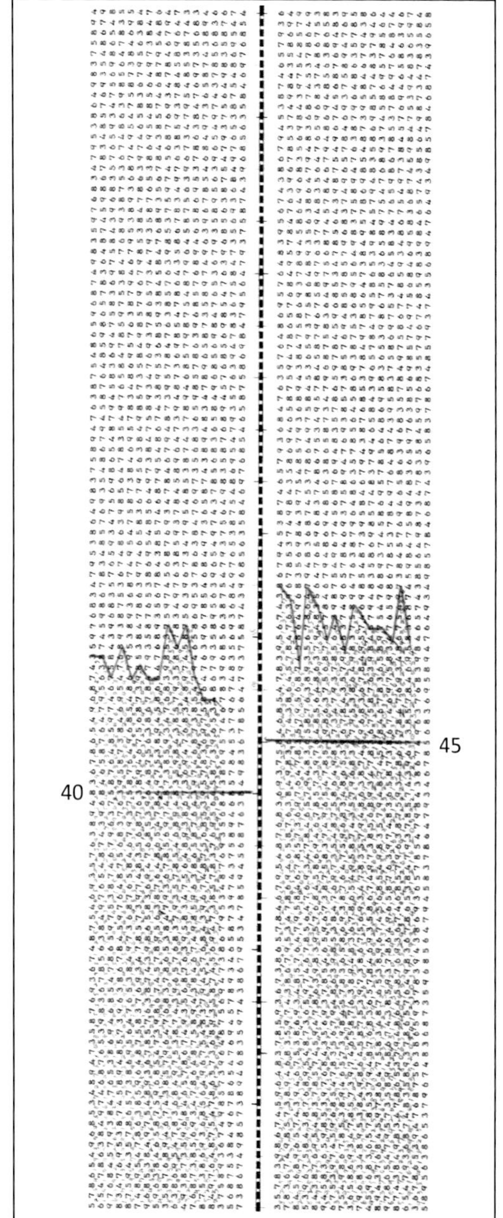

氏名 Ⅱ3-9 男 21歳

検査年月日時: 1991年 12月 28日 20時 30分

所属 私立大学 2年

心身状態 良好

特記事項 全日本新人体重別優勝

運動 柔道

167cm 69kg

既往症等

記録(強化委員記)

柔道強化選手。真面目でキチンとしている。生ものは嫌い、火を通さないとダメ、ジンクスになっている。全日本Jr.と全日本学生に優勝したが、Sr.の大会では講道館杯3位が1度で終わった。UK曲線は20～23才に5枚、A段階で始まり、22才からⒶ段階。中上度1・中(上)2・中度2枚あり。崩れることはなかった。

判定:人柄記号 10

精神健康度 中 曲線傾向 A20

誤答等 なし

行飛他 前期15行目なし

収集・記録者 氏名(mf)

UK 検 査 個 人 記 録 表

(記載年月日: 2015 年 5月 25日)

	1	2	3	4	5	6	7	8	9	10	11	12	13	14	15	計	平均
前期	61	58	54	58	51	61	53	55	55	53	55	52	51	53	53	823	54.9
後期	65	60	56	63	51	51	56	54	52	53	54	59	58	49	57	838	55.9

休効＝ 1.8 %

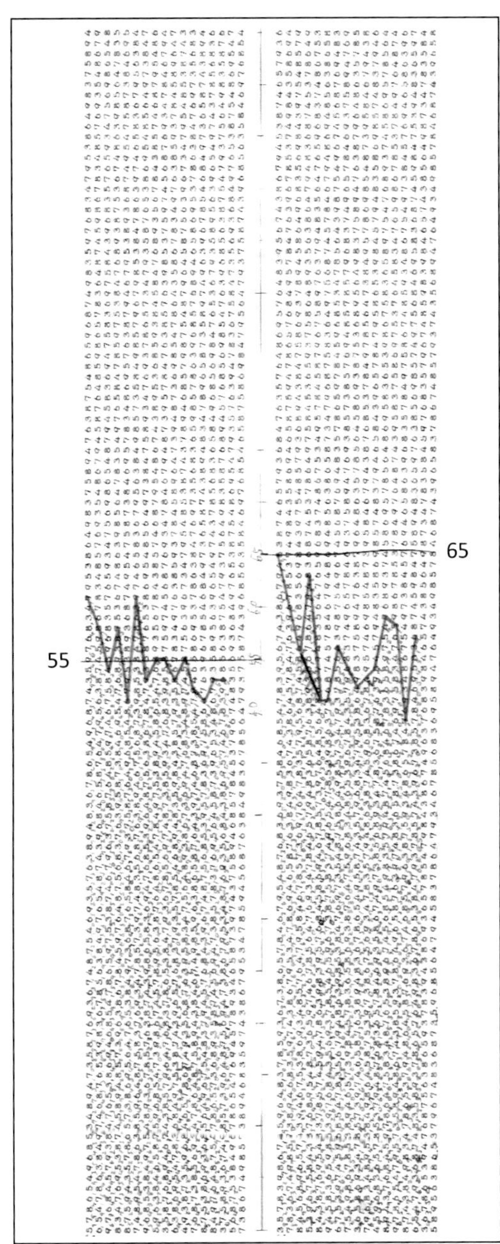

氏名 Ⅱ3-11 男 21 歳

検査年月日時: 1983年 12月 31日 13時 30分

所属 私立大学 3年

心身状態 良好

特記事項

運動 柔道

がっちり型

既往症等

記録(強化委員記)

柔道強化選手。指定を受けて2年目、勝てなかった時の曲線が本図である。最初の18才時のみA段階、他はⒶ段階に定着。小林師評は「細心慎重なるも気力不足、覇気がない。力強く粘ること」と1型判定に準じた記述である。しかし、健康度中度以上の曲線は平坦傾向が明らかであり、10型と見てよい。26才まで計5枚の健康度は中(上)1・中2・中下2枚、戦績は講道館杯優勝1・2位2・3位1回、選抜体重別戦3位2回。柔道ぶりはオーソドックスで決まった時は豪快。しかしクセのある選手に凌がれたり、ごまかされやすかった。

判定: 人柄記号 10

精神健康度 中下 曲線傾向 Ⓐ22

誤答等 なし

行飛他 なし

収集・記録者 氏名(mf)

UK 検 査 個 人 記 録 表

(記載年月日: 2015 年 5月 8日)

	1	2	3	4	5	6	7	8	9	10	11	12	13	14	15	計	平均
前期	63	53	52	56	51	52	54	51	51	54	55	50	55	48	55	800	53.3
後期	56	48	49	50	48	54	54	54	53	51	46	54	52	53	52	774	51.6

休効＝ -3.3 %

40

45

氏名 Ⅱ3-12 男 25 歳

検査年月日時: 2008年 1月 5日 22時 30分

所属 企業

心身状態 普通

特記事項 全日本選抜3位

運動 柔道

187cm 90kg

既往症等

記録(強化委員記)

柔道強化選手。筋骨隆々ながら長身なのでやせ型と間違える。年中、苦虫を噛みつぶしたような顔をしているが、礼儀正しい。有望選手が目白押しの時代に選抜体重別戦で4年間に3度、3位・2位・3位の後は勝てなくなった。口には出さないが減量苦が浮いていた。

判定:人柄記号 10 or 8

精神健康度 中下 曲線傾向 A00

誤答等 なし

行飛他 なし

収集・記録者 氏名(MF)

UK検査個人記録表

（記載年月日：2015 年 6月 25日）

	1	2	3	4	5	6	7	8	9	10	11	12	13	14	15	計	平均
前期	23	25	24	25	27	27	25	22	25	27	27	27	27	26	26	383	25.5
後期	24	28	27	29	29	32	25	31	30	29	32	28	28	29	31	432	28.8

休効＝ 12.8 %

30

25

氏名 Ⅱ3-13 男 17歳

検査年月日時： 1984年 1月 1日 12時 00分

所属 私立大学付属高校 3年

心身状態 良好

特記事項

運動 柔道

既往症等

記録（ 強化委員記 ）

柔道強化選手。固太り、自分の体をもて余すほど身が入っている。地方の予選を勝って全国大会に出てくるが、上位に進むことは滅多になく、24才時講道館杯2位が1度のみである。UK曲線は17～19才に2枚、いずれもB段階。だが19才時にはA段階に接近している。小林師の記載に「もの堅さにすぎて柔軟性乏しく、融通きかず」とある。地方の大学に奉職。まじめに勤めている。

判定：人柄記号 10

精神健康度 中下 曲線傾向 B01

誤答等 なし

行飛他 なし

収集・記録者 氏名（ mf ）

あとがき

何よりもまず、この貴重な内田クレペリン検査法データを研究のためにと提供くださった船越正康氏に感謝したい。船越氏はさらに研究推進の要所要所で選手たちの心理サポートを担った貴重な経験に基づく適切なアドバイスをくださり、柔道選手の心理研究を重ねてきた内田クレペリン研究の第一人者として論文作成や学会発表抄録作成に際しても多大なご指導をいただいた。我々は船越氏の重ねてこられた努力と実践のおかげで本研究を行うことができたのであり、船越氏の存在なしには成しえなかった研究であった。また、この研究計画を採択し、研究の機会と研究資金を与えていただいた科学研究費助成事業そのものにも感謝したい。そして、何よりもこの膨大なデータを残してくれた全日本柔道連盟強化選手のみなさまに深く感謝申し上げる。

研究計画段階では、オリンピック連覇者についての分析も予定しており、実際、連覇者ひとり一人の内田クレペリン検査法データを分析し、考察も行ったのであるが、連覇者が6名であり、本人特定に繋がる情報を完全に消去することは困難であったことと、まだ研究倫理の周知が希薄だった時代のデータも多く含まれており、データ収集等の問題も十分に排除できていたとは言い切れないこともあって、分析結果を公表することは控えることとした。オリンピックの大舞台で金メダルを獲得するためには想像を超える選手本人の努力と周囲のサポートが存在するし、その偉業を2度あるいは3度も達成する精神的要因を探りたかったのであるが、データからは一定の勝利達成条件といったものは明確には掴めなかった。ただ、一番の大舞台で高いパフォーマンスを発揮し成果を出すには、コンディショニングや日頃の練習や本人の気構えや認知などがすべて完璧に揃った場合のみではないのであるが、そこに過剰でもなく不足もないまさに適切な心理的支援が加わると、力のある選手はものすごい底力を発揮することが可能になるのではないかということが伺われた。データを示して考察できないことは非常に残念であるが、今後の日本柔道が選手の可能性を引き出して、世界の大舞台でさらに多くのメダルを獲得し、多くの連覇者が輩出する時代になった時には、連覇者研究が大きく進み、試合に勝つとともに、自分の人生に納得できるアスリートが多く育てられるようになるだろうと思われる。スポーツが生み出す感動は、それを成すのが生身の人間だからこそである。生身の人間には形こそ目に見えないけれど心があり、その心のサポートやケアが目に見える肉体やスキルの能力発揮に大きく関係している。心のトレーニングやサポートに関わるメンタルトレーニング指導士は、できれば心理アセスメントのどれか1つにだけでも精通し、効果的なフィードバックができるように研鑽を積むことを望みたい。

せっかくの貴重な膨大なデータに対して十分に研究し尽くせたとはとても言えず、研究期間がまだまだ足りないことを痛感している。今後は様々な分野の研究から得られた知見がつながりを持って互いに刺激しあい発展していく時代となる。トップアスリート研究は、経験だけに基づく従来の指導から脱却して一人ひとりの可能性を追求することが幸福を追求することと同じ方向のベクトルで捉えられる時代へと移行するための一助になるのではないかと考えている。この研究が少しでも今後の研究の刺激の一つとして役立てたら幸いである。

2024年3月吉日

著者一同

著者一覧

東山（ひがしやま）　明子（あきこ）　大阪商業大学公共学部　教授

横山（よこやま）　喬之（たかゆき）　摂南大学スポーツ振興センター　講師

内村（うちむら）　直也（なおや）　大阪産業大学スポーツ健康学部　准教授

齋藤（さいとう）　正俊（まさとし）　(元)神戸親和女子大学発達教育学部　教授

石川（いしかわ）　美久（よしひさ）　大阪教育大学教育学部　准教授

保井（やすい）　智香子（ちかこ）　立命館大学食マネジメント学部　教授

協　力

船越（ふなこし）　正康（まさやす）　大阪教育大学　名誉教授

内田クレペリン検査法からみた全日本柔道連盟強化選手の精神的側面
――ミュンヘンオリンピックからロンドンオリンピックまで――

2024年3月1日　初版第1刷発行

編　者　東山　明子
著　者　横山　喬之
　　　　内村　直也
　　　　齋藤　正俊
　　　　石川　美久
　　　　保井智香子
発行者　岩本恵三
発行所　株式会社せせらぎ出版
　　　　〒530-0043　大阪市北区天満1-6-8 六甲天満ビル10階
　　　　TEL 06-6357-6916　FAX 06-6357-9279
印刷・製本所　株式会社関西共同印刷所

ISBN978-4-88416-296-2 C3047